Verlag Hans Huber
Programmbereich Pflege

Bücher aus verwandten Sachgebieten

Holoch/Gehrke/Knigge-Demal/Zoller (Hrsg.)
Lehrbuch Kinderkrankenpflege
1999. ISBN 3-456-83179-X

Pflegepraxis

Aguilera
Krisenintervention
2000. ISBN 3-456-83255-9

Domenig (Hrsg.)
Professionelle Transkulturelle Pflege
2001. ISBN 3-456-83525-6

Duxbury
**Umgang mit schwierigen Klienten –
leicht gemacht**
2001. ISBN 3-456-83595-7

Kitwood
Demenz
Der person-zentrierte Ansatz im Umgang
mit verwirrten Menschen
2000. ISBN 3-456-83435-7

Morof Lubkin/Larsen
Chronisch Kranksein
Implikationen und Interventionen
2001. ISBN 3-456-83349-0

Muijsers
Wir verstehen uns… oder?
Systemische Gesprächskultur
für Gesundheitsberufe
2001. ISBN 3-456-83653-8

Salter
Körperbild und Körperbildstörungen
1998. ISBN 3-456-83274-5

Sachweh
«Noch ein Löffelchen?»
Effektive Kommunikation in der Altenpflege
2001. ISBN 3-456-83588-4

Familienpflege

Liechti (Hrsg.)
Familientherapie und Pflege
2002. ISBN 3-456-83661-9

Friedemann
Familien- und umweltbezogene Pflege
1996. ISBN 3-456-82716-4

Miers
Sexus und Pflege
Die Geschlechterfrage in der Pflege
2001. ISBN 3-456-83652-X

Pflegeberatung

Koch-Straube
Beratung in der Pflege
2002. ISBN 3-456-83626-0

Norwood
Pflege-Consulting
Handbuch zur Organisations- und
Gruppenberatung in der Pflege
2001. ISBN 3-456-83452-7

Weakland/Herr
Beratung älterer Menschen und ihrer Familien
2. Auflage
1988. ISBN 3-456-81750-9

Weinhold
**Kommunikation zwischen Patienten und
Pflegepersonal**
1997. ISBN 3-456-82842-X

Pflegepädagogik

Glen/Wilkie
**Problemorientiertes Lernen für Pflegende
und Hebammen**
2001. ISBN 3-456-83550-7

Groothuis
Soziale und kommunikative Fertigkeiten
2000. ISBN 3-456-83308-3

Oelke/Scheller/Ruwe
**Tabuthemen als Gegenstand szenischen Lernens
in der Pflege**
2000. ISBN 3-456-83323-7

Picado/Unkelbach
Innerbetriebliche Fortbildung (IBF)
2001. ISBN 3-456-83325-3

Sieger
Pflegepädagogik
2001. ISBN 3-456-83328-8

Wagner/Osterbrink
Integrierte Unterrichtseinheiten IUEs
2001. ISBN 3-456-83249-4

Weitere Informationen über unsere Neuerscheinungen finden Sie im Internet unter:
http://verlag.hanshuber.com oder per E-Mail an: **verlag@hanshuber.com**.

Michaela Gehring
Susanne Kean
Mathilde Hackmann
Andreas Büscher
(Herausgeber)

Familienbezogene Pflege

Unter Mitarbeit von
- Sarah Baggaley
- Dr. Maureen Leahey
- Paula McCormack
- Dr. Wilfried Schnepp
- Carol Walford
- Dr. Dorothy Whyte
- Dr. Lorraine M. Wright

Verlag Hans Huber
Bern · Göttingen · Toronto · Seattle

Michaela Gehring. Krankenschwester, MA, MSc, Essen
Susanne Kean. Krankenschwester, PDL/LfP, MSc, Edinburgh
Mathilde Hackmann. Krankenschwester, Dipl.-Pflegepädagogin (FH), Osnabrück
Andreas Büscher. Krankenpfleger, Dipl.-Pflegewirt (FH), Dortmund

Die Deutsche Bibliothek – CIP Einheitsaufnahme

Familienbezogene Pflege / Michaela Gehring … (Hrsg.). Unter Mitarb. von Sarah
Baggaley … – 1. Aufl. – Bern ; Göttingen ; Toronto ; Seattle : Huber, 2001
(Verlag Hans Huber, Programmbereich Pflege)
ISBN 3-456-83590-6

1. Auflage 2001
© 2001 by Verlag Hans Huber, Bern

Anregungen und Zuschriften an:
Verlag Hans Huber
Lektorat: Pflege
Länggass-Strasse 76
CH-3000 Bern 9
Tel: 0041 (0)31 300 45 00
Fax: 0041 (0)31 300 45 93
E-Mail: georg@hanshuber.com

Lektorat: Jürgen Georg, Gaby Burgermeister
Herstellung: Peter E. Wüthrich
Satz: Sbicca & Raach sagl, Lugano
Druck und buchbinderische Verarbeitung: AZ Druck und Datentechnik, Kempten
Printed in Germany

Die Wiedergabe von Gebrauchsnamen, Handelsnamen oder Warenbezeichnungen
in diesem Werk berechtigt auch ohne besondere Kennzeichnung nicht zu der Annahme,
dass solche Namen im Sinne der Warenzeichen-Markenschutz-Gesetzgebung als frei
zu betrachten wären und daher von jedermann benutzt werden dürfen.

Assessmentinstrumente weisen Besonderheiten auf, die bei der Übertragung in eine
andere Sprache verschwinden würden; die Herausgeber haben deshalb entschieden,
diese Texte im englischen Original zu belassen.

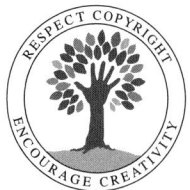

Inhaltsverzeichnis

In der deutschen familienwissenschaftlichen und familien-
politischen Diskussion hat der Zusammenhang von Familie
und Gesundheit bisher wenig Beachtung gefunden;
auch im Rahmen der Familienberichterstattung wurde
das Thema bisher nicht behandelt.

*(Fünfter Familienbericht: Familien und Familienpolitik im geeinten Deutschland –
Zukunft des Humanvermögens, Bundestags-Drucksache 12/7560, 1995, S. 246)*

Einleitung

Ein WHO-Expertenkomitee zur Pflegepraxis definiert Pflege als Kunst und Wissenschaft, die sich an Individuen, Familien und Gruppen als Fokus der Pflegepraxis richtet (WHO 1996). Die Auffassung, dass Pflege sich in Praxis und Wissenschaft nicht nur an Einzelpersonen richtet, sondern das Individuum im Kontext seiner Umwelt bzw. mehrere Personen als Familie oder soziale Gruppe in den Mittelpunkt pflegerischer Interventionen rückt, ist in der deutschen Pflegelandschaft relativ neu.

Pflege im Rahmen der gesetzlichen Krankenversicherung folgt einer Logik, nach der ein kranker Mensch pflegerischer Unterstützung bedarf. Durch die Pflegeversicherung hat sich diese Sichtweise in geringem Maße dahingehend verändert, dass häusliche Pflege in der Regel von Angehörigen geleistet wird und diese Angehörigen ebenfalls einer Unterstützung bedürfen. Trotzdem hat sich die Erkenntnis, dass die Familie der größte Pflegedienst der Welt ist (Urlaub 1991), bislang wenig in Pflegepraxis und -wissenschaft niedergeschlagen.

Das vorliegende Buch greift den Ansatz der familienbezogenen Pflege konzeptionell und praktisch auf. Aktuell angestoßen durch die Münchener Erklärung der Zweiten Europäischen Ministerkonferenz zum Pflege- und Hebammenwesen vom Juni 2000, in der u. a. Programme zur familienorientierten Pflege gefordert werden, ist es für den deutschen Kontext angezeigt, internationale Erfahrungen aufzugreifen und zu diskutieren. Dazu will dieses Buch einen Beitrag leisten.

Das erste Kapitel führt in die theoretischen Grundlagen der familienbezogenen Pflege ein. Neben begrifflichen Klärungen geht es um eine Betrachtung der Familie als Klient und um die relevanten theoretischen Bezüge der familienbezogenen Pflege im internationalen Kontext.

Das zweite Kapitel zeigt praxisnah verschiedene Anwendungsbereiche familienbezogener Pflege auf. Die Beispiele beziehen sich auf die Intensivpflege, die ambulante Kinderkrankenpflege, die Einschätzung von Familiensituationen und auf mögliche Forschungsansätze. Die Beispiele kommen alle aus englischsprachigen Ländern, da dort bereits seit längerer Zeit Erfahrungen zur familienbezogenen Pflege vorliegen.

Im dritten Kapitel wird das Konzept der Family Health Nurse der WHO vorgestellt. Neben dem Curriculum werden Beispiele innovativer Pflegepraxis dargestellt, die Ansätze zur Umsetzung des Curriculums aufzeigen.

Das vierte Kapitel befasst sich mit der aktuellen deutschen Situation. Ein geschichtlicher Rückblick auf die ambulante Pflege ermöglicht ein weitergehendes Verständnis der derzeitigen Situation in der ambulanten Pflege. Es werden bereits existierende Bildungsangebote im universitären und außeruniversitären Bereich zur familienbezogenen Pflege dargestellt. Den Abschluss des Kapitels bilden Überlegungen zur Umsetzung des Family Health Nurse Konzeptes der WHO in Deutschland.

Ein Szenario, wie sich familien- und gemeindenahe Pflege im Jahr 2012 darstellen könnte, rundet die Beiträge des Buches ab und möchte zu einer weitergehenden Diskussion einladen.

Das Buch ist so konzipiert, dass die einzelnen Kapitel unabhängig voneinander gelesen werden können. Empfehlenswert ist allerdings die Gesamtlektüre, da sich dadurch ein besseres Verständnis der Zusammenhänge ergibt.

Zum besseren Verständnis der Übersetzungen aus dem Englischen (im wesentlichen die Beiträge in Kap. 2), ist im Anhang ein Glossar englischer Begriffe und ihrer in diesem Buch verwendeten Übersetzung sowie einiger deutscher Begriffe abgedruckt. Es sei an dieser Stelle auch darauf hingewiesen, dass die derzeit publizierte Übersetzung der WHO Family Health Nurse «Familiengesundheitsschwester» in diesem Buch nicht verwendet wird. Diese Vorgehensweise begründet sich zum einen durch aktuelle Auseinandersetzungen um die Pflegeausbildung in Deutschland, bei der auch eine andere Berufsbezeichnung zur Disposition steht (Wagner 2001) und zum anderen wird durch die Bezeichnung «Familiengesundheitsschwester» eine geschlechtliche Zuordnung vorgenommen, die als nicht adäquat anzusehen ist.

Die Herausgeber/-innen haben in diesem Buch bewusst darauf verzichtet, der familialen Pflege älterer Menschen einen breiteren Raum zu geben. Dies ist zum einen der Tatsache geschuldet, dass damit der Rahmen dieses Buches überschritten worden wäre und zum anderen dem Umstand, dass dazu bereits umfangreiche Arbeiten aus der Gerontologie und Pflegewissenschaft vorliegen.

Andreas Büscher, Michaela Gehring, Mathilde Hackmann, Susanne Kean
April 2001

Literatur

Urlaub, Karl-Heinz (1991): Die Familie – der größte Pflegedienst der Welt, Kongressbericht KDA, 60–73.

Wagner, Franz (2001): Pflegebildung – neu denken? Pflegebildung – neu handeln?, Pflege aktuell, 55 (1), 31–33.

WHO (1996): Nursing Practice, Report of a WHO Expert Committee, Technical Report Series 860, Genf.

Kapitel I

Theoretische Grundlagen des Family Nursing

Dieses Kapitel dient der Einführung in die Thematik. Es erfolgt eine Definition und Herleitung des Begriffs des Family Nursing für den deutschsprachigen Raum. Zudem werden die theoretischen Rahmenbedingungen des Family Nursing-Ansatzes vorgestellt. Dieses Kapitel liefert die Ausgangsbasis für den weiteren Diskussionsverlauf des Buches, in dem die praktische und politische Umsetzung des Family Nursing aufgegriffen wird.

Der erste Beitrag befasst sich mit dem Familienbegriff und beschreibt die Vielschichtigkeit, in der heute über die Familie diskutiert wird. Im zweiten Beitrag geht es um die theoretischen Hintergründe des familienbezogenen Ansatzes in der Pflege. Diese Hintergründe dienen einem vertieften Verständnis des dritten Beitrags, der sich der Frage widmet, was familienbezogene Pflege eigentlich ist.

Familie – eine Begriffsdefinition

Michaela Gehring

Die Gesundheitsfürsorge in Europa liegt in den Händen einer großen Zahl von Personen und Organisationen – Ärzten, Pflegepersonal, PsychotherapeutInnen, SozialarbeiterInnen, weiteren Angehörigen von Gesundheitsberufen, Funktionären des öffentlichen Gesundheitswesens und staatlichen Institutionen (Capra 1991). Diese Einzelpersonen, Gruppen und Institutionen bedienen sich einer Vielfalt von Methoden auf der Grundlage unterschiedlicher Vorstellungen von Gesundheit, Erkrankung und pflegerischer Intervention. Sie müssen gemeinsam ein Versorgungssystem entwickeln, das im Idealfall weit über die medizinisch-kurativen Betreuungsleistungen hinausgeht und welches auf die stärkere Förderung von Gesundheit ausgerichtet ist.

Die Vorstellung des Konzeptes der familienbezogenen Pflege soll eine Diskussionsbasis bieten, um diesen pflegerischen Ansatz in das System der Gesundheitsfürsorge zu integrieren. Daher kommt es entscheidend darauf an, eine gemeinsame Grundlage für die Erörterung von familienbezogener Pflege zu schaffen. Dies erscheint notwendig, da zur Zeit Begriffe wie Familienbezogene Pflege, Familienzentrierte Pflege, Familienorientierte Pflege, Family Nursing und Family Health Nurse innerhalb des pflegerischen Diskurses zur Diskussion gestellt werden.

Die Bedeutung der Familie

Bevor die theoretischen Grundlagen der pflegerischen Intervention *Familienbezogene Pflege* vorgestellt werden, ist es erst einmal erforderlich, sich mit der zentralen Bedeutung von Familie zu befassen. Diese Notwendigkeit ergibt sich aus der Tatsache, dass Familie und die damit verbundenen Begriffe von Gesundheit und Krankheitsverarbeitung sich nicht immer auf gut definierbare Einheiten beziehen lassen, sondern integrale Bestandteile angrenzender theoretischer Modelle sind, in denen sich Zusammenhänge und komplexe Aspekte des familialen Lebens spiegeln.

Bereits in den einleitenden Sätzen zu diesem Kapitel deutet sich an, welche Komplexität das Phänomen *Familie* aufweist. Im Weiteren erfolgt daher eine thematische Aufarbeitung des Begriffs *Familie*, in dessen Rahmen ein kurzer Überblick über die historische Entwicklung der Familie gegeben wird. Anhand demografischer Daten wird das Bild der heutigen Familie dargestellt, an das sich die Diskussion über gesellschaftliche Einflüsse auf die Familienstruktur anschließt.

In unserer Gesellschaft spielen heute noch Ehe und Familie eine wichtige, nicht zuletzt auch eine verfassungs- und sozialrechtlich hervorgehobene Rolle. Gemäß Artikel 6 Absatz 1 GG (Grundgesetz für die Bundesrepublik Deutschland 1998) stehen Ehe und Familie unter dem besonderen Schutz der staatlichen Ordnung. Im Unterschied zum Artikel 119 Absatz 1 der Weimarer Reichsverfassung stellt das Grundgesetz Ehe und Familie nebeneinander, ohne die Ehe ausdrücklich als Grundlage für die Familie zu bezeichnen (von Münch 1981). Mit Artikel 6 Absatz 1 GG wird die relativ große Autonomie der Familie unterstrichen. Dieser besagt, dass die Familie und die Ehe unter den besonderen Schutz der staatlichen Ordnung zu stellen sind. Artikel 6 Absatz 2 GG weist darauf hin, dass die Pflege und Erziehung der Kinder nicht nur ein grundlegendes Recht sondern auch eine unbedingte Pflicht der Familie ist. In Absatz 3 GG wird betont, dass eine Trennung der Kinder von der Familie auf gesetzlichem Wege nur in Frage kommt, wenn die Eltern ihrer Pflicht nicht nachkommen oder versagen. Gemäß Artikel 6 Absatz 5 GG sind nicht ehelichen Kindern durch die Gesetzgebung die gleichen Bedingungen für ihre leibliche und seelische Entwicklung und ihre Stellung in der Gesellschaft zu schaffen wie ehelichen Kindern.

Artikel 6 des Grundgesetzes bezieht sich, obgleich Ehe nicht explizit als Grundlage der Familie dargestellt wird, auf ein normatives und institutionell verankertes Leitbild der Familie, das Gukenbiehl (2000), unter dem Aspekt der Lebensgemeinschaft zweier Generationen, als Kern- oder Gatten-Familie bezeichnet. Das Leitbild der Kern-Familie unterscheidet sich hinsichtlich der Partnerschaft, der Elternschaft und der Haushaltsform von anderen vorhandenen familialen Lebensformen, wie z. B. einer homosexuellen Partnerschaft. Bei der Partnerschaft, innerhalb der Kern-Familie, wird von einer legalen, monogamen und prinzipiell lebenslangen Ehe zwischen Mann und Frau ausgegangen. Bei der Elternschaft wird von einer biologischen Zuordnung der Kinder zu einem Elternteil ausgegangen. Davon ausgenommen sind Familienkonstellationen, denen eine Adoption zugrunde liegt. In diesen Fällen wird eine rechtliche Zuordnung der Kinder zu einem Elternteil erwartet. Die Haushaltsform wird als eine private Wirtschafts- und Eigentumsgemeinschaft von Eltern und Kindern in einer gemeinsamen Wohnung definiert. Vielfach wird die Kern- oder Gatten-Familie auch als Klein-Familie bezeichnet, wobei hier der Aspekt der Haushaltsgemeinschaft im Vordergrund steht (Gukenbiehl 2000).

Allgemein weist die Lebensform der Kern-Familie zumindest eine relativ dauerhafte und legitimierte Beziehung zwischen zwei verschiedengeschlechtlichen Erwachsenen und einem Kind auf, wobei den Erwachsenen die Hauptverantwortung für die Fürsorge und die Sozialisation des Kindes zukommt. Es handelt sich hier um eine «rechtlich gesicherte Lebensgemeinschaft eines Ehepaares mit seinen eigenen (unmündigen) Kindern im eigenen privaten Haushalt» (Gukenbiehl 2000, S. 80).

Die hier gemeinte Kern-Familie, die sich erst im späten 18. und 19. Jahrhundert zu einer vorherrschenden Familienform entwickelt hat und sich durch einen familialen Intimraum auszeichnet, definieren Barabas und Erler (1994) als ein Produkt gesellschaftlicher Einflüsse. Im Folgenden wird herausgestellt, wie die Familie – als Sozialeinheit – in Abhängigkeit zu gesamtgesellschaftlichen Veränderungsprozessen steht.

Die Entwicklung zur Kern-Familie

Kühne (1978) verweist auf Martin Luthers Gleichstellung der Begriffe *Familie* und *Haus* in der Übersetzung von Josua 24, Vers 15 (zit. nach Kühne 1978, S. 74): «Ich und mein Haus vollen dem Herrn dienen.» Bis in das 17. Jahrhundert fehlt der engere Begriff *Familie* als umgangssprachliches Wort und juristischer Begriff. Erst ab der Mitte des 18. Jahrhunderts geht das Wort Familie in die deutsche Umgangssprache ein (Kühne 1978).

Der Ursprung des Begriffs *Familie* stammt aus dem Griechischen, wo nämlich *oikos* sowohl *Haus* als auch *Familie* bedeutet (Kluge 1999). In diesem Zusammenhang greift Kühne (1978) auf den von Heinrich Riehl geprägten Begriff des «ganzen Hauses» zurück, um die im 16./17. Jahrhundert vorherrschende Wirtschafts- und Sozialeinheit, die das Leben des Einzelnen formte und bestimmte, zusammenzufassen. Lange Zeit hatte das «ganze Haus» mit dem Vorrang der Besitz- und Existenzsicherung durch gemeinsames Leben, Arbeiten und Wirtschaften unter der patriarchalen Leitung des Hausvaters für Adels-, Bauern- und Handwerkerfamilien eine Leitbildfunktion. Die Mitglieder des «ganzen Hauses» bewirtschafteten ein gemeinsames Produktionsmittel (Hof, Handwerk) unter der verantwortlichen Führung des Hausvaters. Die Mitglieder dieser Lebens- und Wirtschaftsgemeinschaft bestanden nicht ausschließlich aus Blutsverwandten, sondern auch aus Mägden, Knechten, Lehrlingen und Gesellen (Siedler 1995).

Im 18. und 19. Jahrhundert traten tiefgreifende gesamtgesellschaftliche Veränderungen ein. Säkularisierung, Demokratisierung, Industrialisierung und Urbanisierung veränderten die Bedingungen für die Gestaltung von Familie wesentlich (Paetzold 1989). Es kam zur Auflösung des «ganzen Hauses» mit Ausnahme der in dörflich bäuerlichen Verhältnissen lebenden Familien. Die industrielle Revolution führte mit ihrem Fabrik- und Verwaltungswesen zur Trennung von Arbeits- und Wohnbereich, und in den Städten entwickelte sich die bürgerliche Familie zur Kern-Familie, deren dominierende Sozialform in der Regel aus zwei Generationen bestand (Barabas & Erler 1994). Diese Änderungen zeigten sich primär in den städtischen Haushalten des Bürgertums und in den Haushalten der stark zunehmenden Arbeiterschaft, die das bürgerlich-urbane Leitbild der Kern-Familie entscheidend prägten (Peukert 1996).

Der Wandel der familialen Lebensform

Margaret Mead (1901–1978) befasste sich in einem Großteil ihrer Studien mit Problemen des sozialen Wandels und mit der Frage kultureller Identitätsfindung bei Individuen. Sie prägte die Richtung der sogenannten *personality*- oder *culture*-Schule, die heute als «psychologische» oder «ethnologische Anthropologie» bezeichnet wird. Mit ihren Studien über Frauen, Geschlechterverhältnisse, Sexualität und Adoleszenz in traditionellen Kulturen hat sie viel dazu beigetragen, den Blick auf familiale Belange zu lenken. Bezugnehmend auf gesamtgesellschaftliche Veränderungsprozesse geht Mead (1950) einen Schritt weiter und definiert die Familie nicht nur in Abhängigkeit von der geschichtlich konkreten gesellschaftlichen Realität, sondern sieht die Familie bis in ihre innerste Struktur hinein als gesellschaftlich vermittelt. Vor diesem theoretischen Hintergrund sieht Gukenbiehl (2000) die normative Verbindlichkeit und hohe gesellschaftliche Akzeptanz des Leitbildes der Kern-Familie bis in die sechziger Jahre des 20. Jahrhunderts gegeben. Seit dieser Zeit, so Gukenbiehl (2000), haben viele gesellschaftliche Prozesse zu einer Veränderung dieses Leitbildes geführt.

Betrachtet man statistische Angaben der letzten Jahrzehnte des 20. Jahrhunderts, so lässt sich ableiten, dass die klassische Vorstellung von *Familie,* im Sinne der Kern-Familie, sich verändert. Es wird zunehmend von einer Individualisierung der Familie, auf Kosten der Kern-Familie gesprochen. Gekennzeichnet ist das durch die vermehrten Ein-Eltern-Familien, die Single-Haushalte oder die kinderlosen Ehepaare. Aber auch die monogamistische Ehe in der Kern-Familie durchlebt einen Wandel, indem es eine Depolarisierung der Geschlechterrollen gibt. Insgesamt führen diese Entwicklungen zu einer Pluralisierung von Formen des sozialen Zusammenlebens (Deutscher Bundestag 1986). Aufgrund dieser Dynamik stellt sich die Frage, wie Familie zu definieren sei, da die traditionelle Zuordnung (Familie ist gleich Kern-Familie) den gesamtgesellschaftlichen Veränderungen nicht mehr gerecht wird.

Bereits in der Volkszählung von 1970 und den zugeordneten Mikrozensuserhebungen (Wirtschaft und Statistik 1972) gab es bezogen auf 22 Millionen

Familien folgende von der Statistik unterschiedene Formen von familialen Strukturen:

- Ehepaare mit Kindern 9,7 Millionen (43,0 %)

- Ehepaare ohne Kinder 5,4 Millionen (24,5 %)

- Unvollständige Familien
  mit Kindern 1,5 Millionen (7,0 %)

- Unvollständige Familien
  ohne Kinder 5,4 Millionen (24,5 %)

Quelle: Entwicklung der Familie nach Zahlen und Struktur. In: Wirtschaft und Statistik (1972), S. 86 und 87.

Bemerkenswert ist, dass in dieser Übersicht der Begriff der Familie schon weit gefasst wird. Er enthält nicht nur Ehepaare mit Kindern, sondern auch Ledige mit Kindern, verheiratet getrennt lebende mit und ohne Kinder, geschiedene oder verwitwete Familienvorstände mit und ohne Kinder. Somit ist die Feststellung erlaubt, dass bereits 1970 die Kern-Familie, wie durch Gukenbiehl (2000) definiert, nicht die vorherrschende familiale Struktur in der Bundesrepublik Deutschland darstellte.

Da die klassische Interpretation von Familie als Kern-Familie zunehmend an Gültigkeit verliert, ist neben der Frage nach dem Familienverband auch die Frage hinsichtlich des Zusammenlebens in Haushalten und der Haushaltsstruktur von großer Bedeutung. Im April 1995 wurden in Deutschland mehr als 36,9 Millionen Haushalte im früheren Bundesgebiet und 6,8 Millionen Haushalte in den neuen Ländern und Berlin-Ost ermittelt. 1995 gab es im früheren Bundesgebiet insgesamt 1 163 000 alleinerziehende Mütter oder Väter mit einem oder mehreren Kindern unter 18 Jahren. Hierzu zählen nach Angaben des Statistischen Bundesamtes auch Alleinerziehende, die Partner in einer nichtehelichen Lebensgemeinschaft sind. In 116 000 Fällen war diese Situation auf den Tod des Partners zurückzuführen und in 702 000 Fällen lag eine Scheidung oder Trennung zugrunde. 345 000 der Alleinerziehenden waren nie verheiratet. Alleinerziehende mit Kindern unter 18 Jahren stellten in den neuen Ländern und Berlin-Ost einen Anteil von 25,9 % an allen Familien mit Kindern unter 18 Jahren dar. Im früheren Bundesgebiet lag diese Zahl 1995 bei 15,7 % (Statistisches Bundesamt 1997). Besonders bemerkenswert ist die Entwicklung bei den allein erziehenden Vätern, deren Anzahl sich in den alten Bundesländern von 87 000 im Jahr 1972 auf 182 000 im Jahr 1995 erhöht hat. Die Zahl der allein erziehenden Frauen mit Kindern unter 18 Jahren ist zwischen 1972 und 1995 von 614 000 auf 982 000 gestiegen (Statistisches Bundesamt 1997).

Das Zusammenleben als nichteheliche Lebensgemeinschaft stößt heute weitgehend auf gesellschaftliche Akzeptanz. Im Jahr 1995 existierten nach Schätzungen des Mikrozensus in Deutschland mehr als 1,7 Millionen nichteheliche Lebensgemeinschaften (im früheren Bundesgebiet über 1,3 Millionen und rund 400 000 in den neuen Ländern und Berlin-Ost). In den vergangenen zehn Jahren hat sich somit laut Statistischem Bundesamt (1997) die Zahl der nichtehelichen Lebensgemeinschaften im früheren Bundesgebiet verdoppelt. Dieser Trend bestätigt sich, wenn man parallel dazu die Eheschließungszahlen betrachtet, die in Deutschland insgesamt weiter gesunken sind. Mit der Eheschließung warten junge Menschen immer länger. Das durchschnittliche Erstheiratsalter steigt bereits seit Mitte der siebziger Jahre an, 1998 waren die erstmalig heiratenden Männer deutlich über 30 Jahre alt, die Frauen 28 Jahre. Rund zwei Drittel der erstmalig Heiratenden wählten Ehepartner, die ebenfalls noch ledig waren, während geschiedene Personen am häufigsten ebenfalls bereits geschiedene Ehepartner heirateten (BiB 2000).

Ehen können entweder durch den Tod eines Ehepartners oder durch Scheidung gelöst werden. Die Scheidungsneigung hat sich 1998 gegenüber den Vorjahren weiter erhöht und erreichte in Westdeutschland das höchste Niveau seit Bestehen der Bundesrepublik. Unter den gegenwärtigen Bedingungen ist deutlich mehr als jede dritte Ehe von Scheidung bedroht, dabei besteht das höchste Scheidungsrisiko für Ehen mit einer Dauer zwischen 5 und 9 Jahren (BiB 2000). Von der Scheidung sind nicht nur die Ehepartner betroffen, sondern auch deren Kinder. 1994 erlebten 135 000 minderjährige Kinder die Scheidung ihrer Eltern (Statistisches Bundesamt 1997).

Der Datenreport 2000 des Statistischen Bundesamtes definiert Familien im engeren Sinn als Ehepaare bzw. allein erziehende Mütter oder Väter, die mit ihren ledigen Kindern zusammenleben (Eltern-Kind-Gemeinschaft). In der Familienstatistik wird in Anlehnung an Empfehlungen der Vereinten Nationen von einem ideal-typisch abgegrenzten Familienzyklus ausgegangen; das bedeutet, dass als Familie auch Ehepaare ohne Kinder gelten (Statistisches Bundesamt 2000).

Ausgehend von dieser Definition ist die Ehe und nicht die Kern-Familie die hauptsächliche Lebensform der erwachsenen Personen in Deutschland. Mehr als die Hälfte aller 20-jährigen und älteren Personen waren 1998 verheiratet oder nach Scheidung wiederverheiratet. Minderjährige Kinder leben zum überwiegenden Teil bei verheiratet zusammenlebenden Ehepaaren. Obgleich dem entgegengestellt werden kann, dass die Zahl der nichtehelichen Lebensgemeinschaften 1998 mit 2 Millionen Partnerschaften einen neuen Höchststand erreicht hat. Gegenüber Anfang der neunziger Jahre hat sich damit diese Lebensform bedeutend erhöht, inzwischen wird sie in Westdeutschland von jedem 20. und in Ostdeutschland bereits von jedem 14. Haushalt gewählt (BiB 2000).

Diese Daten spiegeln die Vielfältigkeit familialer Lebensformen wider, auf die eine klassische Definition von Kern-Familie nicht zutrifft. Aufgrund ihrer einschränkenden Formulierung berücksichtigt diese Definition nicht das gesamte Spektrum an Lebensformen, die sich selbst als eine familiale Lebensgemeinschaft bezeichnen würden. Es bedarf einer offeneren Definition von Familie, will man diese integrieren.

Empirisch kann die gegenwärtige Lage der Familie noch bei weitem nicht für erforscht gelten. Die Entwicklung der Familienstruktur kann aber anhand zu ermittelnder Daten nachvollzogen werden. Festzustellen bleibt, dass die Familie unlöslich in den gesellschaftlichen Prozess verflochten ist und ihre Entwicklung von diesen gesellschaftlichen Veränderungen abhängt.

Die Familien-Soziologie sieht es als ihre Aufgabe an, die gesellschaftlichen Bedingungen und die Folgen ihrer Veränderung auf die Familie zu erfassen und Erklärungsansätze zu liefern. Nach Gukenbiehl (2000) lassen sich innerhalb der Familien-Soziologie vier theoretische Ansätze bestimmen:

- institutionen- und systemtheoretische Ansätze

- historische und gesellschaftstheoretische Ansätze

- handlungs-, kommunikations- und verhaltenstheoretische Ansätze

- Lebenslaufforschung.

Während Institutionen- und systemtheoretische Ansätze primär die normativen Vorgaben für familiales Handeln untersuchen und dessen Funktion für die Gesellschaft hervorheben, verweisen historische und gesellschaftstheoretische Ansätze stärker auf die Gesellschaftsbedingtheit und die Veränderbarkeit dieser Vorgaben. Beide Ansätze gehen aber von gleich bleibenden biologischen (z. B. Gebärfähigkeit der Frau, Pflegebedürftigkeit des Säuglings) und historisch spezifischen und/oder veränderbaren sozialen Komponenten aus (Gukenbiehl 2000). Es sind diese Ansätze, auf die zurückgegriffen wird, um gesellschaftliche Veränderungsprozesse und die Auswirkung auf die familiale Struktur zu untersuchen.

Der Funktionswandel der Familie

Barabas und Erler (1994) befassen sich in einem wissenschaftlichen Diskurs mit gesellschaftlichen Veränderungsprozessen und deren Auswirkung auf die Familienstruktur. Sie geben keine Definition von Familie vor, sondern beziehen sich auf die Funktion familialer Lebensformen. Sie argumentieren, dass die Entwicklung der familialen Lebensform zur modernen Familie keinen Funktionsverlust beinhaltet und distanzieren sich von einem Verständnis des Wertverlustes der Familie. Sie vertreten die These, dass die Familie in ihrer historischen Entwicklung eine enorme Funktionsverschiebung, bei gleichzeitiger Entwicklung einer Vielzahl anderer Funktionen, erfahren hat. Barabas und Erler (1994) beziehen sich auf Prozesse der Ausdifferenzierung familialer Funktionen, in deren Folge es zu einer Funktionsverlagerung kommt. Ausgehend von dieser These hat keinesfalls ein Funktionsverlust der Familie stattgefunden. Vielmehr hat sich die Familie an gewandelten Anforderungen, die ihrerseits einer gesellschaftlichen Differenzierung in Richtung Moderne entspringen, orientiert. Individuelle Kompetenzen, Flexibilität, bildungsfähige Qualifikationen und Anpassungsleistungen sind Leitbilder des Prozesses der Modernisierung. Innerhalb des gesetzten gesellschaftlichen Rahmens findet eine Loslösung von traditionellen Familienstrukturen – wie in der Kern-Familie vertreten – statt.

Der fortschreitende familiale Wandel spiegelt sich in einer Vielfalt unterschiedlichster Formen familialen Zusammenlebens wider. Lebensformen und Lebensgemeinschaften, wie zum Beispiel die Ein-Eltern-Familie oder nichteheliche Lebensgemeinschaften, die in der Vergangenheit oft nur am Rande der Gesellschaft existierten, rücken heute ins Zentrum.

Erklärungsansätze, die sich auf den Wandel der Familienformen beziehen, identifizieren den Prozess der Individualisierung oder die Tendenz zur offenen Gesellschaft als dynamisches Element (Beck 1986, Dahrendorf 1990). Das dynamische Element weist aber auf die allgemeine Problematik der Analyse von Familienstrukturen hin. Der Individualisierungsprozess wirkt aus unterschiedlichen Richtungen mit verschiedener Wirkung auf die Familienstruktur ein. Diese Komplexität der Einflussfaktoren und ihre Folgen machen es so schwierig, eine genaue Analyse der Familienstruktur bzw. ihrer Entwicklung aufzustellen und tragen nicht dazu bei, eine umfassende Definition von Familie zu gewährleisten.

Aus diesem Grund befasst sich der wissenschaftliche Diskurs der Familiensoziologie mit Interpretationen über den Bedeutungsverlust bzw. -wandel von Familienstrukturen. Beck (1986) spricht von der bevorstehenden totalen Bedeutungslosigkeit der Familie. Er betrachtet diesen Vorgang nicht als bedenklich, sondern sieht in ihm die Option einer zusätzlichen Wahlmöglichkeit zwischen verschiedenen Privatformen sozialen Lebens. Nave-Herz (1988) hingegen argumentiert, dass die Familie keinen Bedeutungsverlust erfahren habe und sich lediglich im Wandel befände. Beide Interpretationsansätze tendieren aber in eine vergleichbare Richtung. Ursächlich liegt das Problem in der Definition von Familie verborgen. Wählt man einen engen Rahmen für die Definition, fallen natürlich viele innovative Formen des Zusammenlebens (z. B. die nichtehelichen Lebensgemeinschaften) aus eben diesem Rahmen heraus, und es kann dann natürlich mit Recht vom Rückgang der Bedeutung *der* Kern-Familie gesprochen werden. Wählt man hingegen einen sehr weiten Spielraum für die Definition von Familie, so wie Nave-Herz (1988), kann man von einem Wandel und nicht von einem Bedeutungsverlust sprechen. Dieses ist der Tatsache geschuldet, dass neue Privatformen sich zwar hinsichtlich ihrer Struktur von der Kern-Familie unterscheiden, aber dennoch starke emotionale Bindungen aufweisen.

Im Rahmen der Diskussion um den Funktionswandel der Familie muss festgehalten werden, dass sich zwar die Familienstruktur verändert, dieses jedoch keine Konsequenz auf die emotionalen Bindungen impliziert. Im folgenden Abschnitt wird auf gesellschaftliche Einflussfaktoren Bezug genommen, um deren Wirkung auf die familiale Struktur darzustellen.

Einflüsse auf die Familienstruktur

Von Interesse sind gesellschaftliche Einflussfaktoren auf die Familienstruktur sowie ihre Folgen. Da aber diese Faktoren sich gegenseitig beeinflussen und teilweise entgegenwirken, darf man sie nicht isoliert betrachten. Laut Wingen (1997) gibt es keinen monokausalen Zusammenhang von einem Faktor und den entsprechenden Folgen für die Familie. Als gesamtgesellschaftliche Faktoren, die auf die Familie einwirken, können folgende ausgemacht werden:

* Mobilitätsanforderungen durch den Arbeitsmarkt

* rechtliche, sozialpolitische Einflussfaktoren (z. B. steuerliche Förderung von Eheleuten)

* gesellschaftlicher Wandel (z. B. gesteigerte Akzeptanz von nicht ehelichen Lebensgemeinschaften).

Bedingt durch die Herauslösung der Familie aus historischen Sozialformen und -bindungen zeigt sich eine Schwierigkeit, die heutige Gesellschaft in Klassen oder Schichten einzuteilen und die Rolle der Frau zu bestimmen (Nave-Herz 1975). Die Gründe hierfür liegen in der Trennung von Arbeit und Familie, in einer erhöhten Anforderung an die Mobilität, die sich sowohl räumlich als auch in Bezug auf die Gestaltung der Lebensführung ausdrücken (Wingen 1997). Das gesteigerte Bildungsniveau der Frau hat zudem zur Folge, dass sich die Rolle der Frau in der Gesellschaft und auch innerhalb der Familie verändert. Unter Umständen entsteht ein neues Konfliktpotenzial, da die sozialen Aufgaben der Hausfrau- und Mutter-Rolle besetzt werden müssen. Häufig bleibt aber nur eine Doppelbelastung der Frau übrig, die neben den Anforderungen des Berufslebens mit althergebrachten Aufgaben konfrontiert wird (Wingen 1997). Als weiterer Punkt gerät die rechtliche Stellung der Ehe gerade in jüngster Zeit immer mehr in die öffentliche Kritik. Durch eine rechtliche Besserstellung wird die Ehe gefördert und Paare, die ohne Trauschein zusammenleben, werden benachteiligt. Dem wirkt der gesamtgesellschaftliche Wandel zum Teil entgegen. Die Akzeptanz von alternativen Privatformen fördert alternative Lebensformen und macht diese sogar erst möglich.

Dass sich die Familie im Wandel befindet, wird heutzutage nicht mehr bezweifelt. Aber im Wandel steckt sie nicht nur in jüngerer Vergangenheit. Die Familienstruktur hat sich im Laufe der Geschichte immer wieder verändert. Was die Diskussion aber belebt, ist der Monopolverlust der Ehe. Sie war in der Vergangenheit das Sinnbild für Familie und Harmonie. Wo aber die Institution Ehe im Wandel steckt, können alte Schemata nicht mehr so einfach auf die neuen familialen Lebensformen übertragen werden.

Was als Individualisierung beschrieben wird, hat das Paket der alten Institution Familie aufgeschnürt und seine einzelnen Bestandteile neu kombiniert. Es gibt biologische Elternschaften, soziale Elternschaften, rechtliche Elternschaften. Es finden sich Mutter-Kind-, Vater-Kind-Familien, lesbische Paare mit Kindern, schwule Väter, Familien mit Stiefmüttern und -vätern, Wohngemeinschaften mit Kindern, Paare, die getrennt leben, aber ihre Kinder gemeinsam erziehen und Familiengründungen, die durchs Reagenzglas zustande kommen.

Ein Leib, ein Dach, ein Name – das sind die Kennzeichen der klassischen Familie. Dieses homogene Gefüge löst sich in unterschiedliche Bestandteile auf. Wer zur «Familie» gehört, muss nicht unter einem Dach wohnen und den gleichen Namen tragen. Wenn leibliche und nicht-leibliche Kinder zusammenleben, fühlen sie sich dann als Familie oder als Lebensgemeinschaft auf Zeit? Wann beginnt für solche Kinder das Gefühl, Geschwister zu sein? Ab wann fangen sie an, den Freund der Mutter als Vater anzusehen? Die Kinder heutiger Tage – leibliche Kinder, Scheidungskinder, Adoptivkinder, Pflegekinder, allein erzogene Kinder, Geschwisterkinder, Halbgeschwister – sie alle sehen sich vor Anforderungen gestellt, die Kinder früherer Zeiten in solcher Vielfalt nicht zu bewältigen hatten. Welche Bedeutung kommt dem «Alltagspapi» zu, welche der «Wochenendmutti»? In Fortsetzungsfamilien sind diese Rollen nicht ein für alle Mal festgelegt. Wortneuschaffungen wie «Lebensabschnittspartner» deuten an, dass Schnelllebigkeit, Wandlungsbereitschaft und die Zwänge, flexibel zu sein, auch die intimsten Bereiche ergreifen. Ähnlich wie in der Arbeitswelt die einmal getroffene Berufswahl nicht lebenslang trägt, so werden auch die Entscheidungen für Partnerschaft und Familie unter dem Vorbehalt gefällt, sie revidieren zu können.

Gerade deswegen sind die Aufgaben einer Familie komplexer geworden als früher: Sie muss zusehen, wie sie die auseinander strebenden Lebenswege zusammenhält. «Von der Notgemeinschaft zur Wahlverwandtschaft» – so hat die Soziologin Beck-Gernsheim (1994) den Trend zu neuen Familienformen zusammengefasst. Doch die Patchwork-Familie hat auch ihre Kosten. Was oftmals als alternative Lebensform begann, mündet häufig in Verhältnisse, die der traditionellen Kern-Familie ähneln und manche Patchwork-Familie ist durchaus nicht so alternativ angelegt, wie es den Anschein hat. Durch die Andersartigkeit schimmert das klassische Modell der Kern-Familie durch. Diese neuen Lebensformen sind aber durch ihre Beweglichkeit und ihr fluides Wesen gefordert, emotionale Bindungen verstärkt zu pflegen. Vor diesem gesellschaftlichen Hintergrund bewegen sich die Überleitungen der pflegerischen Intervention *Family Nursing*.

Versucht man nun eine Prognose für die Familie der Zukunft aufzustellen, wird einem sehr schnell bewusst, dass dies durch die Komplexität der Einflussfaktoren und ihrer Interdependenzen nahezu unmöglich wird. Es bleibt festzustellen, dass plurale Lebensformen nicht die Bereitschaft schmälern, familienähnliche Beziehungen verantwortlich zu gestalten. Dieses Verständnis von Familie wird durch Gubrium und Holstein (1990) weiterentwickelt, indem die Familie nicht als Objekt, sondern als soziales Konzept begriffen wird. *Familie* wird laut Gubrium und Holstein (1990) durch intra- oder interpersonelle Beziehungen, durch Fürsorge und die Bereitschaft, Verantwortung für den anderen zu übernehmen, definiert.

Um die pflegerische Intervention des *Family Nursing* für den deutschen Sprachgebrauch zu besetzen, legen wir zunächst den Familienbegriff von Gubrium und Holstein (1990) zugrunde. Im Weiteren wird von *Familienbezogener Pflege* und nicht von *Familienpflege* die Rede sein, um eine sprachliche Differenzierung zu anderen, sich mit Familie befassenden Berufsgruppen in Deutschland zu erwirken. Die Klärung der Terminologie mag auf den ersten Blick überflüssig erscheinen, dennoch erweist sie sich als hilfreich, wenn es gilt, Berufsgruppen anzusprechen, die sich in Ableitung ihrer Berufsbezeichnung mit Familie beschäftigen.

Family Nursing ist nicht gleich Familienpflege

Der englische Begriff *Family Nursing* sollte nicht mit dem entsprechendem deutschen Wort *Familienpflege* übersetzt werden. Formal ist dieser Übersetzung nichts entgegenzusetzen, da *Family Nursing* von der Terminologie her korrekt mit dem Begriff *Familienpflege* übersetzt wäre. Dennoch würde dieses Vorgehen auf eine unreflektierte Anwendung hinweisen, nicht zuletzt einen Begriffspluralismus fördern, da die Familienpflege in der Bundesrepublik Deutschland eine eigenständige Ausbildung für Tätigkeiten in der ambulanten Versorgung von Haushalten darstellt und primär Aufgaben der Haushaltsführung mit sozialpflegerischen Akzenten wahrnimmt (Kühnert 1996). Unter dem Begriff *psychiatrische Familienpflege* wird die Aufnahme von psychisch Kranken in Pflegefamilien verstanden (Held 1989), *Family Nursing* – als pflegerisches Konzept – hingegen ist eine von Pflegefachkräften ausgehende pflegerische Intervention.

Die Berufsausbildung zur Familienpflegerin gibt es seit über 50 Jahren. Die erste Familienpflegeschule wurde 1948 im Haus Horkenstein in Trägerschaft des Caritasverbandes in Bochum-Dahlhausen gegründet (Gennes 1990). In rascher

Folge entstanden in einigen Bundesländern katholische, evangelische und einige nicht kirchlich gebundene Ausbildungsstätten in Anbindung an Verbände der freien Wohlfahrtspflege. Im ländlichen Raum gründeten sich ab 1954 die Dorfhelferinnenwerke mit Ausbildungsstätten zur Dorfhelferin (Gennes 1990). Diese Ausbildung entspricht der der Familienpflegerin, es werden jedoch zusätzliche Kenntnisse über die Tierhaltung, den Gartenbau und landwirtschaftliche Betriebslehre vermittelt (Simpfendörfer & Ullmann 1999).

Staatlich geregelte Ausbildungs- und Prüfungsordnungen gibt es in einzelnen Bundesländern seit den sechziger Jahren. Dennoch ist es bis heute nicht gelungen, die Ausbildung zur Familienpflegerin nach bundeseinheitlichen Standards zu regeln (Rohrig 1996). Die Bundesanstalt für Arbeit hat in der Reihe «Blätter zur Berufskunde» ein Berufsbild der Familienpflegerin erarbeitet, das der Berufswirklichkeit gerecht wird (Bundesanstalt für Arbeit 1992). Aber die einzelnen Länderordnungen zur Ausbildung weichen sowohl in den Zulassungsvoraussetzungen, in den Ausbildungsanteilen und -inhalten, in der Gesamtstundenzahl, als auch in den Prüfungsbestimmungen und in den mit der Qualifikation erworbenen Berechtigungen erheblich voneinander ab (Paritätisches Bildungswerk Berlin e.V. 1995).

Das Berufsbild der Familienpflege

Familienpflegerinnen sind sozialpflegerische Fachkräfte, die sowohl pflegerisch-betreuende, haushaltsversorgende, als auch pädagogisch-fördernde Aufgabenfelder selbständig abdecken können. Sie übernehmen im Rahmen der klassischen Familienpflege die Weiterführung des jeweiligen Haushaltes (Kühnert 1996). Das bedeutet, dass Familienpflegerinnen verschiedene Bereiche, wie die Wahrnehmung erzieherischer und hauswirtschaftlicher Aufgabenfelder und die pflegerische Versorgung kranker, pflegebedürftiger, behinderter und alter Menschen abdecken. Zu weiteren Aufgaben gehören die Hilfe zur Erhaltung und Aktivierung der selbständigen Lebensführung sowie die Unterstützung bei Inanspruchnahme anderer Stellen zur Lösung wirtschaftlicher, gesundheitlicher, erzieherischer und sozialer Probleme (Simpfendörfer & Ullmann 1999). Diese Inhalte finden sich in den Unterrichtseinheiten der Ausbildung wieder, die zur Zeit an Fachseminaren für Familienpflege der Berufsfortbildungswerke in Nordrhein-Westfalen stattfinden (Berufsförderungswerk 2000).

Die Ausbildung umfasst insgesamt 3000 Stunden, wobei der theoretische Teil 1800 Stunden einnimmt, die folgendermaßen aufgeteilt werden:

- Hauswirtschaft (360 Std.)

- Pädagogik und Psychologie (470 Std.)

- Säuglings-, Kranken- und Altenpflege (490 Std.)

- Sozialkunde (280 Std.)

- musisch-kultureller Bereich (200 Std.).

Das Berufsbild der «Familienpflege» ruht auf zwei Pfeilern: Der hauswirtschaftlichen Unterstützung und dem familienpflegerischen Handeln. Unter dem Aspekt der hauswirtschaftlichen Unterstützung wird das Erfassen der jeweiligen Haushaltssituation, die Organisation der Haushaltsführung und die Budgetplanung verstanden, wobei familienpflegerisches Handeln sich allgemein auf Unterstützungsprozesse bei Krisensituationen in Familien bezieht (Simpfendorfer & Ullmann 1999). Das Berufsbild der Familienpflege nach Gennes (1990) charakterisiert sechs Gesichtspunkte, in denen sich die Unterrichtseinheiten des oben genannten Ausbildungskonzeptes des bfw (NRW) widerspiegeln:

- Haushaltsmanagement: Leitung/Führung, Organisation und Gestaltung von Beziehungen

- hauswirtschaftliche Praxis

- erzieherische und sozialpädagogische Aufgaben einschließlich Anleitungsaufgaben

- Beratung über und Vermitteln von weiteren sozialen Hilfen

- Kooperation mit dem außerfamilialen Umfeld und Fachdiensten

- Gesundheitserziehung, Säuglings- und Kinderpflege, Häusliche Krankenpflege.

Die Verortung von Familienpflege zwischen sozialer/pädagogischer Betreuung und Pflege

Es ist auffällig, dass die Unterrichtseinheit «Säuglings-, Kranken- und Altenpflege» ca. 490 Stunden der Ausbildung zur Familienpflegerin belegt. Kühnert (1996) wirft in diesem Rahmen die Frage nach der Verortung von Familienpflege im Spannungsbereich zwischen Pflege und sozialer/pädagogischer Betreuung auf und spricht somit eine unklare definitorische Abgrenzung an. Sie nimmt Bezug auf die Problematik, dass der Begriff «Familien*pflege*» von einigen Vertreterinnen als irreführend angesehen wird, da es in der Familienpflege nicht primär um die Pflege Kranker gehe, sondern um pädagogisch-betreuerische Aufgaben. Sie sieht das ursächliche Problem darin, dass die Familienpflege nicht auf einen einheitlichen Familienbegriff zurückgreifen kann (Kühnert 1996, S. 15):

Während einige Vertreterinnen hierunter Mehr-Generationen-Familien mit Kindern ver-
stehen, verknüpfen andere Familienpflege mit einem erweiterten Haushaltsbegriff, der auch
eigenständige Alten- und Behindertenhaushalte sowie Wohngruppen umfasst.

Die Tatsache, dass sich die Familienpflege nicht nur auf die Kern-Familie als
Klient fixiert, eröffnet ihr andere Bereiche bzw. Lebensformen, in denen pflegerische Tätigkeiten verstärkt gefordert sind. Die Frage, ob sich die Familienpflege
primär über «Pflege» definiert, ist gerechtfertigt, da Familienpflegerinnen zunehmend auch in der Grundpflege und Begleitung alter und behinderter Menschen eingesetzt werden. Im Rahmen der häuslichen Krankenpflege nach § 37
Abs. 1 SGB V können Familien pflegerinnen für den Bereich der Grundpflege und
der hauswirtschaftlichen Versorgung eingesetzt werden. Dennoch wird hier vom
Gesetzgeber die Einschränkung vorgegeben, dass Behandlungspflege ausschließlich von ausgebildeten Pflegekräften erbracht wird. Gietmann (1996) verweist auf
die gemeinsamen Grundsätze zur Qualität und Qualitätssicherung einschließlich
des Verfahrens zur Durchführung von Qualitätsprüfungen nach § 80 SGB XI,
welche besagen, dass Familienpfleger als Pflegefachkräfte nicht bzw. noch nicht
anerkannt werden. Pflegeleistungen der Grundpflege können sowohl von exami-
nierten Familienpflegern und Altenpflegekräften als auch von sonstigen Personen,
entsprechend ihrer Qualifikation, erbracht werden. Über den Einsatz der im Ein-
zelfall in Frage kommenden Kräfte entscheidet der Leistungserbringer, also der
Vertragspartner der Krankenkassen, der die fachliche Verantwortung für die
eingesetzten Pflegekräfte trägt (Gietmann 1996).

Einsätze von Familienpflegerinnen, die über die bisherigen hinausgehen, wären
demnach konzeptionell denkbar. Dennoch erlaubt Kühnert (1996, S. 15) mit
ihrer Definition der Familienpflege, die «primär Aufgaben der Haushaltsführung
mit sozialpflegerischen Akzenten» wahrnimmt, keine Umsetzung dieser konzep-
tionellen Überlegungen. Obgleich die Familienpflege Anteile im pflegerischen
Prozess übernehmen muss, zieht Kühnert (1996) eine klare Abgrenzung zur
Pflege, indem sie der Familienpflege letztendlich keine selbstständigen Entschei-
dungskompetenzen zugesteht.

Das Finanzierungskonzept der Krankenkassen trägt nicht dazu bei, Fami-
lieneinsätze der Familienpflege klar zu umreißen. Ein wesentlicher Punkt ist, dass
im Rahmen der Krankenversicherung nicht von Familienpflege gesprochen wird,
da im Sozialgesetzbuch V auf Leistungen der Haushaltshilfe Bezug genommen
wird. Die gesetzliche Grundlage für die Haushaltshilfe ist heute der § 38 SBG V
(Gietmann 1996). Klein (1996) kritisiert zurecht, dass bei der Weiterentwicklung
des abgestuften Systems ambulanter sozialpflegerischer Dienste über Jahre nicht
sensibel genug in das sich verändernde System «Familie» mit seinen besonderen Anforderungen und Herausforderungen wie Klein-Familie, allein erziehende
Mütter und Väter, Patchwork-Familien etc. gesehen wurde. Würde sich der

Kostenträger Krankenversicherung bei den Vergütungssätzen nicht nur auf den Aspekt Haushaltshilfe beschränken und auch die erzieherischen und sonstigen Leistungen als Bestandteile des zugrunde liegenden Katalogs integrieren, wäre dem eigentlichen Schwerpunkt des Berufsbildes «Familienpflegerin» Rechnung getragen.

Familienbetreuung für psychisch Kranke

Eine weitere Belegung des Begriffs Familienpflege erfolgt durch die psychiatrische Familienpflege und bedeutet nichts anderes als die Betreuung eines psychisch Kranken oder eines Behinderten in einer Familie (Held 1989). Es befinden sich ca. 600 psychisch Kranke in der Bundesrepublik Deutschland in Pflegefamilien (Schmidt 2000). Zugrunde liegende Erkrankungen sind Psychosen aus dem schizophrenen Formenkreis und manisch-depressive Patienten, wobei sehr aggressive Patienten und extrem süchtige Patienten ausgeschlossen werden. Ein Vorteil der Unterbringung in Pflegefamilien ist, dass die psychisch Kranken nicht auf die Klinik/das Pflegeheim mit einem starren Tagesrhythmus fixiert sind. Sie haben die Möglichkeit, ihre Zeit mit gesunden Menschen in einem familialen Rahmen zu verbringen und setzen sich mit dem normalen Alltag auseinander, wobei dies unter der beschützenden Obhut der Pflegefamilie geschieht. Eine Kontrolle erfolgt durch regelmäßige Termine im behandelnden Krankenhaus. Zudem erhält die betreuende Familie Unterstützung durch Sozialarbeiter und Ärzte (Schmidt 2000).

Im Vergleich zu Frankreich, wo die Familienbetreuung psychisch Kranker ein Ausbildungsberuf mit Tarifvertrag und Rentenanspruch ist, bedarf es in der Bundesrepublik Deutschland keiner Ausbildung. Held (1989) nennt folgende Rahmenbedingungen, um eine qualifizierte Familienpflege zu gewährleisten:

- begrenztes Einzugsgebiet, um Gemeindenähe und gewachsene Lebensbezüge des Patienten in jedem Fall zu erhalten

- angemessene Bezahlung der Familien (nicht unter 1200 DM monatlich)

- maximal zwei Pfleglinge pro Familie

- adäquate fachliche Begleitung und Supervision der Familie.

In der Bundesrepublik Deutschland wird die Familie fachlich in die Eigenarten und die Krankengeschichte des Pfleglings eingewiesen. Während der Pflege erfolgt die Betreuung der Familienmitglieder und deren Fortbildung. Zudem erhalten die Pflegefamilien eine Vergütung. Exemplarisch sei hier der Landschaftsverband Rheinland (LVR) genannt, der die Aufnahme eines psychisch Kranken in die

Familie mit 600 Mark für Pflege und 1042 Mark für Kost und Logis vergütet. Hinzu kommt ein Taschengeld für den Patienten. Aus ökonomischer Sicht rechnet sich diese Form der Betreuung psychisch Kranker für den Landschaftsverband Rheinland, da die Tageskosten bei einer familienpflegerischen Betreuung bei ca. 100 bis 130 Mark liegen, im Krankenhaus jedoch der dreifache Satz verlangt werden würde (Schmidt 2000).

Es sind nicht nur die ökonomischen Vorteile, die darauf hinweisen, dass die psychiatrische Familienpflege sich zu einem erfolgreichen Konzept entwickelt. Die überwiegende Anzahl (ca. zwei Drittel) aller Versuche, psychisch Kranke in Familien zu integrieren, ist erfolgreich. Oftmals können die psychisch Kranken «ihre Familien» wieder verlassen und in eine selbstständigere Wohnform entlassen werden (Schmidt 2000).

Held (1989, S. 20) definiert psychiatrische Familienpflege als ein «interaktionelles Geschehen mit drei Partnern: Patient, Familie und betreuendes Team», bezeichnet aber die Pflegefamilien als «psychiatrische Laien» und zieht hier die Grenzen zwischen Mitgliedern der Familie und des betreuenden Teams, das aus Pflegekräften, Sozialarbeitern und Ärzteschaft besteht.

Schluss

Nach einer einführenden Diskussion in Bezug auf den Begriff *Familie,* die von der Intention getragen wurde, eine gemeinsame Diskussionsgrundlage zu bieten, ohne dabei den Facettenreichtum der sozialen Einheit *Familie* und deren Einflussfaktoren in ihrer Bedeutung zu schmälern, wurde dargestellt, warum *Family Nursing* nicht mit *Familienpflege* übersetzt werden darf. Sowohl die Familienpflege als auch die psychiatrische Familienpflege wurden kurz erläutert und in Beziehung zum Aufgabenbereich professionell Pflegender gesetzt.

Dennoch hat die banale Feststellung, dass Patienten Familien haben, bislang in der Pflege wenig Resonanz gefunden. Der Einbezug der Familie entspricht nicht einfach einer Erweiterung der Zahl beteiligter Personen - häufig wird dann nämlich trotzdem in der konkreten Situation individualistisch interpretiert und gehandelt. Es geht in der familienbezogenen Pflege nicht um eine qualitative Erweiterung. Vielmehr geht es um eine qualitativ andere Sicht des Pflegeproblems, da Krankheit immer Auseinandersetzungsprozesse aller Familienmitglieder und nicht nur der Betroffenen selbst erfordert. In dem sich anschließendem Kapitel wird das theoretische Fundament des pflegerischen Konzeptes *Family Nursing* erörtert, das der familienbezogenen Pflege zugrunde liegt.

Literatur

Barabas, F. K.; Erler, M. (1994): Die Familie. Einführung in Soziologie und Recht, Weinheim und München.

Beck, U. (1986): Risikogesellschaft. Auf dem Weg in eine andere Moderne, Frankfurt/M.

Beck, U.; Beck-Gernsheim, E. (Hrsg.) (1994): Riskante Freiheiten, Frankfurt/M.

Beck-Gernsheim, E. (1994): Auf dem Weg zur postfamilialen Familie. Von der Notgemeinschaft zur Wahlverwandtschaft. Individualisierung in modernen Gesellschaften. In: Beck, U.; Beck-Gernsheim, E. (Hrsg.) Riskante Freiheiten, Frankfurt/M.

Berufsförderungswerk (Hrsg.) (2000): Informationsbroschüre zur Ausbildung Familienpfleger/Familienpflegerin, Stuttgart.

Bundesanstalt für Arbeit (1992): Blätter zur Berufskunde – Familienpfleger/Familienpflegerin, W. Bertelsmann Verlag.

Bundesinstitut für Bevölkerungsforschung (BiB) (2000): Die demographische Lage 1999 in Deutschland mit dem Teil B «Die demographische Entwicklung in den Bundesländern – ein Vergleich», Statistisches Bundesamt, Wiesbaden.

Capra, F. (1991): Wendezeit. Bausteine für ein neues Weltbild, dtv Sachbuch.

Dahrendorf, R. (1990): Die offene Gesellschaft und ihre Ängste. Referat auf dem 25. Deutschen Soziologentag in Frankfurt/M. Vordruck in *Frankfurter Rundschau* v. 13.10.1990, 7.

Deutscher Bundestag (Hrsg.) (1986): 4. Familienbericht. Drucksache des Deutschen Bundestages 10/6145, Bonn.

Deutscher Caritasverband e. V. (1996): Referat Familienhilfe: Leistungskatalog für den Einsatz der Familienpflegerin/Dorfhelferin, Freiburg.

Deutscher Caritasverband e. V. (1998): Fachtagung Familienpflege/Dorfhilfe: Mittendrin Familienpflege. St. Ulrich, Augsburg.

Gennes, J. (1990): Familienpflegerin – Wurzeln und Perspektiven eines Berufes. In: Caritas 90 (1990): Jahrbuch des Deutschen Caritasverbandes, Lambertus, Freiburg.

Gietmann, H. P. (1996): Familienpflege aus der Sicht der Krankenkassen und Pflegekassen. In: Ministerium für Arbeit, Gesundheit und Soziales des Landes Nordrhein-Westfalen (Hrsg.) Familienpflege in Nordrhein-Westfalen. Moeker Merkur GmbH, Köln.

Glatzel, J.; Krüger, H.; Scharfetter, C. (Hrsg.) (1989): Forum der Psychiatrie, Ferdinand Enke Verlag, Stuttgart.

Gubrium, J.; Holstein, J. (1990): What is family? Mountain View, CA Mayfield.

Grundgesetz für die Bundesrepublik Deutschland Textausgabe – Stand: Juli 1998 Deutscher Bundestag (Verwaltung) Referat Öffentlichkeitsarbeit, Bonn.

Gukenbiel, H. (2000): Familie. In: Schäfer, B. (Hrsg.) Grundbegriffe der Soziologie, Leske + Budrich, Opladen.

Held, T. (1989): Psychiatrische Familienpflege, In: Glatzel, J.; Krüger, H.; Scharfetter, C. (Hrsg.) Forum der Psychiatrie, Ferdinand Enke Verlag, Stuttgart.

Klein, C. C. (1996): Familienpflege aus der Sicht der Trägerverbände. In: Ministerium für Arbeit, Gesundheit und Soziales des Landes Nordrhein-Westfalen (Hrsg.) Familienpflege in Nordrhein-Westfalen, Moeker Merkur GmbH, Köln.

Kluge, F. (1999): Etymologisches Wörterbuch der deutschen Sprache. De Gruyter, Berlin.

Kühnert, S. (1996): Die Situation der Familienpflege in NRW. In: Ministerium für Arbeit, Gesundheit und Soziales des Landes Nordrhein-Westfalen (Hrsg.) Familienpflege in Nordrhein-Westfalen. Moeker Merkur GmbH, Köln.

Luhmann, N. (1991): Soziale Systeme, Frankfurt/M. 4. Auflage.

Mead, M. (1950): Male and Female. A Study of the Sexes in a Changing World, London.

Ministerium für Arbeit, Gesundheit und Soziales des Landes Nordrhein-Westfalen (Hrsg.) (1996): Familienpflege in Nordrhein-Westfalen, Moeker Merkur GmbH, Köln.

Münch, E.-M. (Hrsg.) (1981): Grundgesetz – Kommentar, Bd. 1 München.

Nave-Herz, R. (1988): Wandel und Kontinuität der Familie in der Bundesrepublik Deutschland, Stuttgart.

Nave-Herz, R. (1975): Das Dilemma der Frau in unserer Gesellschaft. Der Anachronismus in der Rollenerwartung. 2 Aufl., Berlin.

Paetzold, B. (1989): Einführung in die Familienpädagogik, Beltz Verlag, Weinheim.

Paritätisches Bildungswerk Berlin e.V. (1995): Zukunftsperspektiven der ambulanten Familienpflege.

Peukert, R. (1996): Familienformen im sozialen Wandel, Opladen.

Rohrig, M. (1996): Ausbildung am Fachseminar für Familienpflege: Bestandaufnahme und Perspektiven. In: Ministerium für Arbeit, Gesundheit und Soziales des Landes Nordrhein-Westfalen (Hrsg.) Familienpflege in Nordrhein-Westfalen. Moeker Merkur GmbH, Köln.

Rosenbaum H. (Hrsg.) (1974): Familie und Gesellschaftsstruktur. Materialien zu den sozioökonomischen Beziehungen von Familienformen, Frankfurt/M.

Schäfer, B. (Hrsg.) (2000): Grundbegriffe der Soziologie, Leske + Budrich, Opladen.

Schmidt, W. (2000): Pflege wie bei Muttern. Familienbetreuung für seelisch Kranke kann die Heilung fördern, Die Zeit. Nr. 11, 9. März 2000.

Siedler, R. (1995): Sozialgeschichte der Familie, Frankfurt/M.

Simpfendörfer, D.; Ullmann, K. (1999): Familienpflege. Familien unterstützen – den Alltag bewältigen. Handwerk und Technik, Heidelberg.

Statistisches Bundesamt (Hrsg.) (1972): Wirtschaft und Statistik, Bonn.

Statistisches Bundesamt (Hrsg.) (1997): Datenreport 1997 – Zahlen und Fakten über die Bundesrepublik Deutschland, Bundeszentrale für politische Bildung, Bonn.

Statistisches Bundesamt (Hrsg.) (2000): Datenreport 2000 – Daten und Fakten über die Bundesrepublik Deutschland, Bundeszentrale für politische Bildung, Bonn.

Wingen, M. (1997): Familienpolitik. Grundlagen und aktuelle Probleme, Bundeszentrale für politische Bildung, Bonn.

Statistisches Bundesamt (Hrsg.) (1972):Wirtschaft und Statistik. Wiesbaden.

Theoretische Grundlagen von Family (Systems) Nursing

Susanne Kean & Michaela Gehring

Eine Anzahl von unterschiedlichen Theorien haben die Entwicklung von *Family (Systems) Nursing* maßgebend beeinflusst. In diesem Zusammenhang kommt der Systemtheorie, die von Ludwig von Bertalanffy entwickelt wurde, eine zentrale Bedeutung zu (Wellard 1997). Systemtheoretische Konzepte lassen sich nicht nur in anderen Theorien wiederfinden (z. B. Kommunikationstheorie, Kybernetik, Change Theorie usw.), sondern sind auch häufig verwendete Ansätze innerhalb der Familienforschung (Casey 1996).

Die folgende Präsentation theoretischer Grundlagen ist als kurzer Einblick in einige wesentliche theoretische Ansätze gedacht, wie sie Anwendung im derzeitigen *Family (Systems) Nursing* finden. Die Komplexität und Diversität, sowohl der vorgestellten Ansätze als auch anderer anwendbarer Theorien, ist dabei nicht berücksichtigt, und der Leser/die Leserin wird an dieser Stelle auf die Originalliteratur verwiesen.

Systemtheorie

Die Systemtheorie[1] ist eine Organisationstheorie, die sich mit den Dynamiken von Systemen (Teilen) innerhalb eines Ganzen befasst. Sie verfügt über eine Anzahl von komplexen, mathematischen Aussagen, mit denen die allgemeinen Eigenschaften von Systemen zu erklären versucht werden (v. Bertalanffy 1950).

In der Systemtheorie wird davon ausgegangen, dass jede Aktion eine Reaktion in der Umwelt hervorruft, völlig unabhängig davon, ob es sich dabei um eine chemische, physikalische oder soziale Aktion handelt.

---

1 Hier ist mit Systemtheorie die *General Systems Theory* gemeint, die von Ludwig von Bertalanffy entwickelt wurde.

Ein wesentliches Merkmal abstrakter Theorien ist es jedoch, dass sie einen theoretischen, organisatorischen Rahmen bieten, aus dem heraus sich dann praxisrelevante Konzepte entwickeln können. So verfügen zum Beispiel die Familien-System-Theorie, das ökologische Modell oder auch die Kommunikationstheorie über Elemente der Systemtheorie. Diese Theorien der mittleren Reichweite sind gekennzeichnet durch eine begrenztere Anwendungsbreite, sind daher spezifischer in ihren Aussagen und konkreter in ihren Konzepten (Fawcett 1995). Zusammenfassend lässt sich sagen, dass die Systemtheorie über ein hohes Abstraktionsniveau verfügt, dessen Elemente sich in anderen theoretischen Ansätzen wiederfinden lassen.

Die Entwicklung und Formulierung der Systemtheorie wird dem Biologen Ludwig von Bertalanffy zugeschrieben. Von Bertalanffy verfolgte das Ziel, die allgemeinen Eigenschaften von Systemen zu beschreiben, die grundsätzlich Gültigkeit für alle Systeme haben (v. Bertalanffy 1950, 1969). Die von ihm beschriebenen System-eigenschaften umfassen:

- Ganzheit *(wholeness)*

- Offenheit *(openness)*

- Feedback

- Homöostase *(homeostasis)*

- Kontingenz *(equifinality)*

- Grenzen *(boundaries)*

- und Umwelt *(environment)*.

Von Bertalanffy (1969) definiert ein System als «*ein Ganzes, dessen Elemente in ständiger Interaktion stehen*» (S. 33). Systeme entstehen durch Unterscheidungen innerhalb der Umwelt, in der sie existieren. Zudem wird zwischen einem *offenen* und einem *geschlossenen* System unterschieden. Ein geschlossenes System ist charakterisiert durch das Fehlen jeglicher Interaktion zwischen dem System und der Umwelt. Anders ausgedrückt: Energie, Materie, Bewegung und Information werden weder in das System aufgenommen noch abgegeben – es ist isoliert innerhalb seiner Umwelt. Ein wesentliches Merkmal geschlossener Systeme ist *Entropie*.[2]

Im Gegensatz dazu fehlt Entropie in offenen Systemen. Ein offenes System steht immer in Interaktion mit seiner Umwelt; es tauscht Energie, Information und Materie aus. Dieser Vorgang, der *Negentropie* genannt wird, führt dazu, dass

---

2   Siehe Exkurs: Entropie und Negentropie am Ende des Beitrages (S. 44 f.).

das System sich in Richtung einer höheren Ordnung und Komplexität entwickelt. Auch offene Systeme haben Grenzen, diese sind jedoch halbdurchlässig und ermöglichen somit die Interaktion mit der Umwelt. Von Bertalanffy beschreibt die Dynamik eines offenen Systems wie folgt:

> *The organism is not a static system closed to the outside and always containing the identical components; it is an open system in a (quasi-) steady state, maintained constant in its mass relation in a continuous change of component material and energies, in which material continually enters from, and leaves into, the outside environment.* (v. Bertalanffy 1969, S. 121)

Mercer (1989) weist darauf hin, dass die Systemtheorie sowohl Entwicklungskonzepte als auch strukturell-funktionale Konzepte enthält. Beide Konzepte lassen sich in anderen familienorientierten Theorien wiederfinden (z. B. Carter & McGoldrick: Lebenszyklus; Minuchin: Strukturelle Familientherapie).

In der systemischen Perspektive werden Familien als offene Systeme definiert. Es wird davon ausgegangen, dass Familien ein zielorientiertes, selbstregulierendes und selbsterhaltendes System darstellen, das einer ständigen Weiterentwicklung unterliegt. Wird diese Perspektive für die Pflege übernommen, dann ergibt sich daraus zwingend eine Neuorientierung. Diese führt weg vom Individuum und hin zum Familiensystem und der Interaktion innerhalb des Systems.

Das Konzept der *Ganzheit* (engl.: *wholeness*) verweist demnach auf die Komplexität und Organisation eines Systems. Es hebt die Bedeutung der Beziehung der Elemente zueinander innerhalb eines Systems hervor. Daraus ergibt sich nicht nur, dass die Veränderung eines Elements einen Effekt auf das gesamte System hat, sondern auch, dass das Ganze mehr sein muss als die Summe seiner Teile. Dieses ist deshalb so, weil die Eigenschaften eines Systems anders sind als die Eigenschaften der einzelnen Elemente. Diese Idee, die in der Systemtheorie zentral ist, wird auch als die ‹entstehenden Eigenschaften› eines Systems beschrieben (Dallos & Draper 2000).

Die Interaktion innerhalb eines Systems erfolgt durch die *Feedbackschleife*. Feedback ist wesentlich, um das System zu erhalten. Die Feedbackschleife ist charakterisiert durch Zirkularität, d. h. der ursprüngliche Input eines Elements wandert durch das System und hat somit einen Effekt auf alle anderen Elemente in dem System (vergleichbar mit einem nie endenden Dominoeffekt). Daraus folgt, dass die erste Aktion (Input) beeinflusst ist durch die letzte Reaktion (Output) des Systems (Capra 1996). Diese Tatsache wiederum resultiert in der Selbstregulation eines offenen Systems.

Grundsätzlich wird zwischen einem *negativen* und einem *positiven* Feedback unterschieden. Die selbstregulierenden und selbsterhaltenden Eigenschaften eines offenen Systems werden durch negatives Feedback ermöglicht. Das Ziel der Feedbackschleife ist die Erhaltung einer *Homöostase* (manchmal auch *steady state* genannt) im System. Insbesondere das Konzept der Homöostase ist im Zusammenhang mit Familien wegen der implizierten restriktiven Wahrnehmung von Familien als gleichgewichtsuchendes oder homöostatisches System kritisiert worden (Casey 1996). In Bezug auf die Familie verweisen auch Wright und Leahey (1994, 2000) auf die Fähigkeiten von Familien, zwischen (notwendiger) Veränderung und Stabilität eine Balance zu schaffen. Diese Sichtweise unterstreicht die Wahrnehmung, dass Familien als komplexes, anpassungsfähiges und als ein sich ständig veränderndes System verstanden werden sollten (Casey 1996).

Das Konzept der *Kontingenz* (engl.: *equifinality*) beschreibt die verschiedenen Handlungs- und Operationsmöglichkeiten eines Systems. Bedingt durch die innere Komplexität eines Systems ist die Handlungsweise nicht vorgegeben. Es stehen dem System unterschiedliche Handlungsmöglichkeiten offen. Anders ausgedrückt: Ein Ziel kann auf unterschiedlichen Wegen erreicht werden. Dieser Vorgang wird als Kontingenz bezeichnet (Krieger 1998). Für eine Familie, die in der Lage ist, sich Veränderungen anzupassen, wird damit die Bandbreite unterschiedlicher Handlungsmöglichkeiten beschrieben, die zu einem bestimmten Ziel führen können.

Alle Systeme verfügen über Grenzen (engl.: *boundaries*). Systeme unterscheiden sich jedoch in der Durchlässigkeit ihrer Grenzen. Diese kann zwischen *offen* und *geschlossen* variieren und kontrolliert somit den Fluss von Energie, Materie, Bewegung und Information in ein System und aus einem System heraus. Abgrenzungen innerhalb eines Systems werden als Subsysteme definiert. Dies ist für die Familieneinheit nicht anders. Während jedes Individuum ein komplettes Selbst darstellt, ist es gleichzeitig ein Element eines Familiensystems. Subsysteme in der Familie sind variabel und vielfältig (z. B. Mann – Frau, Mutter – Kind, Vater – Kind, Geschwister etc.).

Ein weiteres Merkmal von Systemen ist deren Hierarchie oder Organisationsstruktur. Während v. Bertalanffy (1969) den Begriff *Hierarchie* verwendet, lässt sich bei Krieger (1998) der Begriff *Organisation* oder auch die *Struktur des Systems* finden. Beides beschreibt letztlich das gleiche Konzept. Es sind die Organisationsstruktur und die Interaktion innerhalb eines Systems, die das System als System definieren. Systeme existieren in einem Suprasystem und verfügen gleichzeitig über Subsysteme. So ist z. B. das Individuum ein Subsystem der Familie, diese wiederum ist Teil des Suprasystems Gesellschaft. Die Organisationsstruktur eines Systems sagt etwas über dessen Komplexität aus. Je komplexer das System, desto höher entwickelt ist es. Die Familie kann als ein Beispiel für ein solch hoch entwickeltes soziales System gelten (Casey 1996). Familien sind Teil des Suprasystems Umwelt. Hiermit kann sowohl die unmittelbare Umwelt gemeint sein als auch die mittelbare.

Zusammenfassend kann daher gesagt werden, dass Familien die folgenden systemischen Eigenschaften aufweisen:

- Sie sind gekennzeichnet durch ein zirkuläres Interaktionsmuster und eine familienspezifische Organisationsstruktur.

- Ein Familiensystem ist mehr und anders als die Summe seiner Teile. Die ‹entstehenden Eigenschaften› eines Familiensystems sind anders als die der Individuen in einer Familie.

- Alle Elemente eines Familiensystems sind wechselseitig voneinander abhängig oder miteinander verbunden.

- Die Veränderung in einem Element des Systems hat einen Effekt auf das ganze System.

Der systemische Ansatz ist nicht nur in die Pflege integriert worden, sondern auch in anderen Bereichen des Gesundheitswesens, die sich explizit mit der Familie auseinander setzen. So verfügt z. B. die Medizin über die Familienmedizin, die Psychologie über die Familienpsychologie und die Sozialarbeit hat eine ökologische Perspektive aufgenommen (Friedman 1998). Im Fall der Familientherapie lassen sich die Wurzeln ebenfalls auf einen systemischen Ansatz zurückführen.

Vernetztes Denken und die Analyse der Familie aus einer systemischen Perspektive heraus kann Pflegende darin unterstützen, die Konsequenzen der Dynamiken innerhalb von Familien besser zu verstehen. In diesem Zusammenhang ist die Kommunikation innerhalb eines Systems von Bedeutung. Die Theorie, die sich explizit mit Kommunikation und Kontrolle in Systemen auseinandersetzt, ist die Kybernetik.

Kybernetik

Der Begriff «Kybernetik» wird für gewöhnlich mit Norbert Wiener in Zusammenhang gebracht, der den Begriff eingeführt und von dem griechischen Wort *kubernetes* oder «Steuermann» abgeleitet hat (Wiener 1954). Gleichwohl hat es neben Wiener noch andere Persönlichkeiten gegeben, die einen wesentlichen Einfluss auf die Entwicklung von Kybernetik hatten (z. B. Bateson, von Neumann, Rosenblueth, Shannon, McCulloch) und die aus sehr unterschiedlichen Disziplinen kamen (Heims 1993). In einem historischen Rückblick auf Systeme und Kybernetik weist François (1999) darauf hin, dass es den Begriff bereits seit dem 18. Jahrhundert gibt. Ebenso bestehen seit dieser Zeit die Ideen der generellen Konzepte von «lebenden Systemen» und «Regulation» und die Vermutung einer Verbindung dieser Konzepte miteinander (François 1999).

Wiener benutzte den Begriff Kybernetik für eine Forschungsrichtung, die sich explizit mit Kommunikation und Kontrolle beim Menschen und bei der

Maschine beschäftigte. Diese Kombination Maschine – Mensch ist zunächst sicher etwas ungewöhnlich. Wird aber die Entstehungsgeschichte der Kybernetik berücksichtigt, ist diese Verbindung nachvollziehbar.

In der Zeit der ersten Veröffentlichung von Wieners Buch *Kybernetik* im Jahre 1948 fanden über mehrere Jahre die sogenannten *Marcy Conferences* statt. Teilnehmer dieser Konferenzen waren Wissenschaftler aus unterschiedlichen Fachbereichen (z. B. Neurophysiologie, Soziologie, Computerwissenschaften, Mathematik). Diese Gruppe – Teilnahme war nur auf Einladung hin möglich – fungierte als äußert effektive informelle Arbeitsgruppe, die im Laufe der Zeit den theoretischen Rahmen für Kybernetik maßgeblich beeinflusst und (weiter-) entwickelt hat.[3]

Interessanterweise gab es eine Gruppe von Teilnehmern, zu denen John von Neumann und Norbert Wiener gehörten, die die Funktion des Gehirns mit der eines Computers verglichen. Dies wird insbesondere deutlich, wenn Wiener sagt:

> *[…] the nervous system and the automatic machine are fundamentally alike in that they are devices which make decisions on the basis of decisions they have made in the past.* (Wiener 1954, S. 33)

Ebenso lässt sich diese Analogie bei John von Neumann (1958) wiederfinden. Als Ergebnis dieses Vergleiches resultierte eine große Übereinstimmung der verwendeten Terminologien, die auch heute noch Gültigkeit haben, sowohl in der Neurophysiologie als auch in den Computerwissenschaften (z. B. neurologische Netzwerke oder Feedbackschleifen).

Innerhalb der Kybernetik werden lebende Systeme als selbstorganisierende und selbstregulierende Feedback-Mechanismen verstanden (Wiener 1954, Smith 1962). Während die Systemtheorie den Fokus von den Einzelteilen auf das Ganze lenkt, ist die Interaktion innerhalb des Systems der Fokus in der Kybernetik. Interaktion findet mittels Feedback statt. Dies beschreibt dann den Unterschied zwischen der Systemtheorie und Kybernetik (Wright & Leahey 2000).

Feedback wird unterschieden in *positives* und *negatives* Feedback. Positives Feedback ist gekennzeichnet durch die verstärkte Stimulation des Systems mit dem gleichen Input. Diese Situation führt zu einem Stillstand in dem System. Ein klassisches Beispiel für eine positive Feedback-Schleife lässt sich bei Wright und Leahey (2000) finden. Sie beschreibt einen Ehekonflikt, in der die Frau den Mann für sein wenig fürsorgliches Verhalten ihr gegenüber kritisiert. Je mehr sie ihn

---

3 Hier sei auf das Buch von Steve Joshua Heims (1993): *Constructing a Social Science for Postwar America – The Cybernetics Group 1946–1953* hingewiesen, das sich im Detail mit dieser Thematik auseinander setzt.

kritisiert, desto mehr ignoriert er sie. Eine Veränderung der frustrierenden Situation ist daher nicht in Sicht (siehe **Abb. 1**).

Negatives Feedback hingegen ist gekennzeichnet durch die Anpassung der Reaktionen eines Systems aufgrund vorheriger Erfahrungen (Wiener 1954, Watzlawick et al. 1967, Mercer 1989). Negatives Feedback ist die Voraussetzung eines Lernprozesses und somit auch für Veränderungen im System allgemein. In der **Abbildung 2** ist ein stark vereinfachtes Beispiel einer negativen Feedbackschleife

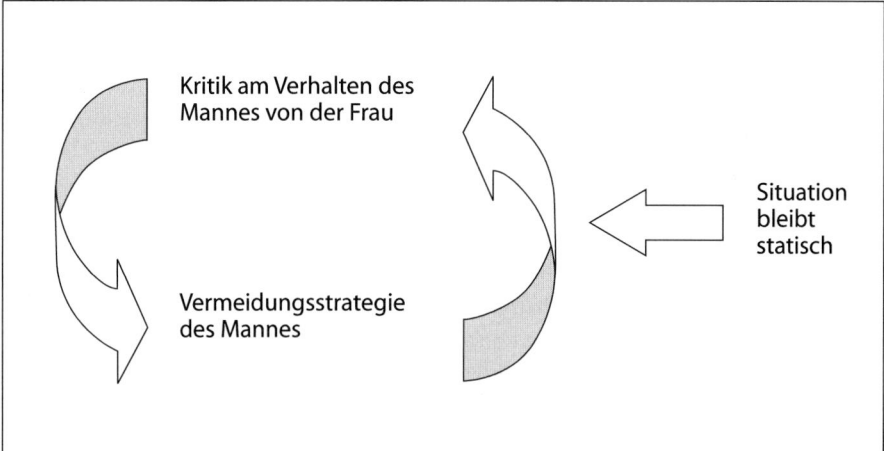

Abbildung 1: Positive Feedbackschleife

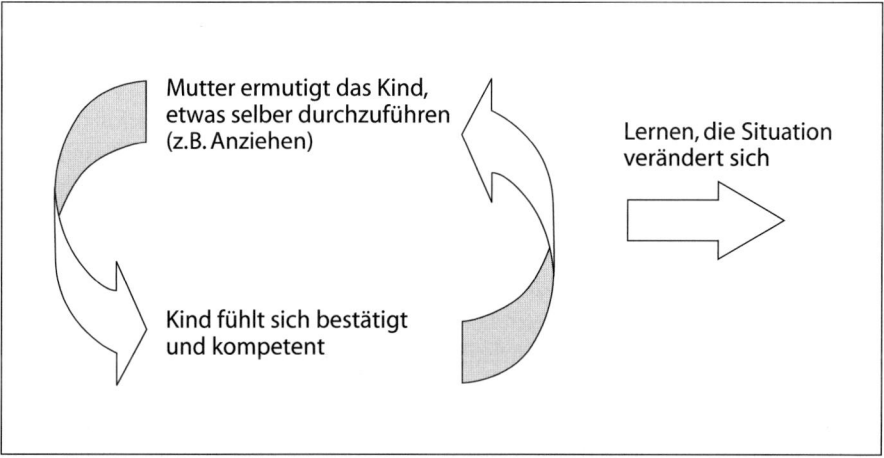

Abbildung 2: Negative Feedbackschleife

dargestellt. Die Aufforderung der Mutter an das kleine Kind sich selber anzuziehen, ist der Input in das System Kind. Das Kind reagiert mit dem Versuch diese Aufgabe zu bewältigen. Der Erfolg des Kindes führt zum Lob der Mutter und somit zu der Veränderung in der Dyade Mutter – Kind, da sich von nun an das Kind alleine anziehen wird. Lernen hat stattgefunden.

Obwohl dieses ein sehr vereinfachtes Beispiel einer negativen Feedbackschleife ist, verdeutlicht es doch, dass das Verhalten der einen Person das Verhalten der anderen Person maßgebend beeinflusst.

Wiener (1954) weist darauf hin, dass Feedback eine effektive Methode ist um ein System zu kontrollieren. In Bezug auf Familien kommt somit der Zirkularität der Kommunikation innerhalb des Systems Familie eine besondere Bedeutung zu. Dies wird deutlich, wenn Watzlawick et al. (1967) sagen:

> Our main point is that interpersonal systems […] may be viewed as feedback loops, since the behavior of each person affects and is affected by the behavior of each other person. (S. 31)

Die Variationen der Beziehungen, Rituale, Überzeugungen oder auch Zeremonien, wie sie in Familien gefunden werden können, entwickeln und erhalten sich durch exakt diesen Feedback-Prozess. Konsequenterweise muss der Fokus jeder (Pflege-) Intervention auf der gemeinsam entwickelten und konstruierten Realität des Systems Familie liegen (Dallos & Draper 2000).

Um diese familialen Muster verstehen zu können, kommt der Kommunikation zwischen den Individuen (Elementen) innerhalb der Familie (System) eine bedeutende Rolle zu, die unter anderem Ausdruck findet in der Kommunikationswissenschaft.

Kommunikationswissenschaft

Als eigene wissenschaftliche Fachrichtung existiert die Kommunikationswissenschaft erst seit wenigen Jahrzehnten. Obgleich sich die Kommunikationswissenschaft(en) in den letzten Jahren durchaus im Kreis der Fachwissenschaften etabliert haben, hatte dies keinesfalls eine Klärung oder Angleichung von Forschungsinhalt und Methodik zur Folge. Bewusst wurde ein in Klammern angehängter Plural gewählt, der auf die vielfältige Verwendung des Begriffs Kommunikation in den unterschiedlichsten Forschungsgebieten hinweisen soll. Treffend bringt Schreiber (1990) die Problematik auf den Punkt.

> Im Sinne einer klassischen Disziplin wie Philosophie, Pädagogik oder Soziologie gibt es die Kommunikationswissenschaft nicht. Sie ist vielmehr eine […] Aufgabe wissenschaftlicher Kooperation verschiedener Einzelfächer, die sich mit Kommunikationsphänomenen befassen. (Schreiber 1990, S. 13)

In diesem Zusammenhang orientiert sich die Kommunikationswissenschaft an den klassischen Disziplinen, um die Zirkularität und die Wechselwirkung, bzw. den von Watzlawick et al. (1990) benutzten Begriff Rückkoppelung, um Kommunikationsprozesse aufzuzeigen. Daher kann der Forschungsgegenstand der Kommunikation als höchst variante Materie begriffen werden. Zum Verständnis dienen Modelle und Theorien, die Beschreibungen und Erklärungen von Kommunikation liefern. Dazu werden philosophische, mathematische, linguistische, psychologische, soziologische und kybernetisch-systemtheoretische Wissenschaftsausrichtungen herangezogen um als basale Disziplinen zur Erkenntnis und zum Wissen über Kommunikationsprozesse beizutragen.

In einer Abhandlung zu «Menschliche Kommunikation» sprechen Watzlawick, Beavin und Jackson (1990) über Kommunikation und verwenden mathematische Analogien um komplizierte zwischenmenschliche Kommunikationsprozesse zum Ausdruck zu bringen. An verschiedenen Stellen des Buches werden kybernetische Prinzipien auf zwischenmenschliche Beziehungen angewendet, und die allgemeine Systemtheorie wird hinzugezogen, um zwischenmenschliches Verhalten und die Auswirkung auf den Kommunikationsprozess zu untersuchen.

Die Kybernetik als Wissenschaft von der Steuerung und Regelung komplexer Systeme versteht daher Kommunikation auch als einen Vorgang, der sich zwischen oder auch innerhalb von Systemen abspielt. Wie im Rahmen der gleichzeitig von v. Bertalanffy begründeten Systemtheorie ausgeführt, bezeichnet System dabei den Zusammenhang bzw. das Zusammenwirken verschiedener Elemente, zumeist mit dem Ziel, den *status quo* (als Idealzustand) aufrecht zu erhalten.

Jeder spricht alltagsweltlich von Kommunikation, ohne genau zu wissen, was sie eigentlich beinhaltet. Der Hinweis auf «die Unmöglichkeit, nicht zu kommunizieren» (Watzlawick et al. 1990, S. 50) hat den Nachteil, dass der Terminus «Kommunikation» nicht eingegrenzt wird und somit keiner Definition unterliegt. Obgleich in umgekehrter Betrachtung natürlich behauptet werden kann, dass die Identität von Kommunikation der differente und komplexe Gebrauch ist.

Eine der möglichen Hauptunterscheidungen, wie Kommunikation betrachtet werden kann, bezieht sich auf den Inhalt der übertragenen Nachricht. Wenn zwei Personen miteinander kommunizieren, ist es von Bedeutung, wie der Hörer die Nachricht des Sprechers interpretiert und versteht. Ebenso ist es bedeutsam, wie der eben noch Sprechende die Reaktion des Hörers interpretiert und versteht (Watzlawick et al., 1990). Kommunikation kann nur als erfolgreich betrachtet werden, wenn die Worte des einen im anderen eine ähnliche Vorstellung ausgelöst haben von dem, was der eine meinte und sagte. Grundvoraussetzungen sind Überschneidungen und Gemeinsamkeiten bisher erworbener Sprachkenntnisse.

Eine weitere Unterscheidung bei der Untersuchung von Kommunikation beruht auf der Interpretation des Beobachters, ob es sich um eine entschlossene, intendierte Durchführung auf sprachlicher und inhaltlicher Ebene handelt, oder auch weitere Parameter eine wichtige Rolle spielen, wie z. B. Körpernähe, unreflektierte Körperhaltung, Kontext der Sprechhandlung, Aussehen etc. Unter diesen Gesichtspunkten kann Kommunikation als jede Form von Verhalten und Handlung verstanden werden, sobald sie auf ein bestimmtes Gegenüber, einen Handlungs- bzw. Interaktionspartner ausgerichtet ist (Watzlawick et al. 1990).

Kommunikation kann demzufolge als reziproker und interdependenter Austausch von Mitteilungen bzw. Informationen zwischen Individuen aufgefasst werden. Eine Person spricht zu einer anderen, die zuhört, und umgekehrt, wie es z. B. in einer Diskussion oder jedem Alltagsgespräch abläuft. In diesem Zusammenhang ist von Relevanz, welcher Art die Inhalte der Kommunikationssituation sind, wie sich die nonverbalen Momente zeigen und ändern und welchen gemeinsamen Zeichen- und damit Sprachvorrat sie besitzen und anwenden oder auch nicht. Kommunikation läuft somit nicht nur auf der sprachlich inhaltlichen Ebene ab, sondern bezieht sich auch auf weitere Parameter, wie z. B. Körpernähe, unreflektierte Körperhaltung und Kontext der Sprachhandlung bzw. Kommunikationssituation.

Kommunikationsprozesse innerhalb von familialen Strukturen

Der bereits angesprochene Prozess der Individualisierung innerhalb familialer Strukturen führt nicht zwangsläufig zu einem abgeschotteten, beziehungslosen Nebeneinander. Vielmehr verdeutlicht dieser Prozess die Bedeutung der Kommunikation innerhalb der familialen Struktur. Gesellschaftliche Differenzierungsprozesse sind in ihrem Kern Prozesse der Trennung, daher ist es zum Bestanderhalten von familialen Strukturen notwendig, dass die Familienmitglieder miteinander kommunizieren. Kommunikation ist die Grundlage gesellschaftlichen Lebens, denn miteinander leben heißt sich in seinem Tun aufeinander beziehen, heißt mitteilen und aufnehmen. Dieses Mitteilen und Aufnehmen bestimmt die Entwicklung eines Menschen, da jedes Individuum in Verbindung mit einer gesellschaftlichen Umwelt steht, die ihn von Geburt an prägt und Vorlieben und Abneigungen, Gewohnheiten und Meinungen, Wahrnehmungs- und Denkschemata vermittelt, die von Mensch zu Mensch je nach Spielart der sozialen Gemeinschaft, in der das Individuum aufgewachsen ist, variieren. Folglich ist Kommunikation prägend für die verschiedenen Daseinsbereiche des individuellen Lebens.

Da die Überlebensfähigkeit sozialer Systeme im Allgemeinen von Kommunikation abhängig ist (Luhmann 1981), stellt sich der kommunikative Diskurs als wesentliches theoretisches Element des *Family (Systems) Nursing* dar, um auch Pflegende hinsichtlich der Pathologien menschlicher Kommunikation zu sensibilisieren.

Schluss

Von Bertalanffys Konzept des *offenen Systems,* das die Dynamiken innerhalb eines Systems beschreibt, hat die Integration der Systemtheorie in den wissenschaftlichen Diskurs gefördert (Capra 1996). Mit der Entwicklung der Systemtheorie hat von Bertalanffy insbesondere das Ziel verfolgt, eine interdisziplinäre und universelle Theorie zu entwickeln, die Gültigkeit für Systeme hat und in ihrer Anwendung unabhängig ist von dem Wissenschaftsbereich (v. Bertalanffy 1950, 1969). Zeitgleich aber hatten unterschiedliche wissenschaftliche Disziplinen begonnen, sich mit systemischen Ansätzen auseinander zu setzen. Der nachhaltige Einfluss systemischer Ansätze in der Wissenschaft ist daher nicht ausschließlich auf die Systemtheorie zurückzuführen, sondern eher auf das Ergebnis paralleler Entwicklungen unterschiedlicher Disziplinen (vgl. Heims 1993, Capra 1996, Friedman 1995).

In seiner historischen Analyse der *Marcy Konferenzen* verdeutlicht Heims (1993) den Zeitgeist der Veränderungen jener Jahre mit dem folgenden Zitat von Larry Frank aus dem Jahre 1951:

> [historians] will probably agree on one characteristic of our present time: that it was (is) a revolutionary period, a time when in almost every field of activity and of ideas new patterns and new conceptions are being developed to challenge the old and, with sometimes extraordinary rapidity, to supersede the long accustomed ways of living, thinking and believing [...]. (Heims 1993, S. 81)

Die Akzeptanz systemtheoretischer Konzepte im wissenschaftlichen Denken eröffnete neue Wege Phänomene von lebenden Systemen zu erklären und zu verstehen. Damit ist die Systemtheorie der Versuch, nicht nur physikalische sondern auch biologische, psychische und soziale Phänomene zu erklären (Krieger 1998).

Als Resultat dieses Diskurses entwickelten unterschiedliche wissenschaftliche Bereiche (z. B. Computerwissenschaften, Kybernetik, Sozialwissenschaften, Familientherapie, Kommunikationswissenschaften und Psychiatrie) systemische Theorien für die Lösungsansätze von interdisziplinären Fragestellungen.

Interessanterweise haben von Bertalanffy und Wiener sich nicht gegenseitig zitiert, sondern eher ignoriert (Heims 1993). Gleichwohl werden sowohl in den heutigen familientherapeutischen Ansätzen als auch in *Family (Systems) Nursing* beide Theorien miteinander verbunden, da die Feedbackschleife auch Bestandteil der Systemtheorie ist (Broderick 1993). Der Unterschied besteht ausschließlich im Fokus. Während die Systemtheorie den Fokus von den Einzelteilen auf das Ganze lenkt, bildet die Interaktion innerhalb des Systems den Fokus in der Kybernetik (Wright & Leahey 2000).

Die Wahrnehmung der Kommunikation als zirkuläre Feedbackschleife ist hilfreich, um Kommunikationsprozesse und Verhaltensweisen innerhalb von Familien verstehen zu können. Wenn das Überleben sozialer Systeme, und somit auch der Familie, abhängig ist von der Kommunikation (Luhmann 1981), dann müssen Pflegende diese Reziprozität verstehen, um effektive Pflegeinterventionen anbieten zu können.

In dieser kurzen Präsentation theoretischer Grundlagen, wie sie im derzeitigen *Family (Systems) Nursing* Anwendung finden, sind konsequenterweise eine Reihe von anderen interessanten Ansätzen nicht berücksichtigt worden. Für den/die interessierte(n) Leser(in) bietet hier vor allem die familientherapeutische Literatur ein reichhaltiges und informatives Angebot.

Exkurs: Entropie und Negentropie

Die Differenzierung von offenen und geschlossenen Systemen ist von einiger Bedeutung, wenn man die Funktionsweise eines Systems verstehen will. Es ist dabei unerheblich, ob es sich um ein biologisches, physikalisches oder gesellschaftliches System handelt.

Geschlossene Systeme verfügen über Entropie, während diese in offenen Systemen abwesend ist. Entropie ist der zweite Hauptsatz der Thermodynamik und ist definiert als: «*[…] eine Quantität, die den Entwicklungsgrad eines physikalischen Systems misst.*» (Capra 1991, S. 74). Entropie hat die Tendenz ständig zu wachsen. Die Konsequenz dieses Wachstums beschreibt Wiener wie folgt:

> As entropy increases, the universe, and all closed systems in the universe, tend naturally to deteriorate and lose their distinctiveness, to move from the least to the most probable state, from a state of organisation and differentiation in which distinction and forms exist, to a state of chaos and sameness. (Wiener 1954, S. 12)

Das Ergebnis diese Vorganges ist irgendwann ein *Gleichgewicht,* in dem jede Aktivität aufgehört hat (Capra 1991, v. Bertalanffy 1969). Damit orientiert sich die Entwicklungsrichtung in einem geschlossenen System von der Ordnung zur Unordnung, während sie in offenen Systemen in die entgegengesetzte Richtung verläuft.

In einem offenen System interagieren nicht nur die Teile des Systems miteinander, sondern das System als Ganzes interagiert mit seiner Umwelt. Offene Systeme sind dynamisch und verfügen somit nicht über Entropie. Die Negierung von Entropie wird auch *Negentropie* genannt (Krieger 1998).

Krieger (1998) verdeutlicht den Unterschied zwischen den beiden Begriffen, indem er das Beispiel des Urstoffes anwendet:

> Der Urstoff ist Chaos oder Entropie […]. Weil alles enthalten ist und weil alles möglich ist, lässt sich der Urstoff als komplex bezeichnen. […] Wenn nun durch eine Unterscheidung ein System entsteht, dann wird dieses System notwendigerweise weniger komplex als der

Ausgangszustand sein. [...] Dazu kommt, dass die Elemente des Systems in einer bestimmten Art und Weise geordnet sind, und deswegen enthält das System weniger mögliche Verbindungen unter den Elementen als dies im Urzustand der Fall war. Kurz gesagt: Entropie wird negiert. Dies heißt Negentropie und bedeutet die Reduktion von Komplexität. (Krieger 1998, S. 14)

Daraus lässt sich ableiten, dass die Entstehung eines Systems durch Differenzierung bedingt ist. Differenzierung wiederum ist Reduktion von Komplexität. Des Weiteren lässt sich aus diesem Vorgang schließen, dass die Umwelt des Systems immer komplexer sein muss als das System selber (Krieger 1998).

Literatur

Capra, F. (1996): The Web of Life, Flamingo, London.

Capra, F. (1991): Wendezeit, dtv Sachbuch, München.

Casey, B. (1996): The Family as a System. In: Nurses and Family Health Promotion – Concepts, Assessment, and Intervention, 2nd edition, edited by Perri J. Bomar, W. B. Saunders Company, Philadelphia, Pennsylvania.

Dallos, R. & Draper, R. (2000): An Introduction to Family Therapy, Open University Press, Buckingham.

Fawcett, J. (1995): Analysis and Evaluation of Conceptual Models of Nursing, 3rd edition, F. A. Davis Company, Philadelphia.

François, C. (1999): Systemic and Cybernetics in a historical perspective, Systems Research and Behavioural Science, 16: 203–219.

Friedman, M. (1998): Family Nursing – Research, Theory & Practice, 4th edition, Appleton & Lange, Stamford – Connecticut.

Heims, S. J. (1993): Constructing a Social Science for Postwar America – The Cybernetics Group 1946–1953, The MIT Press, Cambridge, Massachusetts.

Krieger, D. J. (1998): Einführung in die allgemeine Systemtheorie, 2. Auflage, Wilhelm Fink Verlag, München.

Luhmann, N. (1981): Vorbemerkung zu einer Theorie sozialer Systeme, Soziologische Aufklärung, Band 3, Opladen.

Mercer, R. (1989): Theoretical Perspectives on the Family, Kapitel 2: 9–36, Towards a Science of Family Nursing, edited by C. Gilliss, B. Highley, B. Roberts & I. Martinson, Addison-Wesley Publishing Company, Menlo Park.

Smith, K. U. (1962): Delayed Sensory Feedback and Behavior, Saunders Company, Philadelphia.

Schreiber, E. (1990): Repetitorium Kommunikationswissenschaften, Ölschläger, Reihe Uni-Papers, München.

Von Bertalanffy, L. (1950): An Outline of General Systems Theory, British Journal for the Philosophy of Science, 1 (2): 134–165.

Von Bertalanffy, L. (1969): General Systems Theory – Foundations, Developments, Applications, revised edition, George Braziller, New York.

Von Neumann, J. (1958): The Computer and the Brain, Yale University Press.

Watzlawick, P.; Beavin Bavelas, J. & Jackson, D. (1967): Pragmatics of Human Communication, W.W. Norten & Company, New York.

Watzlawick, P.; Beavin Bavelas, J. & Jackson, D. (1990): Menschliche Kommunikation – Formen, Störungen, Paradoxien, Hans Huber, Bern.

Wellard, S. (1997): Constructions of family nursing: a critical exploration, Contemporary Nurse, 6 (2): 78–84.

Wiener, N. (1954): The Human Use of Human Beings, Da Capo Series in Science, New York.

Wright, L. & Leahey, M. (1994): Nurses and Families – A Guide to Family Assessment and Intervention, 2nd edition, F. A. Davis Company, Philadelphia.

Wright, L. & Leahey, M. (2000): Nurses and Families – A Guide to Family Assessment and Intervention, 3rd edition, F. A. Davis Company, Philadelphia.

Family Nursing – Was ist das?

Susanne Kean

In der Vergangenheit hat Pflege sich im Wesentlichen auf das Individuum oder auf die Einheit von zwei Menschen (Dyade – hier insbesondere Mutter-Kind) konzentriert. Dieser Fokus auf dem Individuum ist nicht ausschließlich pflege-spezifisch und kann ebenfalls in anderen Bereichen des Gesundheitswesens be-obachtet werden. Ein solcher Zugang zu (Pflege-) Interventionen schließt den Lebenszusammenhang des Individuums oder der Dyade explizit aus und betont damit ein biomedizinisches Verständnis in Bezug auf Krankheit und Gesundheit.

Historisch betrachtet entstand der reduktionistische Ansatz in der Pflege erst im beginnenden 20. Jahrhundert als Folge der Fortschritte in der Medizin. Das biomedizinische Modell hat nicht nur die Medizin geleitet, sondern hat sowohl einen wesentlichen Einfluss auf die Ausbildung in der Pflege als auch auf die Orga-nisation der Pflegetätigkeiten ausgeübt (z. B. Funktionspflege). Problematisch im Ansatz des biomedizinischen Modells sind der ausschließliche Blick auf die Krankheit sowie die Ausblendung des Lebenszusammenhanges eines Menschen, in dem er Krankheit und Gesundheit erlebt.

Der zum Teil subtile Einfluss der Familie auf die Gesundheit sowohl des ein-zelnen Menschen als auch der Familieneinheit wird dabei in der Literatur schon seit längerem eingeräumt. Der Wert der Gesundheit, das Gesundheitsverhalten, aber auch das Risikoverhalten werden im Lebenszusammenhang der Familie erlernt (Cox 1997, Friedman 1998, Hanson & Boyd 1996, Friedemann 1995, Doherty & Campbell 1988).

Somit überrascht es nicht, dass die Bedeutung der Familie als Bezugspunkt der Pflege schon in Nightingales Schriften zu entdecken ist (Nightingale 1992, Baly 1997, Whall 1986). In der angloamerikanischen Pflege waren *Public Health Nur-sing* und *Community Nursing*[4] die ersten Bereiche, die insbesondere bezogen auf die Gesundheitsförderung die Familieneinheit als Bezugspunkt der Pflege inte-grierten (Whall 1986, Gilliss et al. 1989). Berufspolitisch wurde dieser Ansatz

---

4 siehe Glossar für Begriffsdefinitionen

unterstützt. Die American Nurses' Association erklärte bereits 1980 die Familie als *«the necessary unit of service»* in der Beschreibung der Aufgaben und Zuständigkeitsbereiche der Pflegenden (Gilliss et al. 1989).

Die Ursprünge von Family Nursing werden außerdem häufig Bereichen wie der Pflege des kranken Kindes, der Schwangeren- und Wochenpflege sowie der Hebammenpflege (*maternal-child nursing* und *midwifery*) oder der psychiatrischen Pflege zugeordnet (Bozett 1988, Bomar & McNeely 1996, Hanson & Boyd 1996, Friedman 1998).

Verschiedene Ansätze von Family Nursing

«Family focused», «Family centered» und «Family Nursing» waren in den Anfängen der Integration der Familie in die Pflege Begriffe, die synonym in dem Bereich der Pflege der Familie verwendet worden sind. Hanson & Boyd (1996) verwenden den Begriff: Family Health Care Nursing, der wie folgt definiert ist:

> [...] the process of providing for the health care needs of families that are within the scope of nursing practice. Family nursing can be aimed at the family as context, the family as a whole, the family as a system, or the family as a component of society. (Hanson & Boyd 1996, S. 7)

Zwar kommt in diesem Titel «Gesundheit» (health) ausdrücklich vor, ist aber in seiner Anwendung nichts anderes als Family Nursing, in dem der Gesundheitsaspekt implizit vertreten ist.

Ein anderer Bereich, der zunehmend an Bedeutung gewinnt, ist *Family Health Nursing*. Laut Bomar und McNelly (1996) wird der Begriff *Family Health Nurse* seit den siebziger Jahren verwendet und kann ursprünglich auf die Bereiche *Maternal Child Nursing, Community Nursing* und *Psychiatric Mental Health Nursing* zurückgeführt werden. Diese beiden Autoren definieren *Family Health Nursing* als: «*[...] the assessment and enhancement of family health status, family health assets, and family potential.*» (Bomar & McNeely 1996, S. 4–5)

In *Family Health Nursing* liegt der Schwerpunkt ausdrücklich auf der Gesundheitsförderung. Damit ist der Anwendungsrahmen dieses Modells im Gegensatz zu den oben beschriebenen Modellen wesentlich begrenzter. Zusammenfassend kann gesagt werden, das Family Nursing das Ziel hat, sowohl der ganzen Familie als auch den einzelnen Menschen in einer Familie Gesundheitsfürsorge zukommen zu lassen. Je nach den Bedürfnissen der Familie oder des Individuums und der Kompetenz der Pflegenden bewegt sich die Pflegende auf mehreren möglichen Ebenen (siehe unten), nach denen sich der jeweilige Schwerpunkt und die Intervention richten. Nachfolgend sollen einige ausgewählte Ansätze von Family

Nursing vorgestellt und deren Unterschiede herausgearbeitet werden. Bozett (1988) definiert Family Nursing auf drei Ebenen:

- Ebene 1: Der Klient wird hier im Kontext der Familie wahrgenommen.

- Ebene 2: Die Pflegende bezieht einen oder mehrere Familienmitglieder in den Pflegeprozess ein.

- Ebene 3: Der Schwerpunkt der Pflegenden liegt hier auf der Familie als dynamische, interagierende Einheit. Die Familie ist damit das Ziel des pflegerischen Assessment und der Interventionen.

Auf allen drei Ebenen soll eine holistische Pflege unter Berücksichtigung der Familie im Pflegeprozess gewährleistet werden. Auf welcher Ebene interveniert wird, ist abhängig von zwei wesentlichen Faktoren: (1) die Pflegeumstände und der Kontext, und (2) die Kompetenz der Pflegenden (Bozett 1988). Ebenfalls stellt schon Bozett fest, dass Family Nursing interdisziplinär ist und die Ausbildung bereits auf dem Baccalaureate Level beginnen muss. Daraus ergibt sich, dass Family Nursing auf den oben beschriebenen Ebenen 1 + 2 der generalistischen Pflegepraxis zuzuordnen ist.

Bozetts Einteilung lässt sich, teilweise in leicht veränderter Form, bei anderen Autoren wiederfinden. So beschreiben Wright & Leahey (1990) die Pflege der Familie auf zwei Ebenen:

1. Ebene 1: Family Nursing
   - Fokus auf dem Individuum mit der Familie als Kontext *(individual foreground, family background)*
   - Fokus auf der Familie mit dem Individuum als Kontext *(family foreground, individual background)*

2. Ebene 2: Family Systems Nursing

Während sich auf der ersten Ebene der Schwerpunkt von dem Individuum auf die Familie verschieben kann, ist auf der zweiten Ebene die Familie der Kontext der Pflege. Steht das Individuum im Vordergrund (Ebene 1), dann sind Pflegende an den (Krankheits-) Erfahrungen des Individuums im Kontext der Familie interessiert. In diesem Fall fragen Pflegende den Klienten nach seiner Erfahrung mit einer bestimmten Erkrankung und gegebenenfalls die Familienmitglieder nach deren Verständnis dieser Erkrankung des Familienmitgliedes.

Steht die Familie im Vordergrund, verschiebt sich der Ansatzpunkt der Pflegenden auf die Erfahrungen der Familienmitglieder mit einer bestimmten Erkrankung. Der Schwerpunkt der Pflegenden liegt hier vor allem auf den Kommunikationsprozessen, Entscheidungen, Rollendefinitionen und Bewältigungsstrategien einer Familie im Zusammenhang mit einer bestimmten Erfahrung (Friedemann 1995).

Ebene 2 konzentriert sich auf die Familieneinheit als Bezugspunkt der Pflege. Diese Ebene weist die höchste Komplexität auf, indem sie die Familie und das Individuum gleichzeitig berücksichtigt. Der Schwerpunkt liegt dabei auf der Interaktion und Gegenseitigkeit in dem System Familie.

Der wesentliche Unterschied beider Ebenen zeigt sich in den angestrebten Interventionen. Auf der ersten Ebene werden Veränderungen **innerhalb** eines Systems angestrebt. Im Gegensatz dazu ist eine **Veränderung des gesamten Systems** Ziel der Intervention auf der zweiten Ebene, indem die Intervention an familiären Interaktionsprozessen und Strukturen ansetzt (Kean 2000). Ein weiterer Ansatz für den nordamerikanischen Raum von Friedemann (1989) umfasst drei Ebenen der Pflege der Familie:

- Ebene 1: Individually focused Family Nursing

- Ebene 2: Interpersonal Family Nursing

- Ebene 3: Family Systems Nursing

Auf der Ebene 1 liegt zwar der Ansatzpunkt beim Individuum, Friedemann (1989) definiert aber die anderen Familienmitglieder als Subsysteme, deren primäre Funktion die eines unterstützenden Netzwerks ist, wobei auch die unterschiedlichen Subsysteme zu gegebener Zeit Klienten der Pflegenden werden können. Somit ist in Abhängigkeit von dem Bedarf innerhalb der Ebene 1 auch eine Schwerpunktverlagerung vom Individuum zum Familiensubsystem möglich.

Ein weiteres Subsystem ist das interpersonale System auf der Ebene 2. Ein interpersonales System kann aus zwei oder mehreren Individuen bestehen, der Ansatzpunkt der Pflege liegt hier auf der Kommunikationsebene und den damit verbundenen familiären Prozessen (z. B. Entscheidungsprozesse, Rollendefinition innerhalb der Familie). Pflegende übernehmen die Rolle des Moderators und Vermittlers mit dem Ziel, eine Veränderung durch direkte Intervention innerhalb des interpersonalen Systems zu erreichen (Friedemann 1989).

Family Systems Nursing ist der Ebene 3 zugeordnet. Diese Ebene entspricht der zweiten Ebene von Wright und Leahey in Zielsetzung und Interventionslevel. Allerdings wird in Friedemanns Ansatz auch die unmittelbare Umgebung der Familie berücksichtigt.

Friedemanns (1989) Argumentation für die Einbeziehung der ersten beiden Ebenen in die generalistische Praxis kann sich nur auf den nordamerikanischen Kontext beziehen und ist selbst dort nicht problemlos. Sie selber weist darauf hin, dass insbesondere auf der 2. Ebene zwischen Anfängern und fortgeschrittenen Praktikern unterschieden werden muss. Während Anfänger/-innen in der Lage sein sollten, die unterschiedlichen Prozess- und Kommunikationsstrukturen zu erkennen, sollte es den fortgeschrittenen (und fortgebildeten) Praktiker/-innen überlassen bleiben, tatsächlich Interventionen auf der systemischen Ebene durchzuführen.

In den derzeitigen Strukturen der deutschen Pflege fehlen für Family Nursing auf der Ebene 2 noch die Kompetenzen und die entsprechende Ausbildung. Friedemann entwickelte ihren früheren Ansatz (1989) weiter zu einer der ersten Familienpflegetheorien, in der nur noch zwei Ebenen voneinander unterschieden werden (Friedemann 1995, 1996). Eine weitere Autorin eines anderen bekannten Textes zu Family Nursing ist Friedman (1998), die sich an den oben genannten Autorinnen orientiert. Sie unterscheidet 4 Ebenen:

- Ebene 1: Familie als Kontext
- Ebene 2: Familie als die Summe ihrer Mitglieder
- Ebene 3: Familien-Subsysteme als Klienten
- Ebene 4: Familie als Klient *(family foreground, individual background).*

Dabei entspricht die Ebene 1 exakt der von Wright und Leahey (1990), während auf der Ebene 2 die Familie als die Summe ihrer Mitglieder wahrgenommen wird. Gesundheitsfürsorge *(health care)* wird auf dieser Ebene allen Familienmitgliedern angeboten. Als Beispiel der Praxisbereiche, in denen auf dieser Ebene gearbeitet wird, nennt Friedman (1998) *Family Primary Care oder Community Care.*

Die Ebene 3 entspricht dem Konzept *interpersonal family nursing* von Friedemann (1989). Mögliche Ansatzpunkte sind hier Eltern-Kind Interaktion, Attachment, Pflegefragen und Interaktion zwischen den Ehepartnern. Family Nursing ist dann die Ebene 4. Hier wird die Familieneinheit als Bezugspunkt der Pflege definiert, aber mit dem Unterschied, dass die Familie den Vordergrund bildet, während das Individuum im Hintergrund bleibt.

Grundsätzlich ist Friedmans (1998) Konzeptualisierung von Family Nursing problematisch. So widerspricht die Ebene 2 «Familie als die Summe ihrer Mitglieder» fundamental dem Grundsatz der Systemtheorie «das Ganze ist mehr als die Summe seiner Teile». Dieser Grundsatz besagt, dass die Gruppe (Familie) mehr sein muss als die Ansammlung ihrer Teile (Individuen), da der Fokus hier auf der Dynamik innerhalb des Systems liegt und nicht auf dem Individuum (Marc & Picard 1984/2000). Anders ausgedrückt: Die Familie verfügt über andere Merkmale als das einzelne Individuum in der Familie.

Wird Friedmans Argumentation gefolgt, dann kann die Ebene 2 eigentlich nicht mehr bedeuten, als dass den einzelnen Mitgliedern einer Familie Gesundheitsfürsorge angeboten wird. Das ist ganz sicher nicht Family Nursing, sondern beschreibt individualisierte Pflege im Rahmen von ambulanter Pflege oder in der primären Gesundheitsversorgung.

Des Weiteren ist unklar, was Friedman unter Family Nursing versteht. Ihre Sichtweise von der Familie als Vordergrund und dem Individuum im Hintergrund scheint vergleichbar zu sein mit der zweiten Möglichkeit auf der Ebene 1 bei Wright und Leahey (1990) sowie mit Friedemanns (1989) *interpersonal family nursing*. Die Definition Friedmans (1998, S. 33) zu Family Nursing entspricht jedoch nicht *Family Systems Nursing* der oben genannten Autorinnen. *Family Systems Nursing* definiert sich nicht nur über die Familieneinheit als Bezugspunkt der Pflege, sondern auch dadurch, dass es die Familie und das Individuum gleichzeitig berücksichtigt. Zu den theoretischen Grundlagen von *Family Systems Nursing* gehören Kybernetik, Systemtheorie, Kommunikationstheorie, Change Theory, und bei Friedemann das ökologische Modell. Damit ist *Family Systems Nursing* wesentlich komplexer als die von Friedman (1998) beschriebene 4. Ebene, die eigentlich in letzter Konsequenz ganz fehlt.

Sind in den Anfängen die Begriffe «Family focused», «Family centered» und «Family Nursing» synonym verwendet worden, hat insbesondere der letzte Begriff zur Entwicklung der Pflege der Familie beigetragen. Dabei kann davon ausgegangen werden, dass der Begriff Family Nursing zu Beginn vor allem drei wesentlichen Zielen diente:

1. Pflegende für Familien im Zusammenhang mit Gesundheitsfürsorge zu interessieren

2. den Bereich Family (Systems) Nursing in Bezug auf Praxis, Forschung und Lehre zu beschreiben, zu definieren und zu entwickeln

3. berufs- und gesundheitspolitisch der Bedeutung der Familie Nachdruck zu verleihen.

Inzwischen ist jedoch eine zaghafte Abkehr von dem Begriff Family Nursing in der Literatur zu verzeichnen. So schreiben Wright und Leahey bereits 1994:

> We no longer subscribe to the term family nursing of which we once wrote (Wright & Leahey, 1990) because we no longer believe that family nursing is an appropriate term to define a baccalaureate nurse's involvement with families. We do believe that this term has served a useful purpose within our profession, as it sensitised nurses to reinvolve families in healthcare. We now prefer the term nursing of families, as it captures an aspect of nursing at the generalist level. (Wright & Leahey 1994, S. 12)

Die Abwendung von dem Begriff Family Nursing kann als Indikator für die Weiterentwicklung, die in der Pflege der Familie begonnen hat, bewertet werden.

Nursing of Families – eine Weiterentwicklung von Family Nursing

Eine Weiterentwicklung von Family (Systems) Nursing ist eng verbunden mit einem kritischen und analytischen Dialog von Pflegenden, der sich sowohl auf die Praxis, Ausbildung als auch auf die Forschung mit Familien bezieht (Gilliss 1991, Gilliss & Davis 1992, Duhamel 1995). Einige Autorinnen kritisieren zu Recht die mangelnde Differenzierung zwischen der Familieneinheit und den einzelnen Mitgliedern einer Familie. So weisen zum Beispiel Gilliss und Davis (1992) darauf hin, dass Familienmitglieder Individuen sind mit den Eigenschaften von Individuen, die Familieneinheit jedoch eine Gruppe darstellt mit den Eigenschaften einer Gruppe. Diese Unterscheidung ist deshalb von Bedeutung, weil diese beiden Einheiten (Individuum als Familienmitglied & Familieneinheit) weder in der Forschung noch in der Lehre oder Praxis austauschbar sind.

In ihrer Kritik der oben beschriebenen Ansätze folgt Robinson (1995 a, 1995 b) der Aufforderung eines kritischen Dialoges und argumentiert, dass aufgrund dieser fehlenden Differenzierung im Laufe der Zeit eine Dichotomie im Bereich von Family (Systems) Nursing entstanden ist. Für die Entstehung dieser Dichotomie gibt sie folgende Gründe an:

1. Die Entweder-oder-Positionen, entstanden aus der Notwendigkeit, die Praxisebenen zu unterscheiden (insbesondere in Bezug auf Lehre, Forschung und Praxis), sind evident in den oben beschriebenen Konzeptualisierungen.

2. Die Systemtheorie, die einen zentralen theoretischen Bezugsrahmen darstellt, wurde innerhalb des Family (Systems) Nursing falsch interpretiert.

Es geht hier insbesondere um die Konzeptualisierung des Individuums und der Familie oder – in systemtheoretischer Sprache – um die Elemente und das Ganze. In der Systemtheorie wird das einzelne Element sowohl als ein Teil des Ganzen als auch in einer hierarchischen Ordnung konzeptualisiert (vergleiche Systemtheorie). Diese Konzeptualisierung findet Ausdruck in dem viel zitierten systemtheoretischen Grundsatz: Das Ganze ist mehr als die Summe seiner Teile, welches charakterisiert ist durch seine entstehenden Eigenschaften *(emerging properties).*

Ranson (1984) kritisiert diesen systemtheoretischen Grundsatz als zu «einengend» und diskutiert die Bedeutung der Interaktion innerhalb des Systems als wesentliches Element aus systemtheoretischer Sicht.

Thus, it is not that a family is more than the sum of its individuals, but that the individuals themselves are redefined and recreated in the process of their interaction. This recreation, in turn, restructures the family, which creates new conditions engendering further recursive cycles of this kind. (Ranson 1984, S. 231)

Er unterstreicht damit die gleichzeitige, sich bedingende Entwicklung des Individuums und der Familie und die daraus entstehenden Einflüsse auf das System. Diese Nuance definiert den Unterschied zwischen dem «alten» systemtheoretischen Grundsatz, dass die Eigenschaften eines Systems bestimmt sind durch die «entstehenden Eigenschaften des Systems als Ganzes». Aus heutiger systemtheoretischer Sicht verfügen damit das Ganze und die Elemente über einen gleichen Status, sie ergänzen sich komplementär (Ranson 1984). Diese Weiterentwicklung der Sichtweise von zwei (Person und Familie) ineinander verflochtenen Systemen hat Auswirkungen auf die Konzeptualisierung der Pflege der Familie.

Robinson (1995 a) bezieht in ihrer Konzeptualisierung der Pflege von Personen und Familien die Arbeiten von Humberto Maturana und Francisco Varela und Kollegen mit ein. In diesem Pflegeansatz unterscheidet sie zwischen Personen, Individuen und Familieneinheit. Demnach gelten folgende Definitionen:

Individuum:
- beschreibt den Bereich, in dem das Individuum unabhängig von der Familie existiert.

Person:
- beschreibt den Bereich, in der die Person als Familienmitglied existiert und den Bereich, der unabhängig von der Familie existiert (der individuelle Anteil einer Person).

Familieneinheit:
- beschreibt die Familienmitglieder und deren Beziehungen zueinander.

Somit existiert eine Person gleichzeitig in unterschiedlichen Bereichen, nämlich als Individuum, unabhängig von der Familie und als Person, als Teil der Familie (Mendez, Coddou & Maturana 1988; Robinson 1995a; Robinson 1995b); oder anders ausgedrückt: Individuen werden damit gleichzeitig als Ganzes und als Teile gesehen. Aus dieser Perspektive ist die Kritik von Robinson (1995a; 1995b) an den oben beschriebenen Ansätzen von Family (Systems) Nursing, dass der Teil einer Person (Individuum), der nicht Teil der Familieneinheit ist, übersehen wird, berechtigt.

Außerdem spricht Robinson nicht mehr von der Pflege der Familie, sondern beschreibt Pflege konsequenterweise als umfassend für das Individuum wie auch die Familieneinheit.

Die vier Ebenen in diesem Ansatz sind:

Ebene 1: Nursing of Individual/Family Member

Ebene 2: Nursing of Individual/Family Subgroups

Ebene 3: Nursing of Family Group

Ebene 4: Nursing of Individual/Family System.

Auf der Ebene 1 steht die Person im Vordergrund und die Familie im Hintergrund. Person in diesem Sinne wird verstanden als der Anteil, der unabhängig ist von der Familie und der Anteil, der Teil der Familie ist. Diese Nuance ist der Unterschied zu der Konzeptualisierung «Familie als Kontext». Robinson argumentiert hier, dass Raum für familiäre Interventionen bleibt, selbst wenn der Ansatzpunkt bei der Person liegt. Interventionen sind indirekter Natur, da sie auf der individuellen Ebene einer Person stattfinden, die eben auch Teil einer Familie ist (z. B. die Auswirkungen auf die Rolle oder Beziehungen innerhalb der Familie durch die Erkrankung).

Die Ebene 2 beschreibt die Pflege einer Gruppe (zwei oder mehrere Personen) innerhalb der Familie. Pflege auf dieser Ebene berücksichtigt nicht nur die Interaktion, sondern auch die individuellen Aspekte der einzelnen Personen in einer solchen Pflegesituation. Diese Ebene ähnelt der *Interpersonal Family Nursing* Ebene von Friedemann (1989).

Ebene 3 beschreibt die Pflege der Familie als Gruppe. Da es in der Literatur keine klare Definition oder Unterscheidung zwischen *Familie als Gruppe* oder *Familieneinheit* gibt, kommt Robinson (1995a) zu dem Ergebnis, dass diese Begriffe gleichzusetzen sind. Der Ansatzpunkt liegt dabei auf den Interaktionsmustern oder Merkmalen einer Familie und nicht auf den Einflüssen einzelner Personen oder Beziehungen auf das System. Hier wird die Familie als Familieneinheit konzeptualisiert.

Die Ebene 4 weist die höchste Komplexität auf. Ähnlich wie bei Wright und Leahey (1990) bilden sowohl die Familieneinheit als auch die Person den Vordergrund und werden gleichzeitig berücksichtigt. Auch hier ist der Ansatzpunkt die Interaktion und Gegenseitigkeit in dem System «Familie». Hier unterscheidet sich die begriffliche Definition von Robinson von der von Wright und Leahey. Wright und Leahey folgen der alten Sichtweise der Systemtheorie, indem das Individuum auf der Ebene der Familienmitglieder beschrieben wird, die dann die Familieneinheit umfasst. Damit kann es keine gleichzeitige, sich bedingende Entwicklung des Individuums und der Familie außerhalb des Familiensystems geben.

Zusammenfassend enthält die Begriffsbildung von Robinson folgende Kernaussage: Individuen existieren in mehreren Bereichen gleichzeitig. Personen sind sowohl eigenständige Systeme als auch Teile anderer Systeme, von denen die Familie eines sein kann. Somit ist die Familie nicht nur mehr als die Summe ihrer Mitglieder, sondern definiert sich durch eine gleichzeitige, sich bedingende Entwicklung von Individuen und dem familiären System.

Diese Sichtweise bedeutet aber auch, dass es für eine Familie nicht nur eine Definition von Familie geben kann, sondern die Menge der Definitionen bestimmt ist durch die Anzahl der Mitglieder einer Familie (oder Gruppe). Die Komplexität dieses Pflegeansatzes ist offenbar. Bleibt zu klären, ob der Family (Systems) Nursing Pflegeansatz einer generalistischen oder spezialisierten Praxis entspricht.

Generalistische oder spezialisierte Praxis

Gilliss (1991) verweist auf die seit längerer Zeit bestehende Diskussion, ob Family Nursing einer generalistischen oder spezialisierten Praxis entspricht. Die Klärung dieser Frage ist eng verbunden sowohl mit der Weiterentwicklung als auch mit den Aus- und Fortbildungsmöglichkeiten in diesem Bereich.

Die Zuordnung zur generalistischen oder spezialisierten Praxis lässt sich anhand der Interventionsebenen vornehmen. Handelt es sich um Veränderungen **innerhalb** des Systems, dann entspricht dieses der generalistischen Praxis. Wird eine **Veränderung des Systems** angestrebt, dann entspricht die Intervention einer spezialisierten Praxis. Der Ansatzpunkt dieser spezialisierten Praxis liegt dabei klar auf der *Familieneinheit als Bezugspunkt der Pflege*. Daraus ergibt sich die Notwendigkeit einer gesonderten Fortbildung auf einem höheren Niveau (Gilliss 1991, Friedemann 1995).

Im Fall der generalistischen Praxis muss berücksichtigt werden, dass die Erstausbildung in der Pflege sowohl in Nordamerika als auch in Großbritannien im tertiären Bildungsbereich angesiedelt ist. Gilliss et al. (1989) weisen darauf hin, dass die *American Association of Colleges of Nursing* bereits seit 1986 inhaltliche Aspekte zum Thema Familie im Curriculum festgeschrieben hat. Die Kompetenzen einer auf Baccalaureate-Niveau ausgebildeten Pflegenden sind:

- eine systematische Einschätzung der Familie

- Erkennen von Strukturen, Entwicklungen, Kommunikations- und Entscheidungsprozessen in der Familie

- und das Erkennen von dysfunktionalen Familien und deren Überweisung an die entsprechenden Stellen.

Die Integration der Pflege der Familie in die generalistische Praxis sollte somit in Nordamerika keine besondere Problematik darstellen. Anders stellt sich die Situation in Großbritannien dar. Burchard et al. (2000) haben hier die erste Studie vorgelegt, die sich mit dem derzeitigen Lerninhalt zum Thema Familie in den schottischen Bildungsinstitutionen, die eine Erstausbildung anbieten, auseinander setzt. In dieser Studie wurden Lehrende unter anderem danach gefragt, inwieweit die Thematik «Familie» mit in den Unterricht aufgenommen wurde, welche Literatur zur Information herangezogen wurde und in welchen Bereichen von Pflege die Familie eine besondere Rolle spielt.

Es wurden sowohl qualitative (Interviews) als auch quantitative (Fragebogen) Daten erhoben. Alle 11 Institutionen mit Erstausbildungen in Schottland wurden angeschrieben und gebeten, Lehrende zu nennen, die sich insbesondere mit der Thematik Familie auskennen. Bis auf eine Institution nahmen alle an dieser Studie teil. Die Daten wurden von 95 Lehrenden erhoben. Wesentliche Ergebnisse dieser Studie umfassen:

• Lehrende waren sich einig darüber, dass die Familie eine wichtige Thematik in der Ausbildung und somit in der Pflegepraxis darstellt. Die Familie als Thema ist bereits Bestandteil des Unterrichts.

• Family Nursing ist wichtig in allen Pflegedisziplinen.

• Bereiche, in denen die Familien eine besondere Bedeutung haben, sind: *Child Health, Mental Health* und *Learning Disability Nursing*. Interessanterweise entsprechen zwei dieser Bereich denen, in denen die historischen Wurzeln von Family Nursing gesehen werden (siehe weiter oben).

• Lehrende erkannten die Notwendigkeit eines konzeptuellen Rahmens für Family Nursing in der Ausbildung.

• Lehrende erkannten das eigene Wissensdefizit und den Bedarf an gezielter Fortbildung im Bereich Family Nursing.

Diese Ergebnisse sind ermutigend aus mehreren Gründen. Erstens werden die Bedürfnisse von Familien im Gesundheitssystem erkannt und können somit angegangen werden. Das britische Gesundheitssystem konzentriert sich sehr stark auf den Bereich der primären Gesundheitsversorgung. Familien sind somit heute eher und häufiger in der Situation, Angehörige zu Hause zu pflegen. Familien brauchen hier eine klare Unterstützung von Pflegenden.

Zweitens sehen die Lehrenden die Kompetenz, mit einer Familie zu arbeiten, als notwendigen Bestandteil der Erstausbildung an. Damit besteht eine Übereinstimmung mit dem WHO-Konzept *Family Health Nurse* und den nationalen politischen Trends. Britische Politiker haben schon vor einiger Zeit eine Rollenerweiterung in diesem Sinne für Pflegende formuliert (z. B. SODoH 1997, TSO 1998).

Drittens erkennen und benennen die Lehrenden hier ihr eigenes Wissensdefizit. Somit besteht hier eine gute Möglichkeit, in Kooperation (Lehrende und Universitäten) Fortbildungsprogramme zu entwickeln, die tatsächlich den Bedürfnissen der Lehrenden entsprechen. Dies hat letztendlich Auswirkungen auf die Ausbildungsqualität der Pflegenden von morgen. Die Ergebnisse dieser Studie können ganz sicher nicht verallgemeinert werden. Zwei wesentliche Limitierungen der Studie sind:

- die Größe der Stichprobe, die mit n = 95 eher klein ist und somit Auswirkungen auf die Generalisierbarkeit der Ergebnisse hat, und

- die Art der Stichprobe. Werden Teilnehmer aufgrund ihres Wissens zu einer Thematik ausgesucht, besteht immer auch die Gefahr, das diese ein besonderes Interesse an der Thematik haben und somit die Daten in eine Richtung beeinflussen *(research bias).*

Dennoch zeigt diese Studie einen interessanten Trend auf. Die Familie und somit Family Nursing gewinnt an Bedeutung in der Erstausbildung. Lehrende haben erkannt, dass die gesellschaftliche Veränderung eine Anpassung des Gesundheitssystems und damit der Ausbildung erfordert. Es bleibt zu hoffen, dass diese Studie nicht nur den Inhalt einer kontinuierlichen Fortbildung der Lehrenden in Schottland beeinflussen wird, sondern sich auch auf die Curriculumentwicklung in der Erstausbildung auswirkt.

Gleichzeitig jedoch siedelt damit auch Großbritannien die Familienpflegekompetenz auf der generalistischen Ebene an (Burchard et al. 2000, SODoH 1997, TSO 1998) und steht damit im Einklang mit dem WHO-Konzept (2000). Zusammenfassend kann gesagt werden, dass sich die folgenden drei Grundannahmen durchgehend in der Literatur finden lassen:

1. Family Nursing (oder die Pflege der Familie) ist **interdisziplinär** (z. B. Bozett 1987, Friedman 1998, Friedemann 1995, Wright & Leahey 2000, Hanson & Boyd 1996).

2. Family Nursing auf der Ebene **family-as-context** gehört in den Bereich der generalistischen Pflege (z. B. Bozett 1987, Gilliss 1991, Friedemann 1995, Wright & Leahey 1994, 2000).

3. Family Systems Nursing auf der Ebene **family-as-unit** ist Spezialistenpraxis. (z. B. Gilliss 1991, Friedemann 1995, Wright & Leahey 1994, 2000). Die Praxis auf dieser Ebene erfordert eine Weiterbildung auf dem Master Level, während die Forschung eine Vorbereitung auf dem doctoral Level erfordert (Gilliss 1991).

Eine begriffliche Bestimmung der Praxis auf verschiedenen Ebenen ist wichtig, nicht nur für die Entwicklung von Interventionen und Forschung, sondern auch für die Bildung in diesem Bereich. Dennoch muss berücksichtigt werden, dass jede Unterteilung künstlich und in der Praxis, je nach Kompetenz der Pflegenden, nicht notwendigerweise eindeutig abgrenzbar sein wird. Neben der Frage der Zuordnung von Family Nursing zu verschiedenen Qualifikationsstufen in der Pflegepraxis stellt sich noch die Frage nach dem Unterschied zwischen *Family Systems Nursing* und Familientherapie.

Family Systems Nursing = Familientherapie?

Insbesondere die Interventionen von Pflegenden auf der Family Systems-Ebene lassen nach dem Unterschied zwischen *Family Systems Nursing* und Familientherapie fragen. Dabei muss berücksichtigt werden, dass viele der führenden Wissenschaftlerinnen zum Thema *Family (Systems) Nursing* auch über eine Ausbildung in Familientherapie verfügen. So zeigt sich z. B. der Einfluss von familientherapeutischen Sichtweisen in dem Assessment und Interventionsmodell von Lorraine Wright und Maureen Leahey (1994, 2000), die sicher zu den renommiertesten Pflegewissenschaftlerinnen mit Bezug zur familienorientierten Pflege gehören, deutlich.

Die Frage nach dem Unterschied zwischen diesen Bereichen *Family Systems Nursing* und Familientherapie ist durchaus von Bedeutung. In diesem Zusammenhang stimmt allerdings die Selbstverständlichkeit, mit der Mediziner/-innen in der primären Gesundheitsversorgung (Primary Care) die Familieneinheit der medizinischen Fürsorge wahrnehmen, Pflegende aber ihre eigene Kompetenz in Frage stellen, nachdenklich.

Die Intervention von Medizinern im Kontext von *Family Primary Care* mit Familien ist durchaus nicht neu (vgl. Allmond, Buckman & Gofman 1979, Doherty & Campbell 1988, Allmond, Tanner & Gofman 1999). Gilliss et al. (1989) weisen dabei darauf hin, dass über die Baccalaureate-Ebene qualifizierte Pflegende bereits über Kompetenzen verfügen, die bei dem in Nordamerika verwendeten Modell für Mediziner/-innen (Doherty 1985, Doherty &Campbell 1988) bereits der Ebene 3 entspricht, also dem fortgeschrittenen Praktiker.

Gilliss et al. (1989) diskutieren den Qualifikationsunterschied als mögliche Ursache dafür, dass Pflegende mehr Probleme in der Unterscheidung von Family Nursing und Familientherapie haben als die medizinischen Kollegen. Diese paradoxe Situation macht dann Sinn, wenn davon ausgegangen wird, dass bei einem höheren Bildungsniveau (der Pflegenden) auch gleichzeitig die Fähigkeiten der kritischen Reflexion zunehmen.

Die Überschneidungen unterschiedlicher Berufsbereiche, hier in Bezug auf Familien, ist eigentlich nicht weiter verwunderlich. Da die Familie nicht Eigentum eines Berufes ist, kann die Frage nach der möglichen Kooperation sinnvoller sein als die nach der Abgrenzung. In der Realität wird es dabei immer wieder Fragestellungen geben, die sich klar in den einen oder anderen Berufsbereich einordnen lassen, aber eben auch die Situationen, in denen eine Kooperation zwischen den Berufen mehr Sinn macht als die Abgrenzung.

Familientherapie wird allerdings auch als pflegerische Intervention beschrieben wie z. B. in der Studie von Craft und Willadsen (1992), in der Pflegeinterventionen mit Familien ermittelt wurden, um diese später in ein Pflegediagnosenklassifikationssystem einzuordnen. Dem widersprechen Wright und Leahey (1994) entschieden, sie weisen darauf hin, dass Familientherapie ein eigenständiger Bereich ist, und daher nicht gleichzeitig eine Pflegeintervention sein kann.

Zudem stellt sich hier die Frage, ob Pflegediagnosen, auf die diese Interventionsbezeichnungen hinauslaufen, überhaupt geeignet sind für Systeme wie z. B. Familien. Pflegediagnosen sind reduktionistisch im Ansatz und widersprechen somit dem Ziel der holistischen Pflege (Friedemann 1995, Kean 1999), die explizit Bestandteil von *Family (Systems) Nursing* ist. Die wohl überzeugendste Antwort auf die Frage, ob *Family Systems Nursing* Familientherapie ist, hat Friedemann (1995) gegeben. Sie argumentiert:

> *[…] Although I agree with system complexity, the opinion that systemic nursing is therapy does not coincide with the definition of nursing as the facilitation of systemic life processes. The main reason lies in the fact that psychotherapy or family therapy focuses heavily on pathology and aberration from normal functioning […].* (Friedemann 1995, S. 46)

Diese Unterscheidung ist wesentlich. Der Schwerpunkt innerhalb des *Family Systems Nursing* liegt auf der Gesundheit der Familie und nicht, wie in der Familientherapie, auf der Pathologie von Familien. Dabei bestimmt die Familie selber, was für sie «normale» Familienfunktion bedeutet oder Kongruenz ist (Friedemann 1995). Somit kann *Family Systems Nursing* nicht Familientherapie sein. Dies schließt allerdings nicht aus, dass in *Family Systems Nursing* familientherapeutisches Wissen mit in die Praxis integriert wird.

Schluss

Abschließend lässt sich feststellen, dass historisch die Familie als Einheit der Pflege bereits seit Nightingales Zeiten von Bedeutung ist. Die Ursprünge von *Family (Systems) Nursing* verdeutlichen, dass die Praxis dabei interdisziplinär und unabhängig von der Versorgungsart im Gesundheitssystem (z. B. ambulante, stationäre oder Intensivpflege) ist.

Wenn auch in den Anfängen nach der «Wiederentdeckung» der Familie in der Pflege mehrere Begriffe synonym verwendet wurden, so ist der Begriff *Family (Systems) Nursing* auch heute noch der am häufigsten verwendete. Jedoch hat es seit den Anfängen eine bedeutende Weiterentwicklung in diesem Bereich gegeben. Das zeigt sich vor allem darin, dass jetzt von *Nursing of Families* gesprochen wird und die Umsetzung bereits auf der generalistischen Pflegepraxis angesiedelt wird. Die Pflege der Familie ist mit all ihren Facetten Bestandteil der professionellen Pflege.

Robinsons (1995) Konzeptualisierung stellt hier eine besondere Herausforderung dar. Ihre kritische Analyse der bisherigen Ansätze von *Family (Systems) Nursing* und Anwendung von Systemtheorie wird zur Weiterentwicklung von *Family (Systems) Nursing* beitragen. Für die deutsche Situation wäre die kritiklose Übernahme des Konzeptes jedoch der zweite Schritt vor dem ersten. Zunächst einmal muss das Bewusstsein für die Bedeutung der Familie im Gesundheitssystem geschaffen werden. Ähnlich der Verwendung des Begriffes *Family Nursing* in Nordamerika wird es daher nötig sein, für eine Weile von *der Pflege der Familie* zu sprechen, bevor diese dann wieder (re-)integriert wird in die Pflege von Personen und Familiensystemen. Grundsätzlich muss Pflege sich, wie alle anderen Bereiche auch, den sich verändernden gesellschaftlichen und sozialen Strukturen anpassen.

Durch diesen Prozess der Professionalisierung sollte es der Pflege in Deutschland möglich sein, das für dieses Land passende Konzept zu entwickeln, die Aus- und/oder Fortbildungsinhalte festzulegen und Pflegeforschung in dem Bereich zu entwickeln. Damit würden Pflegende letztendlich auch sozialpolitische Verantwortung für die Gestaltung des Gesundheitssystems und die Gesundheit der Bevölkerung übernehmen, was für die größte Berufsgruppe im Gesundheitswesen unabdingbar ist.

Literatur

Allmond B.; Buckman W. & Gofman H. (1979): The Family Is the Patient, Mosby, St. Louis.

Allmond B.; Tanner J. & Gofman H. (1999): The Family Is the Patient, 2nd edition, Williams & Wilkins, Baltimore.

Baly, M. (1997): As Miss Nightingale said… – Florence Nightingale Through Her Sayings – A Victorian Perspective, 2nd edition, Bailliere Tindall, London.

Bomar, P. & McNeely, G. (1996): Family Health Nursing Role: Past, present and future, Kapitel 1: 3–21, in: Nurses and Family Health Promotion: Concepts, Assessment, and Intervention, 2nd edition, edited by: Perri J. Bomar, W. B. Saunders Company, Philadelphia

Bozett, F. (1988): Family nursing and life-threatening illness, Kapitel 1: 2–25, in: Families & Life-Threatening Illness, edited by Maureen Leahey & Lorraine Wright, Springhouse Corporation, Pennsylvania.

Burchard O'Sullivan D., Whyte D. & Jackson K. (2000): Supporting Families: How are nursing students being prepared for this developing role across Scotland?, funded by: The National Board for Nursing, Midwifery & Health Visiting for Scotland and General Nursing Council for Scotland (Education) Fund 1983.

Cox, R. P. (1997): Family health care delivery for the 21st century, Journal of Obstetrics, Gynaecologic, and Neonatal Nursing, 26 (1): 109–118.

Craft, M. & Willadsen J. (1992): Interventions related to Family, Nursing Clinics of North America, 27 (2): 517–540.

Doherty, W. (1985): Family interventions in health care, Family Relations, 34: 129–137.

Doherty, W. & Campbell T. (1988): Families and Health, Family Studies Text Series 10, SAGE Publications, Newbury Park.

Duhamel, F. (1995): The Practice of Family Nursing Care: Still a Challenge!, Canadian Journal of Nursing Research, 27 (1): 7–11.

Friedemann, M.-L. (1989): The concept of family nursing. In: Readings in Family Nursing, edited by Gail D. Wegner & Rinda J. Alexander, 2nd edition, 1999, Lippincott, Philadelphia, chapter 2: 13–22.

Friedemann, M.-L. (1995): The Framework of Systemic Organisation: A Conceptual Approach to Families and Nursing, SAGE, Thousand Oaks.

Friedemann. M.-L. (1996): Familien- und umweltbezogene Pflege: Die Theorie des systemischen Gleichgewichts, Verlag Hans Huber, Bern.

Friedman, M. (1998): Family Nursing: Research, Theory & Practice, 4th edition, Appleton & Lange, Stanford.

Gilliss, C.; Roberts, B.; Highley, B. & Martinson, I. (1989): What is Family Nursing?. In: Towards a Science of Family Nursing, edited by Catherine L. Gilliss, Betty L. Highley, Brenda M. Roberts & Ida M. Martinson, Addison-Wesley Publishing Company, Menlo Park, chapter 4: 65–73.

Gilliss, C. (1991): Family Nursing Research, Theory and Practice. In: Readings in Family Nursing, edited by Gail D. Wegner & Rinda J. Alexander, 2nd edition, 1999, Lippincott, Philadelphia, chapter 4: 34–42.

Gilliss, C. & Davis L. (1992): Family nursing research: precepts from paragons and peccadilloes, Journal of Advanced Nursing, 17: 28–33.

Hanson, S. & Boyd, S. (1996): Family Nursing: An Overview. In: Family Health Care Nursing: Theory, Practice, and Research, edited by Shirley M. Harmon Hanson & Sheryl Thalman Boyd, F. A. Davis Company, Philadelphia, chapter 1: 5–40.

Kean, S. (1999): Pflegediagnosen: Fragen und Kontroversen, Pflege, 12: 209–215.

Kean, S. (2000): Family Nursing, Nurses + Families = Family Health Nurse, Agnes Karll Gesellschaft für Gesundheitsbildung und Pflegeforschung: Die Münchener Erklärung der WHO – Konsequenzen für die deutsche Pflege, Vortrag gehalten am 31. Oktober 2000, Eschborn.

Marc, E. & Picard, D. (1984/2000): Bateson, Watzlawick und die Schule von Palo Alto, französische Originalausgabe 1984, Übersetzung: Hans Günter Holl, erschienen bei PHILO Verlagsgesellschaft: 2000, Berlin/Wien.

Mendez, C.; Coddou, F. & Maturana H. (1988): The bringing forth of pathology, The Irish Journal of Psychology, 9 (1): 133–172.

Nightingale, F. (1992): Notes on Nursing: What it is, and what it is not, Commemorative Edition, Lippincott, Philadelphia.

Ranson, D. (1984): Random Notes: The patient is not a dirty window, Family Systems Medicine, 2 (2): 230–233.

Robinson, C. (1995a): Beyond dichotomies in the nursing of person and families, *Image: Journal of Nursing Scholarship*, 27 (2): 116–120.

Robinson, C. (1995b): Unifying distinctions for nursing research with persons and families, Journal of Family Nursing, 1 (1): 8–29.

Scottish Office Department of Health (1997): Designed to care: Reviewing the NHS in Scotland, White Paper, Edinburgh: SODoH.

The Stationary Office (TSO) (1998): Supporting Families: A Consultation Document, Green Paper (Dd604193 CCN077828 c.6000 10/98).

Whall, A. (1986): The Family as the Unit of Care in Nursing: A Historical Review. In: Readings in Family Nursing, edited by Gail D. Wegner & Rinda J. Alexander, 2nd edition, 1999, Lippincott, Philadelphia, chapter 1: 3–12.

World Health Organisation (WHO) (2000): The Family Health Nurse: Context, Conceptual Framework and Curriculum, EUR/00/5019309/13 00074-27 January 2000.

Wright, L. & Leahey, M. (1990): Trends in Nursing of Families. In: Readings in Family Nursing, edited by Gail D. Wegner & Rinda J. Alexander, 2nd edition, 1999, Lippincott, Philadelphia, chapter 3: 23–33.

Wright, L. & Leahey, M. (1994): Nurses and Families: A Guide to Family Assessment and Intervention, 2nd edition, F. A. Davis Company, Philadelphia.

Wright, L. & Leahey, M. (2000): Nurses and Families: A Guide to Family Assessment and Intervention, 3rd edition, F. A. Davis Company, Philadelphia.

Kapitel II
Family Nursing und seine Anwendungsbereiche

In diesem Kapitel werden sechs Anwendungsfälle von Family Nursing dargestellt. Die Beispiele beziehen sich auf Fachbereiche stationärer und ambulanter Einrichtungen sowie auf Forschungsansätze. Das erste Beispiel befasst sich mit dem pflegerischen Umgang mit der Familiendynamik nach der Mitteilung einer Krebsdiagnose. Das zweite Beispiel zeigt Ansätze im Bereich der ambulanten Kinderkrankenpflege. Mit der Rolle der britischen *Health Visitors* (siehe Glossar) setzt sich der dritte Beitrag auseinander. Familienbezogene Pflege auf Intensivstationen ist Gegenstand des vierten Beitrags. Das Beispiel aus Nordamerika stellt eine einfache Möglichkeit vor, mit dem die Situation von Familien eingeschätzt werden kann, bevor der sechste Beitrag eine Forschungsperspektive zur familienbezogenen Pflege beschreibt.

Der Umgang mit der Familien-dynamik nach einer Karzinom-diagnose

Family Nursing nach der Calgary Methode

Paula McCormack, MSc, RGN, PhD Student
Übersetzt von Michaela Gehring

Einführung

In Großbritannien treten zunehmend Krebserkrankungen auf, wobei eine von drei Personen in ihrem Leben eine Form von Malignität entwickelt und eine von vier Personen daran versterben wird (Scottish Partnership Agency 1996). Perkes (1971) macht die Beobachtung, dass Krebs nicht nur den Körper des Betroffenen durchdringt sondern auch die Familienstruktur durchsetzt. Chronische Krankheiten wie beispielsweise Krebs haben Einfluss auf das Familiensystem und seine inhärenten Prozesse. Die Erkrankung betrifft die Familiendynamik in der Kommunikation, Problemlösung, Hierarchie, Rollenzuweisung, der affektiven Involvierung und der sozialen Unterstützung. Einige Familien werden aufgrund der Erfahrung enger zusammenwachsen und die positiven Interaktionen, die sie mit dem Patienten haben, zu schätzen wissen (Davies et al. 1994). Für andere nimmt eine Störung des Gleichgewichts zu, bis eine Form der mentalen und physischen Desorganisation auftritt, wie z. B. ernste Einbrüche von Familienstrukturen und der physische oder mentale Zusammenbruch eines Familienmitgliedes (Bozett 1987).

Mit einer korrekten Einschätzung und Intervention kann Familien dazu verholfen werden, ein besseres Verständnis der gegenseitigen Ansichten zu erreichen, Kommunikationsstrukturen zu verbessern und zu größerer Familienharmonie zu kommen.

Im Allgemeinen orientiert sich die Pflegeausbildung an edukativen Rahmenbedingungen, die eine individuelle Herangehensweise der Pflege vorgeben. Der

Begriff «individuelle Pflegeplanung» hat sich zu einem Synonym für Qualität entwickelt. Robinson (1994) weist darauf hin, dass die traditionelle Sichtweise der Pflegeintervention sich an maximaler Objektivität in Verbindung mit einer linearen Denkweise orientiert. Der Schwerpunkt liegt auf dem Individuum, wobei die Familie nur einen wichtigen Einfluss auf die Erfahrung des kranken Mitglieds, mit einer chronischen Erkrankung zu leben, darstellt. In dieser Orientierung gibt es eine rigide, normative Sichtweise von Familienverhalten mit «richtigen» und «falschen» Antworten, die bezüglich des projizierten Einflusses auf das kranke Familienmitglied interpretiert werden. Reziprokes Verhalten und Interaktion zwischen Familienmitgliedern ist nicht Fokus der Aufmerksamkeit. Familien, die keine Übereinstimmung hinsichtlich der Vorschläge der Pflegenden zeigen, werden als unkooperativ oder dysfunktional betrachtet.

Die Autorin stimmt mit Robinsons (1994) Sichtweise der Interaktion von Pflegenden und Familien überein. Als Dozentin im Bereich der Pflege karzinomkranker Patienten und der palliativen Pflege unterrichtet die Autorin Pflegende aus vielen Fachbereichen. Eine informelle Befragung in Bezug auf die Erwartung der Teilnehmer leitet den Beginn ihrer Kurse ein, um eine Übereinstimmung mit Praxisbedürfnissen zu erreichen. Die Wünsche, die am häufigsten geäußert werden, sind solche, die sich auf den Umgang mit der Familiendynamik beziehen. Diese sind signifikant für Pflegende, die im häuslichen Umfeld des Patienten arbeiten. Gebrauchen Pflegende die vorherrschende Pflegeorientierung, fühlen sie sich unsicher und teilweise unvorbereitet, um mit den komplexen Situationen umzugehen, in denen sie sich häufig befinden. Einige blockieren die Kommunikation, anstatt sich zu involvieren, während andere in der einzigen ihnen bekannten Weise reagieren: zuhören und der Versuch zu verstehen. Jarvis (1987) kommt allerdings zu dem Schluss, dass Interventionen, die auf der einengenden Vorstellung basieren, Verständnis allein bewirke Veränderung, zum Scheitern verurteilt sind. Die Gefahr dieses Ansatzes ist, dass Familienprobleme in den Vordergrund gezogen, aber weitere Interventionen nicht angeboten werden. Dies weist auf den potenziell negativen Effekt hin, dass die Intervention zwar das Problembewusstsein erhöht, aber gleichzeitig die Ergebnisse limitiert und daher die Wahrscheinlichkeit für Familienprobleme erhöht. Daher existiert ein reales Bedürfnis Pflegender, die innerhalb der Pflege krebskranker Patienten und der palliativen Pflege tätig sind, einen angemessenen edukativen Rahmen für die Arbeit mit Familien an die Hand zu bekommen.

Der Family Nursing-Ansatz

Das von Wright und Leahey (1994) angebotene theoretische Gerüst des Family Nursing, das von Wright, Watson und Bell (1996) erweitert wurde, betrachtet nicht das Individuum, sondern die Familieneinheit als Bezugspunkt der Pflege und basiert auf Ansätzen der Familientherapie. Die Vorteile, sich mit der Familie zu befassen, liegen darin, dass Pflegende über Interaktion und gegenseitige Beeinflussung nachdenken werden. Sie können die Wirkung der Erkrankung und den Einfluss der Familieninteraktion auf die Gesundheit bzw. die Ursache oder die Heilung der Erkrankung einschätzen.

Das Calgary Familien-Beurteilungs- und -Interventionsmodell basiert auf vier theoretischen Fundamenten:

* Systemtheorie

* Kybernetik

* Kommunikationstheorie

* Veränderungstheorie.

Systemtheorie

Die Systemtheorie wurde 1968 im Sinne eines wissenschaftlichen Ansatzes durch von Bertalanffy eingeführt und wird zunehmend für Forschung an/mit Familien eingesetzt. Innerhalb eines Familien-System-Modells wird jedes Mitglied der Familie zugleich als ein System in sich sowie als ein Subsystem einer Familieneinheit gesehen. Die Familieneinheit ist zudem ein Teil eines größeren Systems von Nachbarschaft und Gemeinden. Alle sind in einem Komplex von Elementen in gemeinschaftlicher Interaktion eingebunden. Wright und Leahey (1994) beziehen sich auf den Vergleich von Allmond, Buckman und Gofman (1979), um Systemkonzepte, wie sie auch in der Familie angewendet werden, zu verdeutlichen:

> *Stellen Sie sich ein Mobilé aus vier bis fünf Teilen vor, das an der Decke hängt und sich sanft in der Luft bewegt. Einige Teile bewegen sich, andere wiederum erscheinen unbeweglich. Andere sind schwerer und scheinen mehr Gewicht auf die ultimative Bewegungsrichtung des Mobilés zu legen. Ein Windhauch, der auf ein Segment des Mobilés trifft, beeinflusst die Bewegung eines jeden Teils; einige mehr als andere, und die Geschwindigkeit erhöht sich, wobei Teile aus dem Gleichgewicht geraten können und chaotisch anmutende Bewegungen vollziehen. Nach einiger Zeit beeinflusst das Mobilé in seiner Gesamtheit die einzelnen Teile und die Balance wird wieder hergestellt – aber nicht, bevor eine mögliche Veränderung in der Bewegung des Ganzen stattgefunden hat.* (Allmond, Buckman und Gofman 1979, Übersetzung: M. Gehring)

Diese Analogie trifft auch auf die Erfahrung einer Krebserkrankung zu, da diese Diagnose zwangsläufig alle anderen Familienmitglieder betrifft, wobei deren Verhalten wiederum die Richtung der Veränderung beeinflusst.

Kybernetik

Kybernetik ist die Wissenschaft der Kommunikations- und Kontrolltheorie. Sie wird im Family Nursing-Ansatz bezüglich der «feedback-loops», die innerhalb der interpersonalen Systeme existieren, integriert. Damit Veränderung stattfinden kann, müssen Familienmitglieder erkennen, dass jede Person innerhalb des Systems durch das Verhalten der anderen Person beeinflusst wird und jede Person durch ihr eigenes Verhalten zu den «feedback-loops» beiträgt. Wenn die Kommunikation innerhalb des Systems beeinträchtigt ist, kann der Grund für das Verhalten eines Mitglieds fehlinterpretiert werden, und die darauffolgende Erwiderung des anderen kann auf dieser Fehlinterpretation beruhen.

Kommunikationstheorie

Die Kommunikationstheorie, basierend auf den Arbeiten von Watzlawick et al. (1967), wird genutzt, um innerhalb des Modells verbale und non-verbale Interaktionen zwischen Familienmitgliedern zu analysieren.

Veränderungstheorie

Wright und Leahey beziehen sich auf Ansätze von Bateson (1979) und Maturana und Varela (1987). Ihre Sichtweise beinhaltet, dass Veränderungen von familialen Systemen durch Lebensereignisse stattfinden können. Es liegt im Verantwortungsbereich der Pflegekraft, die positiven Veränderungen in Zusammenarbeit mit der Familie zu fördern.

Anwendung auf Krebspatienten und ihre Familien

Es existieren vielfältige Beispiele in der Literatur bezüglich einer Familiendynamik, die als Resultat einer Krebserkrankung entsteht und bei der die erwähnten theoretischen Ansätze zugrunde liegen und angewandt werden.

Auswirkung einer Krebserkrankung auf die Familiendynamik zwischen Paaren

Die erschütternden Auswirkungen einer Krebsdiagnose auf den Patienten sind hinlänglich bekannt, obgleich Oberst und James (1985) herausfanden, dass Erschöpfung, Sorge und die zusätzliche Verantwortung emotionale Reserven erschöpfen und daher für den Partner eine größere Belastung darstellen können als für den Patienten. Für viele war der erkrankte Partner zuvor die primäre Vertrauensperson, aber wegen der Ängste bezüglich der schmerzlichen Gefühle und der Trauer, die eine Diskussion über die Krebserkrankung hervorrufen könnte, entscheiden sich viele, nicht über ihre Ängste und Sorgen zu sprechen und die Last allein zu tragen (Germino, Fife & Funk 1995).

Zugleich kann dieses Prinzip des «Nicht-Sprechens» vom Partner als «Nicht-Kümmern» fehlinterpretiert werden. Der Einfluss der Kommunikationstheorie wird von Watzlawick et al. (1967) illustriert. Hierbei hat jedes Benehmen in einer interaktiven Situation einen Nachrichtenwert. Dieses schließt sowohl Worte als auch Schweigen und die Unterschiede in der Interpretation der Motive des anderen ein. Wilson (1991) arbeitet anhand von qualitativen Tiefeninterviews mit Ehemännern von Frauen, die sich einer Chemotherapie unterziehen. Sie beschreibt, wie sich die Ehemänner ein Schutzverhalten zulegen, das mit der Erklärung, die Coping-Möglichkeiten des Partners unterstützen zu wollen, begründet wird. Unglücklicherweise wird diese beschützende, versichernde und herunterspielende Einstellung häufig von den Ehefrauen als gefühllos missverstanden und als ein Hinweis für einen Mangel an Fürsorge interpretiert.

In einem zirkulären Prozess, wie er durch Wright et al. (1996) beschrieben wurde, beeinflussen Emotionen das Verhalten an Krebs erkrankter Frauen. Deren Männer geben an, dass sie einer feindlichen Haltung, Gefühlsschwankungen und Depressionen seitens ihrer Frauen ausgesetzt sind. Die Ehemänner haben Schwierigkeiten, damit umzugehen, und empfinden Ressentiments, finden es aber aufgrund der gesundheitlichen Verfassung der Ehefrauen unangemessen, ein Streitgespräch anzufangen. Ihr unterdrückter Ärger, kombiniert mit der Unfähigkeit, effektive Strategien zu entwickeln, führt zu einer zynischen Einstellung mit dem Gefühl, versagt zu haben, der Unfähigkeit zu kommunizieren und einem häufigen Rückzug aus der ehelichen Beziehung.

In Bezug auf die Dynamik von Paaren, die mit der Krebsdiagnose der Ehefrau umgehen und solchen, die mit der Krebserkrankung des Ehemanns umgehen (Ey et al. 1998) gibt es unterschiedliche Reaktionen. Für Männer ist eine schlechte Prognose mit Sorge und Depression verbunden. Diese Erfahrung steht im Gegensatz zu der Erfahrung von Frauen, die in der Rolle der Patientin oder als Ehefrau eines Patienten eher frustriert waren aufgrund der Unfähigkeit ihres Partners, die Erkrankung direkt anzusprechen. Diese Unterschiede des Umgehens mit der

Erkrankung können auf grundlegende Unterschiede hinsichtlich der Reaktion auf besorgniserregende Situationen bei Männern und Frauen zurückgeführt werden. Gottman und Levenson (1988) vermuten, dass bei Männern eher Besorgnis als Ärger den wichtigsten Affekt während ehelicher Diskussionen darstellt. Der Verarbeitungsprozess von Besorgnis ist der Rückzug. Frauen hingegen zeigen einen höheren Grad an Aggressivität während der Diskussion und beschweren sich häufig, dass ihre Ehemänner sich dem Gespräch verweigern und keine Bereitschaft zeigen, ihre intime Welt zu teilen, und daher bedrängen sie ihre Ehemänner (Christensen & Shenk 1991, Notorius & Markman 1989), was wiederum dazu führt, dass die Kommunikation zusammenbricht. In einer typischen kybernetischen Schleife – je mehr die Ehefrauen drängen, umso mehr ziehen sich die Männer zurück – entsteht ein Teufelskreis der Frustration für beide Partner.

Auswirkung der Krebsdiagnose auf die Dynamik zwischen Eltern und Kindern

In der Literatur werden viele Fälle von Kommunikationsschwierigkeiten zwischen Eltern und Kindern beschrieben, wobei Kinder häufig vom Gespräch über die Krebsdiagnose ausgeschlossen werden. Zahlis & Lewis (1998) führten strukturierte Interviews mit den Müttern von 8- bis 12-jährigen Kindern durch. Die Resultate zeigten, dass die Kinder sehr wohl die Diagnose der Mutter mit der Möglichkeit ihres Todes verknüpften. Dennoch zögerten viele Eltern, den Kindern diese Nachricht mitzuteilen. Stedeford (1981) berichtete, dass in ihrer Stichprobe 7 von 19 Befragten noch nicht angefangen hatten, ihre Kinder auf den Tod eines Elternteils vorzubereiten. 15 Jahre später stellte sich in einer Pilotstudie von Mireault und Compas (1996) heraus, dass nur 8 von 15 Jugendlichen mitgeteilt wurde, dass ein Elternteil versterben würde. Als die Kinder in Stedefords Studie nach dem Tod des Elternteils aufgesucht wurden, gaben sie an, den Wunsch der Familie, sie zu schützen, zu verstehen. Dennoch empfanden sie Wut über die verpasste Gelegenheit, eine enge Beziehung zum sterbenden Elternteil aufzubauen. Die nicht gegebene Möglichkeit der Diskussion ihrer Gefühle führte oft zu Schwierigkeiten und Fehlverhalten in der Schule und Problemen mit Schulfreunden (Zahlis & Lewis 1998, Faulkner 1993, Fitch et al. 1999). Kybernetisches Feedback erscheint beispielhaft in einer amerikanischen Untersuchung, in der dargestellt wird, wie Verhaltensprobleme bei Kindern die Toleranz der Eltern reduzieren. In dieser Studie wurden Kinder von ihren Vätern als fordernd, egozentrisch, gefühllos und faul kritisiert. Dieses Verhalten nahm zu, wenn das Kind sich in der Phase der Adoleszenz befand. In einer Zeit, in der die Ablösung einen normalen Entwicklungsschritt darstellt, waren diese Kinder mit dem Konflikt konfrontiert, emotional sehr stark mit einem kranken Elternteil verbunden zu sein (Christ, Siegal & Sperber 1994).

Das Calgary Familien-Beurteilungsmodell (Calgary Family Assessment Model)

Wright und Leahey (1994) haben Rahmenbedingungen zur Einschätzung von Familien entwickelt, die folgende Komponenten aufweisen:

Strukturale Einschätzung

Dieser Teil des Modells befasst sich mit der internen familialen Zusammensetzung, erweiterten familialen Netzwerken, äußerlichen Verbindungen und nimmt Bezug auf den Kontext von Rasse, sozialem Status und Religion. Einer der Kritikpunkte von Pflegenden bezüglich der Einschätzung ist die damit verbundene Papierflut. Wright und Leahey (1994) schlagen den Gebrauch von Genogrammen und «Ecomaps» vor, die ein visuelles Abbild der Familie ermöglichen. Diese Diagramme können eine Anzahl von wichtigen Informationen über Todesfälle, Erkrankungen, Abhängigkeiten, Verbindungen zwischen Familienmitgliedern und Trennungen wie z. B. Scheidung liefern.

Einschätzung der Entwicklung

Die Entwicklungsphase, die eine Familie in ihrem Lebenszyklus erreicht hat, wird oft deren Möglichkeit, mit dem drohenden Verlust oder mit dem Tod umzugehen, beeinflussen. Der frühzeitige Tod eines Partners kann in einer jungen Familie eine lange Periode der Trauer, des Statusverlustes und des Komfortverlustes hervorrufen. Wenn Kinder vorhanden sind, beinhaltet dieser Verlust auch den Verlust eines Elternteils (Parkes 1971). Familien in einem späteren Status des Lebenszyklus können den Tod eines älteren Elternteils als einen natürlichen Prozess verstehen, vor allem wenn diese Personen auf den Verlust vorbereitet sind (Lewis 1976, Neugarten 1970).

Wright und Leahey (1994) schlagen daher vor, dass Pflegende die jeweilige Phase des Lebenszyklus der Familie berücksichtigen und zusätzliche Stressfaktoren wahrnehmen, die eine Familie durchläuft wie z. B. Heirat, Geburt, Kindererziehung, Auszug der Kinder, Rente und Tod und die eine Neuorganisation von Rollen und Regeln erfordern. Entwicklung wird verstanden als ein überbrückendes Konzept, das alle Entwicklungsprozesse, die mit dem Wachstum der Familie zu tun haben, umfasst. Daher sind Veränderungsprozesse, die mit Krankheit oder psychologischen Prozessen wie z. B. Trauer zu tun haben, in dieser Komponente mit eingeschlossen. Mit schwierigen Veränderungsprozessen von Erkrankung und Tod zurechtzukommen kann als Anpassungsleistung definiert werden, die eine mit einer Krebserkrankung konfrontierte Familie wird leisten müssen. Grundlegende Überlebensstrategien wie Verweigerung, beschrieben durch Kübler-Ross (1970), oder abgrenzendes Verhalten (Perlin ′und Schooler 1978) können von der Familie genutzt werden, wenn der Stress als extrem empfunden wird. Sie können aber auch dazu führen, dass Wege des direkten Handelns verschlossen sind. Diese Komponente kann genutzt werden, um als Pflegekraft das Stadium des Krankheitsbewusstseins sowohl der Familie als auch des Patienten einzuschätzen.

Funktionale Einschätzung

Diese letzte Komponente des «Family Assessment Modells» befasst sich zum Teil mit den alltäglichen Aspekten der Familienfunktion wie z. B. Essen, Schlafen und Mahlzeiten zubereiten. Primär werden jedoch die Interaktionsmuster, in denen die Familie sich bewegt, beobachtet. Diese schließen verbale und non-verbale Kommunikation, Problemlösungsstrategien, Rollen, Einflüsse und Vorstellungen mit ein.

Das Calgary Familien-Interventionsmodell (Calgary Family Intervention Model)

Laut Maturana und Varela (1992) existiert Realität nicht nur als Umgebung, um vom Individuum aufgenommen zu werden. Vielmehr existieren Personen in vielen Bereichen der Realität, auf die sie sich beziehen, um ihre Erfahrungen zu erklären. Ein Leitmotiv des Interaktionsmodells ist, dass der Haupteinfluss auf die Familie deren Auffassung von Realität ist. Einer der zentralen Ansätze ist, dass Familienmitglieder eine Vorstellung von ihren Problemen, die hinderlich oder fördernd sein können, haben. Hindernde Vorstellungen lassen Probleme fortbestehen und engen Lösungen ein, während fördernde Vorstellungen die Ansätze für Problemlösungsstrategien erhöhen. Die Vorstellungen der jeweiligen Familie werden durch therapeutische Gespräche, den Gebrauch von Fragetechniken wie z. B. lineare Befragung, Entwicklung eines Genogramms, zirkuläre Befragung und narrative Therapie ermittelt. Die Veränderung wird durch eine Intervention eingeleitet. Diese beinhaltet folgende Aspekte: Probleme nach außen tragen, alternative Vorstellungen anbieten, wissenschaftliche Erkenntnisse hinzuziehen, das Unaussprechliche ansprechen, Unterschiede zwischen Vorstellung und Verhalten aufzeigen und Empfehlungen für Stärken aussprechen. Getragen werden die Interventionen durch die Intention, der Familieneinheit emotionale Stärke zu vermitteln.

Die Intervention

Zirkuläre Befragung

Zirkuläre Fragen zielen darauf, das Verständnis, das eine Person von dem Glauben, den Ängsten, Erwartungen und Emotionen einer anderen Person hat, zu ermitteln. Dieses geschieht durch direkte Ansprache katastrophaler Erwartungen hinsichtlich der Entwicklung der Erkrankung und der Auswirkungen auf die Familiendynamik. Das Ziel ist es, die Familienmitglieder darin zu unterstützen, dass sie über eine lineare Ursächlichkeit hinaus denken und Systemprozesse, Interaktionen und alternative Zukunftsperspektiven in Betracht ziehen. Diese Art der Befragung kann gezielt bei dem Erkrankten erfolgen oder – alternativ – beim Partner, der äußern soll, was seiner Meinung nach der Erkrankte denkt. Nachdem die schlimmsten Erwartungen aufgedeckt worden sind, können sie realistisch anhand von Fragen diskutiert werden wie z. B.: «Wie zeigen Sie Ihre Gefühle?», «Welchen Effekt hat es auf Ihren Mann?», «Ist dies die von Ihnen gewünschte Auswirkung?».

Es kann sein, dass sich der Ehemann abweisend, ängstlich und gefangen vorkommt und mit seinen Emotionen nur in Form von Abweisung umgehen kann. Aus der Angst heraus, ihren Ehemann zu verlieren, kann die Ehefrau sehr anhänglich oder auch aggressiv reagieren. Keiner mag sich der zirkulären Natur des maladaptiven Musters bewusst sein. Die Fragen ihrerseits vermitteln der Familie jedoch neue Informationen und Antworten. Sie fordern Familienmitglieder auf, Probleme aus einer neuen Perspektive zu betrachten. Wenn die Familie dahingehend unterstützt wird, die Ursprünge des Problems zu erkennen, kann die Pflegekraft ihnen helfen alternative Coping-Strategien, die ihrerseits zu neuen Lösungen führen, in Betracht zu ziehen.

Das Vorstellen von Geschichten

Geschichten bieten Familien alternative Sichtweisen. Diese Intervention wird angewandt, wenn ein Bedarf besteht, «der Sache auf den Grund zu gehen». Die Familie würde gefragt werden, ob sie daran interessiert ist von einer Familie zu hören, die sich in einer ähnlichen Situation befindet. Wenn dies gewünscht wird, erfolgt diese Information. Dieser Ansatz erweist sich als nützlich, wenn die Familie sich entschieden hat, eine infauste Krebsdiagnose von einem kranken Mitglied fernzuhalten. Die Pflegekraft erläutert die Erfahrung einer Familie in ähnlicher Situation und weist darauf hin, wie blockierte Kommunikation Familienmitglieder emotional distanzieren kann. Diese Strategie kann dazu führen, dass eine Familie die Konsequenzen ihrer Entscheidung evaluiert und überdenkt. Mit diesen Veränderungsprozessen sind zwei weitere Interventionen verbunden – «Reframing» und das «Unaussprechliche aussprechen».

Reframing

Es finden konzeptionelle oder emotionale Veränderungen in Bezug auf eine Vorstellung statt, die diese Vorstellung in einen anderen Rahmen setzen, der den Fakten ebenso entspricht. Entscheidungen, die zu einem Zeitpunkt getroffen wurden, in der die Familie sich in einer Phase des Ungleichgewichts befand, sind oftmals nicht durchdacht. «Reframing» kann der Familie verhelfen, eine andere Perspektive auf das Problem einnehmen zu können.

Angebot einer hypothetischen, fakultativen Vorstellung

Der Grund solcher Fragestellung liegt darin, eine fördernde Vorstellung anzubieten, einen existierenden Glauben anzugehen und somit Platz für innovative Ideen und eine unbedrohliche, reflexive Sichtweise des Problems zu ermöglichen. Dieses Vorgehen kann angewandt werden, wenn es Missverständnisse bezüglich der Gründe für das Benehmen eines Partners gibt: «Wenn Sie sich vorstellen könnten, dass Ihr Ehemann es ablehnt über Ihre Erkrankung zu reden, da er versucht Sie zu beschützen, was wäre dann anders?»

Das Unaussprechliche ansprechen

Das Unaussprechliche ansprechen ist eine einflussreiche therapeutische Methode um Vorstellungen aufzudecken, die sich auf das zentrale Problem der Familie beziehen. Die Grundvorstellungen können außerhalb des Bewusstseins einer Familie liegen oder können zu brisant, Angst einflößend oder schmerzlich für Familienmitglieder sein, um diese zu artikulieren. Wenn absichtlich – gegen soziale Konventionen – vorgegangen wird und diese Sachverhalte in einem therapeutischen Gespräch angesprochen werden, kann die Unfähigkeit der Familie, sensible Sachverhalte anzusprechen, angegangen werden und zur Entstehung neuer Vorstellungen beitragen. Diese Strategie kann angewandt werden, wenn Familien sich weigern, über Krankheit und Tod zu sprechen.

Integration von Kindern

Kinder werden häufig nicht in Gespräche zwischen Pflegenden und Familienmitgliedern einbezogen. Häufig wird angenommen, dass Kinder vor bestimmten Situationen behütet werden sollten, dass sie zu jung sind, um zum Dialog beizutragen oder weil klinisches Personal nicht gewohnt ist, sich mit Kindern in dieser Situation auseinander zu setzen. In Calgary sind die Kinder ein wichtiger Teil des Interviewprozesses, da sie Teil des Mobilés sind und zum «feedback-loop» beitragen. Sobald ein therapeutisches Verhältnis aufgebaut worden ist, werden sowohl an die Erwachsenen als auch an die Kinder der Familie Fragen gestellt. Wright et al. (1996) stimmen mit den Ansätzen der Familientherapie überein, dass die natürliche Offenheit eines Kindes dazu beitragen kann, dem Therapeuten Einsicht über Familienprobleme, die nicht von den Eltern genannt würden, zu ermöglichen. Dieses Vorgehen liefert zudem die Möglichkeit, Einsicht in das Verständnis des Kindes über die Krankheit zu erhalten, und verhindert ein Ausweichen der Eltern. Die Art von Fragen, die gestellt werden, können auf die familialen Beziehungen abzielen, z. B.: «Wer ist Mami am nächsten?», «Wer kommt am besten mit Papa zurecht?». Die Befragung kann auch aufeinander folgen: «Was passiert kurz bevor Mami ärgerlich wird?», «Was geschieht hinterher?». Solche Fragen erlauben Familienmitgliedern, ihr Verhalten in einem Kontext zu sehen und unterstützen das Verständnis der gegenseitigen Interaktionen. Jetzt/Damals-Unterschiede wie z. B.: «Was war anders, bevor Mami krank wurde […] im Vergleich zu jetzt?» ermöglichen der Familie, eine Dynamik der Veränderung zu erkennen, aber helfen auch, die für das Kind wichtigen Aspekte zu identifizieren. Es ist wichtig, das Kind nach den Ursachen der Erkrankung zu befragen, da kleine Kinder oft die Vorstellung haben, dass sie in irgendeiner Weise für die Krebserkrankung eines Elternteils verantwortlich sind.

Das Problem externalisieren

Externalisierung beinhaltet die Trennung des Problems oder Symptoms von der persönlichen Identität des Klienten. Das Problem wird nicht als «in der Person» vorhanden betrachtet, sondern nach außen getragen und als etwas, das außerhalb der Person existiert, angegangen. Daher wird nicht der Klient als Objekt gesehen, sondern eher das Problem und die Lösung. Die Krankheit wird als Umstand betrachtet, der das «Selbst» beeinflusst, aber er kreiert nicht das «Selbst». Diese Intervention kann eingesetzt werden, wenn ein Patient Depressionen und verlagerte Wut über die Krebserkrankung durchmacht. Sie ermöglicht der Familie, das Benehmen als ein Ergebnis der Krankheit zu sehen und nicht als persönlich gegen sie gerichtetes Verhalten. Wright et al. (1996) haben diese Intervention erfolgreich bei chronischen Schmerzen und bei Kindern mit Symptomen wie Phobien, Enco-poresis und Enuresis angewandt. Die Technik kann sich besonders bei solchen Familien als nützlich erweisen, in denen Kinder Verhaltensprobleme zeigen. Es kann der Familie vermittelt werden, dass das Verhalten des Kindes auf die Erfahrung mit der Erkrankung zurückzuführen ist und nicht auf Ungezogenheit.

Fazit

Skynner (1976) beschreibt präzise die wichtige Rolle der Familie in Bezug auf das Wohlergehen jedes Individuums und die möglichen Konsequenzen einer familialen Disharmonie.

> «Der Einfluss der Familie steht in einer wichtigen, zentralen Position. Sie richtet sich nach innen auf das Individuum, nach außen zur Gesellschaft und bereitet jedes Mitglied darauf vor, seinen Platz in der weiteren sozialen Gruppe einzunehmen, indem sie ihm dabei hilft seine Werte und Traditionen als Teil seiner Selbst zu internalisieren. Vom ersten Schrei bei der Geburt bis zum letzten gesprochenen Wort vor dem Tod umgibt uns die Familie und findet einen Platz für alle Altersstufen, Rollen und Verhältnisse für beide Geschlechter. Die Familie hat großes kreatives Potential, beinhaltet aber auch Potential für erschreckende Zerstörung.» (Skynner 1976)

Wenn wir Skynners Interpretation der Wichtigkeit einer Familie übernehmen, so stellt Barnett (1996) fest, besteht die Notwendigkeit, die Familiendynamik und die Bedürfnisse von Familien zu verstehen und dies besonders, wenn die familiale Stabilität durch Krankheit wie z. B. Krebs erschüttert wird.

Die Wahrscheinlichkeit, durch einen zirkulären und system-theoretischen Ansatz – entwickelt von Wright und Leahey (1994) und Wright, Watson und Bell (1996) – eine positive Veränderung innerhalb der familialen Dynamik zu bewirken, ist größer, als wenn eine individualisierte und lineare Sichtweise angewandt wird. Andere Länder, die diesen Gedanken aufgreifen und ihn in das Curriculum aufnehmen, sind Großbritannien, Japan, Australien, Finnland und Island. Zudem ist Family Nursing auch in Kanada und Nordamerika etabliert. Dennoch soll nicht impliziert werden, dass dieser Ansatz eine magische Formel zur Heilung aller familialer Erkrankungen darstellt. Die Familiendynamik ist komplex und familiale Probleme sind schwer zu lösen. Zudem sind kulturelle Unterschiede, die Interventionen beeinflussen können, zu beachten. Kanadier diskutieren bereitwilliger über ihr Privatleben als z. B. Europäer, die dazu neigen, ihre Familieninteraktionen als sehr privat zu betrachten. Die Technik der Befragung sollte der örtlichen Bevölkerung angepasst werden. Pflegende müssen somit die Ideen, die ihnen aus Calgary angeboten werden, aufgreifen. Sie müssen die Ideen so verändern, dass diese sich ihren eigenen Anforderungen und Gesundheitskonzepten anpassen. Gerade durch die therapeutische Beziehung zwischen Krebspatient und Pflegekraft sind «Family Nurses» – im Vergleich zu anderen Professionen der Gesundheitsfürsorge – in einer Position, Techniken zu benutzen, die eine Familie zu Harmonie und Stabilität führen können. «Family Nursing» nach der Calgary Methode hat daher ein großes Potenzial.

Literatur

Allmond, B.W.; Buckman, W.; Gofman H.F. (1979): The family is the patient, Mosby, St Louis C.V.

Bateson, G. (1979): Mind and Nature. E.P. Dutton, New York.

Bozett, F.W. (1987): Family Nursing and life threatening illness, In: M. Leahey & L.M. Wright (Eds.) Families and life threatening illness, Springhouse Corporation, Springhouse, Pennsylvania.

Christ, G.H.; Siegal, K.; Sperber, D. (1994): Impact of parental terminal cancer on adolescents, American Journal of Orthopsychiatry. 64, 604–613.

Christensen, A.; Shenk, J.L. (1991): Communication, conflict and psychological distance in nondistressed, clinic and divorcing couples, Journal of Consulting and Clinical Psychology. 59, 458–463.

Davies, B.; Reimer, J.C.; Martens, N. (1994): Family functioning and its implications for palliative care, Journal of Palliative Care. 10, 1, 29–36.

Ey, S.; Compas, B.E.; Eppig-Jourdan, J.E.; Worsham N. (1998): Stress responses and psychological adjustment in patients with cancer and their spouses, Journal of Psychosocial Oncology, 16, 2, 59–77.

Faulkner, A. (1993): Helping relatives to cope with a diagnosis of cancer in a loved one, Journal of Cancer Care, 2, 132–136.

Fitch, M.I.; Bunston, T.; Elliot, M. (1999): All in the family - When mom's sick: Changes in the mother's role and in the family after a diagnosis of cancer, Cancer nursing 22, 1, 58–63.

Friedman, M.M. (1992): Family Nursing: Theory and practice (3rd.ed.), Appleton Lange, Norwalk, Connecticut.

Germino, B.B.; Fife B.L.; Funk, S.G. (1995): Cancer and the partner relationship: What is its meaning? Seminars in Oncology Nursing. 11, 1, 45–50.

Gottman, J.M. & Levenson, R.W. (1988): The social psychophysiology of marriage. In: P. Noller & M.A. Fitzpatrick (Eds.) Families and Chronic Illness, Springhouse Corporation, Springhouse, Pennsylvania p. 293–307.

Kübler-Ross, E. (1970): On Death and Dying. Tavistock, London.

Lewis, E. (1976): The management of stillbirth: Coping with an unreality, Lancet, 2, 619–620.

Maturana, H.R. & Varela, F. (1992): The tree of knowledge: the biological roots of human understanding (Rev. Ed.), Shambala, Boston.

Mireault, G.C.; Compas, B.E. (1996): A prospective study of coping and adjustment before and after a parents death from cancer, Journal of Psychological Oncology, 14, 1, 1–18.

Neugarten, B. (1970): Dynamics of transition of middle age to old age: Adaptation and the life cycle, Journal of Geriatric Psychiatry, 4, 71–87.

Notorius, C. I.; Markman, H. J. (1989): Coding marital interaction: A sampling and discussion of current issues, Behavioural Assessment, 11, 1–11.

Oberst, M. T.; James, R. H. (1985): Going home: Patients and spouse adjustment following cancer surgery, Topics in Clinical Nursing, April, 46–57.

Parkes, C. M. (1971): Psychosocial transitions: A field for study, Soc. Sci. Med., 5, 101–105.

Perlin, L. I.; Schooler, C. (1978): The structure of coping. Journal of Health and Social Behaviour, 19, 2–21.

Robinson, C. (1994): Nursing interventions with families: a demand or an invitation to change? Journal Of Advanced Nursing, 19, 897–904.

Scottish Partnership Agency for Palliative and Cancer Care (1996): Palliative Cancer Care: The integration of palliative care with cancer services, SPA; Edinburgh.

Skynner, R. (1976): One Flesh: Separate Persons, London, Constable.

Stedeford, A. (1981): Couples facing death; unsatisfactory communication. British Medical Journal, 283, October 24, 1098–1101.

Von Bertalanffy, L. (1968): General Systems Theory, Brazillier, New York.

Watzlawick, P.; Beavin, J.; Jackson D. (1967): Pragmatics of Human Communication, W.M. Norton, New York.

Whall, A. L. (1986): Family therapy theory for nursing, Appleton & Lange, Philadelphia.

Wilson-Barnett, J. (1996): Research directions in palliative care nursing, International Journal of Palliative Care, 2, 1, 5–6.

Wilson, S.; Morse, J. M. (1991): Living with a wife undergoing chemotherapy, Image 23, 2, 78–84.

Wright, L. M.; Leahey, M. (1994): Nurses and Families (2nd ed.) Philadelphia, F. A. Davis Co.

Wright, L. M.; Watson, W. L.; Bell, J. M. (1996): Beliefs: The heart of healing in families and illness, New York, Basic Books.

Zahlis, E. H.; Lewis, F. M. (1998): Mothers' stories of the school age child's experience with mother's breast cancer, Journal of Psychosocial Oncology, 16, 2, 25–45.

Family Nursing in der Praxis: eine komplexe Fallstudie

Carol Walford RSCN MSc Nursing Studies-Child Health
Übersetzung: Heike Meyburg

Unter chronischen Krankheiten versteht man eine dauerhafte Gesundheitseinschränkung, die nicht durch chirurgische oder medikamentöse Maßnahmen geheilt werden kann. Durch die Erkrankung ist der betroffene Patient eingeschränkt/behindert, was nicht nur sein Leben, sondern auch das seiner Familie und das der Pflegenden beeinflusst (Newby 1996).

Tritt die chronische Erkrankung bereits im Kindesalter auf, so kann das bedeuten, dass niemals der Zustand normaler Gesundheit erreicht werden kann, was die Familie vor viele Schwierigkeiten stellt. Während in der Vergangenheit viele dieser Kinder mit chronischen Erkrankungen lange Abschnitte ihrer Entwicklung im Krankenhaus verbrachten, werden sie heute vermehrt zu Hause versorgt, wobei einige von ihnen sehr komplexe Bedürfnisse haben (Ray und Ritchie 1993), die in der Vergangenheit Krankenhausaufenthalte über lange Zeiträume ihrer Entwicklung erforderlich gemacht hätten. Die Krankheit konfrontiert die Familie mit vielen Veränderungen, so dass die Familiendynamik, die Werthaltungen innerhalb der Familie und die Reaktionen und Erfahrungen aus vorhergehenden Krankheiten in Frage gestellt werden (Rolland 1994).

Der Stress, mit dem sich die Familie konfrontiert sieht, ist multifaktoral und kann von jedem Familienmitglied anders empfunden werden. So wie das Kind sich entwickelt und sein Verständnis zunimmt, so verändert sich auch der Einfluss der Krankheit auf das Kind und die Familie. Stress beeinflusst auch die Fähigkeiten der Familie, Umstände zu bewältigen und zu ändern (Burke et al. 1990). Stress ist immer gegenwärtig und verändert sich mit jeder neuen Krise (Burke et al. 1990). Es ist hierbei von großer Wichtigkeit, dass es der Familie immer wieder gelingt, sich den neuen Situationen anzupassen.

In diesem Artikel soll die Fallstudie einer Familie dargestellt werden, die ein Kind mit einer chronischen Krankheit versorgt. Die Fallstudie macht die verschiedenen Krisen deutlich, die aufkommen, sobald sich die Diagnosenstellung ändert, sowie den Einfluss bedeutender Lebensereignisse auf die Familie, die die Pflege übernommen hat und gleichsam auch für die professionell Pflegenden. Bei der häuslichen Versorgung eines Kindes sind viele Probleme, auf die man stößt, nicht immer unmittelbar gesundheitliche Probleme des Kindes. Die Praxis des Family Nursing versetzt die professionell Pflegende in die Lage, die Stärken der Familie zu entwickeln und ihren Mitgliedern die Fähigkeiten zu geben, kompetente Entscheidungen bezüglich der Gesundheit des Kindes zu treffen. Das folgende Kapitel über einen komplexen Fall zeigt deutlich die Probleme auf, vor der die betroffene Familie und die professionell Pflegende standen.

Die Familie

Betty Smith war $3^1/_2$ Jahre alt, als sie erstmalig zu mir in meiner Funktion als pädiatrische Inkontinenz- und Stomaberaterin überwiesen wurde. Zu dieser Zeit lautete die Diagnose idiopathische Obstipation als Folge einer Anus-Plastik bei Analstenose. Dadurch war sie nicht in der Lage, auf normalem Wege ohne Intervention ihren Darm zu entleeren. Ihre Mutter Jennifer (35 Jahre) war zum zweiten Mal verheiratet, nachdem die erste Ehe gescheitert war, weil der Partner gegenüber der Familie gewalttätig war. In dieser ersten Ehe wurden zwei Töchter geboren und Jennifer hatte außerdem vier Fehlgeburten. Graham, Bettys Vater und Jennifers zweiter Ehemann, war 36 Jahre alt. Er war ein hart arbeitender, ruhiger Mann, der sich jeder von Jennifers Entscheidungen beugte, die Bettys Versorgung betrafen. Er war zum ersten Mal verheiratet. In diesem Haushalt lebte noch die 12-jährige Anne, die jüngste Tochter aus Jennifers erster Ehe. Die ältere Tochter Cary (17) lebte bei ihrem biologischen Vater und hatte zum gegenwärtigen Zeitpunkt keinen Kontakt zur Familie.

Familienentwicklung

Jennifer hat noch vier Geschwister, von denen sie aber ebenso wenig Unterstützung oder Entlastung bei Bettys Versorgung erhielt wie von ihren Eltern. Vielmehr wurde sie von ihnen immer wieder um Unterstützung gebeten. Graham hatte einen Bruder und zwei Schwestern, mit denen er aber keinen Kontakt pflegte. Seine Eltern lebten im Ausland und sie hatten keine Verbindung zu ihren Kindern.

Graham und die Kinder aus Jennifers erster Ehe hatten keine gute Beziehung zueinander, was immer wieder zu Spannungen in der Familie führte. Jennifer verließ sich auf mich, wenn es um Unterstützung oder Informationen ging, und zeigte mir gegenüber sehr offen ihre Gefühle und ihre Frustration. Die Schwestern aus Jennifers erster Ehe stritten ständig miteinander.

Nach Wright und Leaheys (1994) Definition von Familie – «Familie besteht aus den Mitgliedern, die voneinander sagen, dass sie eine Familie sind» – bestand diese Familie zur damaligen Zeit aus vier Personen: Mutter, Vater, eine Tochter aus dieser Partnerschaft und eine Tochter aus erster Ehe.

Während meines ersten Hausbesuches bei der Familie traf ich nur Jennifer und Betty an. Betty war schüchtern und zurückhaltend. Jennifer entschuldigte sich, dass das Haus nicht aufgeräumt sei, und öffnete die Fenster, da sie geraucht hatte und das Gefühl hatte, ich würde es missbilligen. Sie wirkte sehr nervös auf mich, und bei einem späteren Besuch gab sie zu, dass sie gedacht hatte, dass ich sie dafür tadeln würde, weil sie angeblich nicht gut genug für ihre Tochter sorgen würde. Sie bat mich sogar um Erlaubnis, wenn sie in ihrem Haus rauchen wollte. Auf dem Hintergrund dieses Verhaltens zeigte sich eine sehr besorgte Mutter, die davon überzeugt war, dass sie die Schuld an den Schwierigkeiten ihres Kindes trug.

Medizinische Anamnese

Bis zu diesem Punkt hatte Betty bereits eine lange medizinische Anamnese. Sie hatte eine angeborene Analstenose, war nicht gestillt worden und zeigte von Geburt an eine Tendenz zu Obstipationen. Nachdem ihr Hausarzt verschiedene Mittel zur Stuhlerweichung und diverse Laxantien in steigenden Dosen ausprobiert hatte, überwies er sie an einen Kinderchirurgen. Sie hatte häufige Obstipationen und verbrachte wenigstens eine Woche pro Monat im Krankenhaus. Hier bekam sie rektale und orthograde Einläufe sowie manuelle Darmausräumungen unter Vollnarkose. Insgesamt wurden fünf Dilatationen des Anus mit Ausräumungen unter Vollnarkose durchgeführt. Als keine dieser Maßnahmen den gewünschten Erfolg zeigte, nahm der Chirurg eine Anus-Plastik vor. Im Anschluss an diesen Krankenhausaufenthalt wurde sie mir zur weiteren Versorgung überwiesen.

Mutter/Krankenschwester-Dyade

Nach Friedemann (1989) wird Family Nursing auf drei verschiedenen Systemebenen ausgeführt: auf der Ebene des individuellen Familienmitgliedes, der interpersonalen Ebene und auf der Ebene des Familiensystems. Sie erläutert, dass die Ebene des individuellen Familienmitgliedes die Basis bildet, um eine Beziehung zu jedem Familienmitglied als Klient aufzubauen. «Die einzelnen Personen können als Subsysteme des gesamten Systems Familie betrachtet werden. Die Pflegeziele sind auf das Individuum ausgerichtet.» (Friedemann 1989, S. 213). Das interpersonale Family Nursing nutzt «Kommunikationstechniken und richtet sich auf

Familienprozesse wie Entscheidungsfindung, Grenzenziehen und Herausarbeiten von Rollen innerhalb der Familie. Das interpersonale System ist ein Subsystem des ganzen Systems Familie und wird zum Klienten für die pflegerischen Interventionen». (Friedemann 1989, S. 213). Auf der Ebene des Familiensystems, auf der die gesamte Familie der Klient ist, diskutiert sie die Formation der interagierenden Gruppen: Dyaden, Triaden und größere Gruppen. Es wurde mir sehr deutlich, dass Jennifer und ich durch eine sehr starke dyadische Beziehung verbunden waren, was positiv für Jennifer war, aber gleichzeitig das Familiensystem beeinflusste. Jennifer hatte von Anfang an ein großes Bedürfnis, alles verstehen zu wollen und eine Ursache und eine Diagnose zu bekommen. Eine Biopsie ergab, dass kein Morbus Hirschsprung vorlag. Mir fiel auf, dass Betty auch Probleme bei der Blasenentleerung hatte und ein Bein nachzog, wenn sie müde war. Eine MRT wurde durchgeführt, auf dem sich zeigte, dass Betty eine anteriore Meningocele im Sakralbereich mit Einschnürungen des Steißbeines hatte (Spina Bifida). Nachdem die Familie bereits frühere Diagnosen wie zuerst die Analstenose und dann die idiopathische Obstipation akzeptiert hatte, musste sie sich jetzt mit der neuen und schwerwiegenderen Diagnose auseinander setzen. Jennifer bat mich immer wieder, ihr diese angeborene Missbildung zu erklären, bis sie sie verstanden hatte, und obwohl die Situation jetzt ernster war als ursprünglich angenommen, standen die ganzen Symptome jetzt in einem Zusammenhang. Es gab eine definitive Diagnose und darauf kam es Jennifer an. Graham stand dabei eher am Rand, und mir wurde klar, dass er in das Geschehen miteinbezogen werden müsste, wobei er jedoch in Gesprächen sehr zurückhaltend war, auch wenn Jennifer nicht anwesend war. Das Angebot eines informellen Gespräches, für den Fall, dass er das Gefühl hätte, dass seine Bedürfnisse nicht angesprochen würden, lehnte er ab. So traf auch weiterhin Jennifer alle Entscheidungen über Bettys Versorgung und verließ sich auf mich, um Unterstützung zu bekommen.

Familienzusammenhalt

Wright und Leahey (1994) stellten fest, dass selbst wenn ein komplettes Familienassessment durchgeführt wurde, die Pflegende noch nicht die ganze Wahrheit über eine Familie wissen wird, jedoch wird sie genug Informationen aus der Sicht einer Beobachterin gesammelt haben, die ihr die Entscheidung ermöglichen, ob eine Intervention notwendig ist oder nicht.

Die Problemlösung innerhalb dieser Familieneinheit war eingeschränkt, da die Eltern Schwierigkeiten hatten, die wechselnden und komplexen Diagnosen zu verstehen. Obwohl sie verzweifelt versuchten, auch während Bettys ständiger Krankenhausaufenthalte die Familienintegrität aufrechtzuerhalten, standen Graham und Anne doch außen vor, wenn Jennifer mit Betty im Krankenhaus war.

Die Eltern hatten auch Probleme zu akzeptieren, dass Betty behindert war. Durch den häufigen Kontakt zu mir, wo es möglich war Fragen zu stellen, fiel es Jennifer jedoch leichter, diese Fakten zu akzeptieren. Sie gab diese Informationen dann an Graham weiter, aber da er sie nicht akzeptieren konnte, war die Elterndyade in Gefahr. Weil Jennifer ein kontrollierendes Verhalten ausübte und Graham die Diagnosen nicht annehmen konnte und sich distanzierte, wurden schwierige Diskussionspunkte nicht angesprochen. Die ständigen Streitereien zwischen den Geschwistern wurden noch dadurch verstärkt, dass Betty sehr viel Aufmerksamkeit entgegengebracht wurde, und Anne nicht mehr in die Versorgung ihrer Schwester mit einbezogen wurde. Das hatte zur Folge, dass Anne einnässte und einkotete und die Beziehung zu ihrer Mutter gestört war.

Die Bewältigungsstrategien, die die Familie zeigte, bestanden darin, dass Jennifer mich ständig um Rat fragte, Graham alles abwehrte und sich distanzierte und Anne durch ihr Verhalten Aufmerksamkeit suchte.

Weitere Krisen

Betty benötigte weiterhin tägliche Maßnahmen, um einen Ileus und damit eine Krankenhauseinweisung zu verhindern. Jenny nahm die Darmspülungen und Einläufe unter meiner Aufsicht vor, benötigte dabei aber ständig meinen Rat bezüglich der Dosierung. Betty nahm nicht an Gewicht zu, ihr Appetit war schlecht und sie entwickelte sich insgesamt nur langsam. Sie war sehr still und schlief im Kindergarten und zu Hause über viele Stunden während des Tages. Durch die Zusammenarbeit mit dem Allgemeinmediziner, dem Health Visitor und den Erzieherinnen in Bettys Kindergarten konnte ich mir einen guten Überblick über Bettys Gesundheitszustand verschaffen. Frühzeitig zog ich eine Ernährungsberaterin hinzu, um Jennifer zu unterstützen, was jedoch nur geringen Erfolg zeigte. Meine Besorgnis über Bettys physischen und mentalen Zustand wurde mit ihrer Mutter und den hinzugezogenen anderen Berufsgruppen diskutiert. In einem Bericht an die beteiligten Vertreter der verschiedenen Berufsgruppen wurde eine Fallbesprechung angeregt. Diese fand zusammen mit den Eltern, dem behandelnden Chirurgen, dem Pädiater, dem Neurologen und mir im Krankenhaus statt. Die Eltern erhielten eine eingehende Erklärung über Bettys Zustand, und sie wurde an einen Gastroenterologen zur Untersuchung der Mobilität des Verdauungstraktes überwiesen.

Jennifer teilte mir mit, dass Anne Betty gegenüber ein besorgniserregendes Verhalten zeigte. Sie stieß Betty von sich fort und wurde einmal dabei beobachtet, wie sie ein Kissen auf Bettys Gesicht drückte. Zuvor hatte Jennifer Annes auffälliges Verhalten immer dadurch erklärt, dass sie sexuell missbraucht worden war, woraufhin ich Anne noch mal zu dem psychologischen Dienst überwies, der sie damals betreut hatte. Graham blieb weiterhin außen vor, und ich beschloss, dass wir eine Besprechung mit der ganzen Familie haben sollten, womit alle Familienmitglieder einverstanden waren. Der psychologische Dienst erfuhr von diesem Treffen und vertrat die Meinung, dass Anne nicht noch einmal medizinisch behandelt werden sollte, sondern dass es ausreichend sei, wenn ich die Situation angehen würde.

Die Familienbesprechung

Für die Familienbesprechung wurden einige Basisregeln vereinbart: Jede und jeder sollte sprechen dürfen, ohne unterbrochen zu werden. Wenn ich das Gefühl haben sollte, dass ich keine ausreichende Hilfe bieten könnte, würden sie die professionelle Hilfe eines Familientherapeuten annehmen, wobei die Privatsphäre gesichert sein würde. Durch die Kommunikation mittels «Circular Questioning» war es jedem Familienmitglied möglich, seine oder ihre Gefühle zum Ausdruck zu bringen. Jedes Familienmitglied öffnete sich den anderen gegenüber bezüglich des persönlichen Befindens. Jennifer gab zu, dass sie die anderen stark kontrolliert und der Familie keine Gelegenheit gab, sich zu beteiligen, wobei sie gleichzeitig enttäuscht war, dass Graham ihr nicht ausreichend half. Er gab Betty zum Beispiel nicht die korrekten Medikamente oder vergaß es ganz, an ihre Medizin zu denken. Graham gestand ein, dass er sich distanzierte, indem er Überstunden machte, weil er die Notwendigkeit für die verschiedenen Maßnahmen und den Stress, den sie Betty bereiteten, nicht akzeptieren konnte. Anne überraschte alle, als sie sagte, dass sie sich vernachlässigt fühlte. Sie mochte es nicht, wenn sie aus dem Raum geschickt wurde, in dem Betty versorgt wurde. Anne verstand nicht, warum Betty soviel Aufmerksamkeit erhielt, und war darüber sehr ärgerlich.

- Ermutigende Reflexionen ermöglichten es den einzelnen Familienmitgliedern das vorangegangene Verhalten zu untersuchen und zu verstehen.

- Durch «Reframing» war Jennifer in der Lage, die Situation aus Grahams Perspektive zu betrachten, so dass ihre Beziehung gestärkt werden konnte und die Mutter/Krankenschwestern-Dyade nicht mehr so wichtig war.

- Bettys gesundheitliche Probleme wurden ihrer Schwester Anne erklärt, was dazu führte, dass sie die Situation besser verstehen konnte und sich nicht mehr ausgeschlossen fühlte.

- Eine bessere Kooperation konnte erreicht werden, indem der Familie geholfen wurde, ihre eigenen Entscheidungen zu treffen mit der Frage, welche Veränderungen eine Verbesserung ihrer Situation bewirken würden.

Graham erklärte sich bereit, einige der Ziele mitzutragen und die Abendmedikation zu verabreichen. Jennifer stimmte zu, dass sie den Versuch unternehmen wollte, weniger Kontrollverhalten zu zeigen und dass die Familienmitglieder sie darauf aufmerksam machen sollten, wenn sie wieder Kontrolle über die anderen ausüben würde. Anne bat darum, in die Versorgung ihrer Schwester mit eingebunden zu werden, indem sie sie trösten könnte, wenn Pflegemaßnahmen bei Betty durchgeführt würden. Weiterhin stimmte die Familie dem Vorschlag zu, dass Jennifer und Anne regelmäßig zusammen ohne Betty etwas unternehmen sollten. Ebenso sollte die Familie regelmäßig gemeinsam etwas zusammen machen, woran alle Spaß hätten.

Weitere Krisen

Nach der Familienbesprechung beruhigte sich die Situation. Die Vereinbarungen wurden mit großem Erfolg umgesetzt, und Annes Verhalten verbesserte sich weitgehend. Sie unterstützte ihre Schwester in vielen Dingen, und Anne zeigte mir stolz Bettys Kontinenzbogen, auf dem viele Erfolge verzeichnet waren. Anne hatte sich in der Schule ihren Arm gebrochen und genoss die zusätzliche Aufmerksamkeit, die ihr dadurch zuteil wurde. Graham und Jennifer diskutierten und entschieden jetzt gemeinsam über Veränderungen bei Bettys Versorgung und waren dabei nicht mehr so sehr von meiner Person abhängig.

An diesem Punkt kam Cary, Jennifers älteste Tochter dazu. Sie war siebzehn Jahre alt und traute sich nicht, ihrem biologischen Vater von ihrer Schwangerschaft zu erzählen. Sie wurde von der Familie aufgenommen, wobei sich jedoch aufgrund ihrer sehr schlechten Beziehung zu Anne der Zusammenhalt innerhalb der Familie wieder stark verschlechterte. Jennifer war besorgt und es fiel ihr schwer, eine Beziehung zu ihrer ältesten Tochter aufzubauen, zumal Graham ihr auch nicht helfend zur Seite stand. Über Carys Freund wurde gesagt, dass er gewalttätig sei und Drogen konsumiere. Zu diesem Zeitpunkt zog ich den Health Visitor der Familie hinzu, und Cary konnte alle notwendigen Schwangerschaftsvorsorgeuntersuchungen wahrnehmen und bekam schließlich auch eine eigene Wohnung zugewiesen. Nachdem sie nicht mehr zusammen mit der Familie lebte, konnten sie sich wieder auf sich besinnen, und das Familienleben ging weiter wie bisher.

Nach einer Routineuntersuchung beim Neurologen war Jennifer sehr ärgerlich und verwirrt. Eine Ärztin hatte ihr gesagt, dass Betty gar keine Spina Bifida habe und sie doch nach Hause gehen und aufhören solle, sich Sorgen um ihre Tochter zu machen. Dadurch verlor Jennifer jegliches Vertrauen in die behandelnden Berufsgruppen. Die Situation konnte nur gerettet werden, indem ein Treffen mit dem Oberarzt der Neurologie vereinbart wurde, der die ursprüngliche Diagnose gestellt hatte. Bei mehreren Hausbesuchen musste ich Jennifer immer wieder Sicherheit über die Diagnose vermitteln, und so war die normale Familienroutine ein weiteres Mal gestört.

In diesem Stadium veränderten sich viele Dinge, und ich fand es schwer, die ganze Familie anzutreffen, um die Ergebnisse der Familienbesprechung zu beobachten. Während eines meiner Besuche wirkte Jennifer sehr agitiert, fürchtete aber das Problem auszusprechen. Schließlich eröffnete sie mir, dass sie und Graham sich unaufhörlich stritten und sich die Situation jetzt zugespitzt hatte. Sie sagte, dass sie Graham verlassen wolle, da er sie in keiner Weise unterstütze. Sie waren weder zärtlich zueinander, noch hatten sie Geschlechtsverkehr, und Graham schien gar nicht einzusehen, wie krank Betty war. Grahams Reaktion auf Jennifers Anklagen war, dass er zwar verstehen konnte, warum sie so empfand. Er zeigte zu Hause aber keine Emotionen und weinte, wenn er mit dem Auto unterwegs war. Er wusste nicht, wie er Jennifer unterstützen oder Betty helfen konnte. Jennifer und ich führten lange Gespräche darüber, warum Graham sich so verhielt, und Jennifer brachte zum Ausdruck, das ihr bewusst war, dass Graham ein guter Mann war, sie sich aber dennoch von ihm im Stich gelassen fühlte. Ich schlug ihnen eine Paarberatung vor, aber Jennifer zog es vor, dass ich mit beiden ein Gespräch führen sollte, da Graham mir vertraue und ich zudem alles über Bettys Zustand wusste und weitere Erklärungen dazu geben konnte. Ich verabredete ein vorläufiges Datum und bat Jennifer, von Graham eine Bestätigung darüber einzuholen, dass er diesen Gesprächstermin wirklich wünschte.

Zweite Besprechung

Auch bei der zweiten Besprechung wurden Basisregeln vereinbart. Beide sollten die Gelegenheit haben, aussprechen zu können ohne unterbrochen zu werden, und wenn ich das Gefühl haben sollte, dass ich keine ausreichende Hilfe bieten könnte, würden sie professionelle Hilfe annehmen, wobei die Privatsphäre gesichert sein würde. Die Besprechung begann mit der Bitte des Elternpaares, dass ich Bettys Zustand noch einmal erläutern und die Notwendigkeit für die täglichen Maßnahmen zur Aufrechterhaltung ihrer labilen Gesundheit erklären sollte. Jennifer brachte ihre Enttäuschung über Grahams Mangel an Unterstützung und Verständnis zum Ausdruck. Sie sprach von ihrem Schmerz über den Verlust ihrer ehemals stabilen Beziehung. Obwohl Graham meinte, dass er die Diagnose akzeptiert hatte, zweifelte er fortwährend an der Notwendigkeit der ständigen invasiven Maßnahmen. Hierüber war er mit Jennifer nicht einer Meinung, und wenn sie die Kontrolle übernahm, fühlte er sich hilflos und flüchtete sich in Überstunden. Sein Ressentiment griff auch auf ihre persönliche Beziehung über.

- Die Reflexion ihres Verhaltens und ihrer Gefühle half ihnen, sich in die Situation des Partners hineinzuversetzen.

- Durch Reframing war es ihnen möglich, jeweils die Gründe für das Verhalten des Partners zu verstehen.

- Anhand wiederholter Gespräche über Bettys medizinischen Zustand und die notwendigen Interventionen war es Graham möglich, die Maßnahmen zu verstehen.

Ein weiteres Mal vereinbarte das Elternpaar bestimmte Rollen, um die Ziele bei Bettys Versorgung zu erreichen. Beide stimmten zu, dass diese Besprechung wertvoll gewesen war. Zwei Monate später hatte sich die Beziehung zwischen den beiden wieder gefestigt und obwohl sie manchmal noch zögerlich miteinander umgingen, hatten beide doch das Gefühl, dass die erreichten Verbesserungen Bestand haben würden. Sie sahen sich nun in die Lage versetzt, offen miteinander zu sprechen, falls sich Zweifel einschleichen sollten. Jennifer hatte jetzt auch einen engeren Kontakt zu ihrer Herkunftsfamilie und besonders zu einer ihrer Schwestern. Ihre Familie zog sogar um, damit sie näher bei ihr wohnen konnten. Obwohl sie ihr keine praktische Hilfe anboten, trafen sich die Schwestern und gingen regelmäßig gemeinsam aus; Jennifer genoss diesen Kontakt und fühlte sich dadurch auch unterstützt.

Während dieser ganzen Zeit hatte sich Bettys Gesundheit nicht verbessert. Keine der zahlreichen Maßnahmen konnte dauerhaft ihre Probleme lösen, ungeachtet wiederholter Krankenhausaufenthalte wegen massiver Verstopfung und einer weiteren Anus-Plastik. Betty fing an, jegliche Medikamente zu verweigern, und brachte verbal und physisch zum Ausdruck, dass sie keine weiteren «Schläuche» mehr wollte.

Die Rechte der Kinder in der Gesundheitsversorgung und in der Forschung (Schottland)

In den letzten Jahren sind die Rechte der Kinder mehr ins Blickfeld gerückt, was einigen Berufsgruppen Probleme aufgibt. Der «Children's Act 1998» für England and Wales sollte sicherstellen, dass Kinder das Recht haben, Entscheidungen bezüglich ihrer Gesundheit zu fällen, sofern sie von einem Mediziner für fähig erachtet werden, eine medizinische Entscheidung zu treffen. Devereux et al. (1993) leiteten aus diesem Gesetz das Problem ab, dass der Vertreter der Berufsgruppe das Kind für kompetent erklären würde, sofern es mit seiner Meinung übereinstimmt, aber wenn das Kind eine andere Meinung vertritt, würde es nicht für entscheidungsfähig gehalten, und der Elternwille zählt mehr als der des

Kindes. Der schottische «Children's Act 1995» regelt, dass ein Kind, sobald es einerseits für kompetent erklärt wird, um eine Einwilligung zu geben, es andererseits auch als entscheidungsfähig gelten muss, wenn es die Einwilligung versagt. Hierin unterscheidet sich das schottische Recht vom englischen.

Bettys Entscheidung

An diesem Punkt war Betty fünf Jahre alt, und sie wusste um die Konsequenzen, die sich ergäben, wenn sie «keine Schläuche mehr» bekäme. Als pädiatrische Fachkrankenschwester war ich mir meiner Rolle als Fürsprecherin für das Kind und die Familie sehr bewusst, und nach den langen Gesprächen in den vergangenen Monaten mit Betty wusste ich sehr genau, wie sie über die Pflegemaßnahmen dachte, die an ihr vorgenommen wurden. Sie hat täglich rektale Einläufe mit Medikamenten ertragen müssen, und falls diese keinen Erfolg zeigten, musste sie ins Krankenhaus, wo weitere Medikamente über eine nasale Magensonde verabreicht wurden. Sie hasste dieses gesamte Vorgehen und war sehr ärgerlich mit Jennifer, wenn sie mit den Maßnahmen fortfuhr, vergab ihr jedoch danach jedes Mal schnell wieder. Es war offensichtlich, dass es so nicht weitergehen konnte, und eine weitere Fallbesprechung wurde im Krankenhaus arrangiert. Betty war dabei nicht anwesend, und ich übernahm es, ihren Fall vorzutragen. Bei dieser Besprechung waren neben Bettys Eltern und mir noch der behandelnde Chirurg, der Neurologe, der Gastroenterologe und der Kinderarzt anwesend. Es wurde darüber entschieden, eine «Button»-Gastrostomie anzulegen, um die Gabe der großen Menge an Medikamenten zu erleichtern und gleichsam die Notwendigkeit zu umgehen, weitere rektale oder nasale Sonden zu legen. Jennifer und Graham sollten angeleitet werden, die erforderlichen Mengen der Medikamente per Gastrostomie zu verabreichen und darin, wie diese zu Hause versorgt werden muss. Nach einer ausgiebigen Erklärung des weiteren Vorgehens und welche Auswirkungen es für Betty haben würde, war sie glücklich, in die Operation einzuwilligen, und der Eingriff wurde erfolgreich durchgeführt.

Während einer meiner folgenden Besuche beobachtete ich Betty dabei, wie sie die bisherigen Pflegemaßnahmen an ihren Puppen ausführte. Auf die Frage, was ihren Puppen denn fehlen würde, antwortete sie: «Sie haben Bauchschmerzen, und sie brauchen den Schlauch, damit es ihnen wieder besser geht.» Ich fragte Betty, ob es noch etwas anderes gäbe, damit es den Puppen besser ginge, woraufhin sie ihren Pullover hochzog und antwortete: «Sie sollten auch so einen Schlauch bekommen, dieser ist gut», (zeigt auf die Gastrostomie), «die da sind schlechte Schläuche.» Sie konnte jetzt bei der Medikamentengabe mithelfen und verweigerte sie nicht mehr. Ich schloss aus Bettys deutlicher Aussage, dass dieses die richtige Entscheidung zu diesem Zeitpunkt für sie war. Sie nahm jetzt an Gewicht zu, und ihr Appetit verbesserte sich drastisch.

Das Familienleben normalisierte sich, und es waren auch keine weiteren Krankenhausaufenthalte mehr nötig. Die Familienmitglieder verfolgten weiterhin die gleichen Ziele und verbrachten mehr Zeit zusammen. Die Geburt von Carys Baby war für die Familie ein freudiges Ereignis. Die Beziehung zum Vater des Kindes war beendet, und Cary hatte einen neuen Partner kennen gelernt, den die Familie für besser für sie hielt. Die Beziehungen innerhalb der Familie festigten sich, und die Geschwister gingen toleranter miteinander um. Graham bemühte sich sehr, Zeit mit Anne zu verbringen.

Nachdem es Betty jetzt gut ging, war es nun für Jennifer an der Zeit, sich um ihre Gesundheit und allgemeinen Probleme zu kümmern. Ich überwies sie dazu an ihren Health Visitor.

Ergebnisse

- Bettys Gesundheitszustand und Vertrauen verbesserten sich. Sie konnte sich zunehmend selbständig versorgen.

- Jennifer arbeitet jetzt an ihren persönlichen Gesundheitsproblemen mir ihrem neuen Health Visitor.

- Die Partnerschaft der Eltern verbesserte sich auch weiterhin.

- Grahams Verständnis für Bettys Zustand und die Notwendigkeit für Pflegemaßnahmen war viel größer.

- Anne nahm ein Counselling bei einem Psychologen wahr, um ihre früheren Missbrauchserlebnisse zu verarbeiten.

- Jennifer bekam Unterstützung von einer ihrer Schwestern und hatte Kontakt zu ihren Eltern und Geschwistern.

Literatur

Burke, S. O. & Roberts, C. A. (1990): Nursing research and the care of chronically ill and disabled children. In: Journal of Pediatric Nursing Nr. 5, S. 316–326.

Devereux, J. A.; Jones, D. P. H. & Dickenson, D. L. (1993): Can children withhold consent to treatment? In: British Medical Journal Nr. 306, S. 1459–1461.

Friedemann, M.-L. (1989): The concept of family nursing. In: Journal of Advanced Nursing Nr. 14, S. 211–216.

Newby, N. M. (1996): Chronic illness and the family life-circle. In: Journal of Advanced Nursing. Nr. 23, S. 786–791.

Norrie K. (1995): Children (Scotland) Act 1995. Greens Annotated Acts, Edinburgh, S. 36–186.

Ray, L. D. & Ritchie, J. A. (1993): Caring for chronically ill children at home: factors that influence parents' coping. In: Journal of Pediatric Nursing Nr. 4, S. 217–225.

Rolland, J. S. (1994): Families, Illness and Disability: An Integrative Treatment Model, New York, Basic Books.

Wright, L. & Leahey M. (1994): Nurses & Families: A Guide to Nursing Assessment and Intervention, 2nd ed., Philadelphia, F. A. Davis.

Family Nursing und Health Visiting

Sarah Baggaley
Übersetzung: Heike Meyburg

Einführung

In diesem Kapitel soll über das Konzept des Family Nursing im Zusammenhang mit Health Visiting in Großbritannien nachgedacht werden. Es ist beabsichtigt, beide Interventionen aus den folgenden Blickwinkeln zu betrachten: einmal durch die Darstellung einer Fallstudie und in einem weiter gefassten Kontext durch die Diskussion ihrer Relevanz bei der Entwicklung eines Gesundheitsprogramms in Großbritannien. Die Autorin schlägt vor, dass die Übernahme von Fähigkeiten des Family Nursing die Arbeit des Health Visitors bereichern würde, indem Bedürfnisse der Klienten angesprochen und gleichzeitig einige der gegenwärtigen Ziele der Regierung umgesetzt werden könnten. Diese Weiterentwicklung innerhalb von Health Visiting würde unterstützt werden durch eine Weiterbildung sowie durch Managementstrategien.

Gegenwärtige Position

Familien können als die Basiseinheit der Gesellschaft (Keller 1977) oder auch als spezielles Element betrachtet werden, das der Gesellschaft in einer Vielzahl von Wegen dient und gleichzeitig von der Stabilität der Gesellschaft abhängig ist (Baggaley 1997). In beiden Fällen gilt, dass Familien immer als Grundlage und Ort für Gesundheitsverhalten, -information und Wissensvermittlung über Gesundheit verstanden werden (Brannen et al. 1994). Dabei werden normalerweise die Mütter als Verantwortliche für die Ernährung und die Pflege bei weniger schweren Erkrankungen innerhalb des Haushaltes angesehen (Graham 1993). Health Visiting ist eine universelle Dienstleistung für alle Familien mit Kindern unter fünf Jahren, so dass hierüber die Möglichkeit besteht, die Gesundheit einer Familie signifikant zu beeinflussen.

Health Visitors (HV) in Großbritannien sind vergleichbar mit *Public Health Nurses* (PHN) in anderen Ländern. Sie arbeiten innerhalb einer Gemeinde und sind meistens an einem Gesundheitszentrum beschäftigt. Sie sind Teil des *Primary Health Care Teams*, bestehend aus Allgemeinmedizinern, *Community Nurses* und *Health Visitors*. Health Visiting wird vom Council for the Education and Training beschrieben als «geplante Aktivitäten, die darauf abzielen, die Gesundheit zu fördern und Krankheiten zu verhindern» (Council for the Education and Training of Health Visitors 1977, S. 8). Diese Arbeit kann als aktive Tätigkeit bei der Suche nach und Weckung des Bewusstseins für Gesundheitsbedürfnisse betrachtet werden.

Twinn (1991) benennt vier Arbeitsbereiche, die *Health Visiting* umfassen kann:

- die Arbeit auf der Gemeindeebene, wenn sie epidemiologische Belange und Umweltbelange betrifft

- kommunale Initiativen, die auf Bedürfnisse und Perspektiven reagieren, die von der Gemeinde festgelegt wurden

- die Arbeit mit Menschen unter Anwendung von Empowerment-Strategien

- die Arbeit mit Menschen, denen Rat und Information über Gesundheitsbelange angeboten wird.

Die Entwicklung der Rolle des Health Visitors

Gegenwärtig wird innerhalb des Berufsstandes über die Rolle des *Health Visitors* und die politischen Bestrebungen der Regierung debattiert, die Aktivitäten der Health Visitors in den ersten zwei von Twinn genannten Bereichen (s. oben) zu verstärken. Die Angehörigen dieser Berufsgruppe beraten zur Zeit über die Ergebnisse der «Nurses' Contribution to Improving the Public Health» (Scottish Executive 2000). Es wird erwartet, dass daraus Empfehlungen für die zukünftige Rolle der Pflege innerhalb der öffentlichen Gesundheitsfürsorge hervorgehen, die sich auf die Gemeinden sowie Strategien des des öffentlichen Gesundheitswesens und den Managementbereich auswirken. Gegenwärtig wird vornehmlich an den letzten beiden der von Twinn (1991) (s. oben) identifizierten Bereiche gearbeitet.

In den Verantwortungsbereich der Health Visitors fällt es, Unterstützung zu geben, Ratschläge zur Gesundheitsförderung und zur Krankheitsverhinderung zu erteilen, sowie das «Core Developmental Surveillance» Programm zur Entwicklung von Kindern unter fünf Jahren in allen Familien durchzuführen. Innerhalb dieses Rahmens soll der Kontakt zu allen Familienmitgliedern vorhanden sein. Eine Arbeit über Health Visiting war darum überschrieben mit «A Family Visitor» (Clark 1973). In einer Recherche der verfügbaren Literatur durch Baggaley und

Kean (1999) wurde jedoch herausgefunden, dass die Wahrnehmung der Einbindung der ganzen Familie innerhalb des Health Visiting sich vornehmlich auf die Mutter-Kind-Dyade bezieht, wobei die übrigen Familienmitglieder und ihre Bedürfnisse vernachlässigt werden. Dieses Ergebnis wird auch von einer ähnlichen Analyse in der amerikanischen Literatur über Family Nursing bestätigt (Cardwell 1993). Es besteht aber durchaus die Möglichkeit, auch die übrigen Familienmitglieder mit einzubeziehen, falls der Health Visitor es wünscht oder in dieser Weise dazu befähigt ist. Aufgrund der Möglichkeit mit einer Vielzahl von Familienmitgliedern zu arbeiten, kann das Vorgehen hier opportunistisch und klientelorientiert sein. McDonald, Ansell und Bytheway (1999, S. 52) stellen fest, dass «der Besuch bei einem Kind eine Tür öffnet, um auch bei den Geschwistern oder anderen Familienmitgliedern eine Einschätzung unerfüllter Bedürfnisse vorzunehmen, präventive Interventionen (z. B. Unfallverhütung), Gesundheitsförderung, psychologische Unterstützung zu leisten oder den Eltern Ratschläge zu geben», obwohl auch darauf hingewiesen wird, dass die Arbeit mit der gesamten Familie eingeschränkt sei. Davon ausgehend, dass das Erkennen von gesundheitlichen Bedürfnissen das zugrunde liegende Prinzip ist, ist es von großer Bedeutung, wie dies geschieht, wenn über die Arbeit des Health Visiting gesprochen wird. Chalmers (1993) interviewte 45 Health Visitors und stellte fest, dass das Aufspüren von gesundheitlichen Bedürfnissen in vier Situationen auftritt:

- auf Initiative des Klienten

- augenscheinlich/offensichtlich

- nach Ansprache der Bedürfnisse durch den Health Visitor

- aufgrund angenommener oder versteckter Bedürfnisse.

Die ersten beiden Situationen sind offensichtlich und können vom Health Visitor direkt angegangen werden. Die beiden letzten sind problematischer, da sie fortgeschrittene Kommunikationsfähigkeiten und eine Beziehung zum Klienten erfordern (Baggaley & Kean 1999). Wenn Mütter also nicht spüren, dass der Health Visitor an der gesamten Familie interessiert ist, verbleiben einige Aspekte für diese Familie in den beiden letztgenannten Situationen.

Es ist grundlegend für ein Serviceangebot, dass es gegenüber dem aufgeschlossen ist, was der Verbraucher wünscht und somit dem gegenwärtigen Bedarf entspricht (Plastow 2000). Die Regierung verfolgt gleichermaßen den Aspekt einer verbraucherorientierten Dienstleistung und ist sich hinsichtlich der sozialen und ökonomischen Vorzüge für die zu unterstützenden Familien (DOH 1993) bewusst, was in den Dokumenten der Regierung «Supporting Families» (TSO 1998) und durch die Einführung des Programms «Sure Start» (DfEE 1999) zum Ausdruck kommt. Diese kommunalen Programme wurden auf lokaler Ebene ausgearbeitet und beziehen eine Vielzahl von freiwilligen Helfern und Berufen mit ein, wie z. B. auch den Health Visitor. Sie werden finanziell von der Regierung unterstützt mit dem Ziel, die soziale Akzeptanz für Kinder und ihre Familien zu fördern. Zur Zeit wird eine Vielzahl von Initiativen mit Health Visitors entwickelt, wie z. B. spezielle Elternschulungen für Eltern mit älteren Kindern, um Erziehungsfragen anzusprechen. Nur eine sorgfältige Evaluation über einen längeren Zeitraum wird zeigen, ob eine solche Initiative der Regierung ein positives Ergebnis erzielen kann.

Veränderung in der professionellen Herangehensweise

Es ist vielversprechend, dass in der Literatur das Bewusstsein zugenommen hat, dass die Dienstleistung des Health Visitors von der Mutter-Kind-Dyade dominiert wurde. Williams und Robertson (1999) berichten von ihrem Projekt, das darauf abzielte zu ermitteln, welche Meinung Väter über den Health Visiting Service haben und was sie über ihre eigene Gesundheit denken. Es besteht Anlass zur Sorge, weil sie feststellten, dass viele Väter mit unterschiedlichen ethnischen Hintergründen angaben, nie von den Health Visitors zu ihrer Gesundheit oder zu ihrem Verhältnis zu ihren Kindern befragt worden zu sein. Wenn Health Visitors versuchten, sich auch um die Väter zu kümmern, dann geschah das auf einer individuellen und zahlenmäßig geringen Basis. Dieses Vorgehen reflektiert entweder das spezielle Interesse einzelner Health Visitors, die mit der gesamten Familie arbeiten wollten (Chalmers 1992), oder war Bestandteil spezieller Initiativen für junge Väter, denen Hilfe beim Ausfüllen ihrer Rolle als Elternteil gegeben werden sollte, wie z. B. dem Projekt des Pennywell Nachbarschafts-Zentrums (Barna 1995). In diesem Projekt wurde neben anderen Zielen auch versucht, die Bedürfnisse der Väter einzuschätzen und anzugehen sowie die männlichen Sichtweisen und Werte über familiäre Beziehungen festzustellen (Barna 1995). Dazu war es oftmals notwendig, die Terminvereinbarung der Besuche so zu gestalten, dass auch die Väter in Gesundheits- und Familienangelegenheiten miteinbezogen werden konnten. In ihrer qualitativen Studie hat Plastow (2000) herausgefunden, dass 40,9 % der Befragten (Health Visitors, Eltern und andere in der Kommune Tätige, die mit Kindern unter 5 Jahren zu tun haben), der Meinung waren, dass die gesundheitlichen Bedürfnisse von Männern nicht erfüllt werden. Weitere 41,3 % waren indifferent, was Plastow zu der Annahme führt, dass es vielen nicht klar ist, wie ein Health Visitor überhaupt diese Bedürfnisse erfüllen könnte. In der Studie erkannte die Gruppe der Health Visitors, dass sie die Väter mehr mit einbeziehen müssten. Plastow schließt daraus, dass «Väter sich durch die Gesundheitsfürsorge, wie sie gegenwärtig ausgeübt wird, marginalisiert fühlen und unsicher sind, was sie von den Dienstleistungen überhaupt erwarten können. Daraus lässt sich schließen, dass das Health Visiting mehr auf Männer zugeschnitten werden und die Rolle des «Familiy-Visiting» übernehmen müsste». (Platow 2000, S. 476). In ihren Empfehlungen für die Praxis des Health Visiting schlägt sie vor, dass die Health Visitors verstärkt einen familienorientierten Ansatz annehmen sollten. Das Bestreben, die gesamte Familie mit einzubeziehen, erfordert vom Health Visitor die Fähigkeit, offen zu sein für die unterschiedlichsten Formen von Familien, wie wir sie in der heutigen Gesellschaft vorfinden. Das schließt nicht nur die biologischen Eltern eines Kindes ein, sondern auch neue Partner innerhalb einer Beziehung, die Kinder aus früheren Partnerschaften mit in eine Familie bringen, sowie eine zunehmende Zahl von Familien mit gleichgeschlechtlichen Elternteilen. Es gibt in Großbritannien kein Datenmaterial über die Anzahl an gleichgeschlechtlichen Familien, aber es scheint, als ob Homosexuelle sich zunehmend dafür entscheiden, Eltern zu sein (Wilton 1999). Der Fortschritt in den Reproduktionstechniken, Leihmutterschaft und informelle soziale Netzwerke zur Insemination schaffen für immer mehr Männer und Frauen die Chance, Eltern zu sein. Salmon und Hall (1999) fanden in ihrer Übersicht der doch sehr limitierten Literatur, dass die Erfahrungen, die Lesben mit Gesundheitsvorsorge gemacht haben, oftmals nicht angemessen waren und Vorurteile eine gängige Erfahrung darstellten. Sie erkennen an, dass häufig Besorgnis darüber geäußert wird, dass die Kinder lernen müssten, mit den Schwierigkeiten einer homophoben Gesellschaft fertig zu werden, deren Vorurteile nur zu offensichtlich in den Sensationsmedien dargestellt werden. Hier besteht also ein großes Bedürfnis sowie eine große Möglichkeit für die Health Visitors, Rat und Hilfe zu leisten. Salmon und Hall (1999) stellen fest, dass «die Health Visitors die Partner von Anfang an mit einbeziehen müssten, wenn die Arbeitsbeziehung erfolgreich sein soll. Wenn die Co-Eltern nicht wertgeschätzt werden, verschlimmert sich ihr Gefühl des An-den-Rand-gedrängt-Seins». (Salmon und Hall 1999, S. 397). Es wäre nur zu einfach, weiterhin heterosexuelle Annahmen zu projizieren, wodurch das Gefühl der Unsichtbarkeit bei gleichgeschlechtlichen Partnern weiter bestehen bliebe. Wenn die Familie von Anfang an aufgefordert wird, selber all ihre Familienmitglieder zu definieren, können auch die unterschiedlichen Familienformen akzeptiert werden. Durch die Anerkennung der Zunahme an nicht-traditionellen Familienformen impliziert diese Definition von Familie verstärkt das Gefühl von Verwandtschaft, Intimität und emotionalem Zusammenhalt. Zwei Definitionen, die in der Literatur über Familiy Nursing häufig benutzt werden, benennen es folgendermaßen: «[Familie besteht aus] zwei oder mehr Personen, die durch gegenseitige Anteilnahme und emotionale Nähe verbunden sind und die sich gegenseitig als Teil der Familie bezeichnen.» (Friedmann 1992, S. 9) Prägnanter drücken es noch Wright und Leahey aus, wenn sie sagen: «Familie besteht aus den Menschen, die voneinander sagen, dass sie eine Familie sind.» (Wright und Leahey 1994, S. 40).

In dem beratenden Regierungsdokument «Supporting Families» (TSO 1998) werden Health Visitor dazu berufen, eine Schlüsselrolle einzunehmen und somit einen besseren Gesundheitszustand der Familien zu fördern und umzusetzen. Obwohl es «um die Gesundheit von Mutter und Säugling geht», wird gleichzeitig «der ganzen Familie Rat und Unterstützung gewährt» (TSO 1998, S. 11). Wie auch schon Baggaley und Kean (1999) herausfanden, spiegelt diese Trennung das Vorurteil wider, wie es auch die Literatur aufzeigt. Solange keine Änderung des Blickwinkels vom traditionellen Fokus auf Mutter und Kind hin zu der erweiterten Familie vorgenommen wird, werden die zuvor angesprochenen Bedürfnisse weder identifiziert noch erfüllt werden (Baggaley & Kean 1999). Wenn die Beziehung eines Health Visitors zu einer Familie tragfähig sein soll, muss zwischen den beiden Parteien gleichzeitig Vertrauen und Respekt bestehen, um die ganze Familie mit einzubeziehen. Die Familie hingegen muss die Interventionen des Health Visitors als hilfreich ansehen, um eine positive Beziehung zu ihm aufzubauen.

In einer Studie mit *Public Health Nurses* in den USA fand Zerwekh (1992 a) heraus, dass die Vertrauensbildung die Basis einer Beziehung darstellt. So ist bei *Health Visitors* die Entwicklung der Selbsthilfe in der Familie das ultimative Ziel eines Hausbesuches. Diese Fähigkeit beinhaltet, der Familie ihre bereits bestehenden Stärken aufzuzeigen und sie durch Empowerment Selbstvertrauen gewinnen zu lassen (Zerwekh 1992 b). Indem die Familien in die Lage versetzt werden auf eigenen Füßen zu stehen, wird auch das Regierungsziel durch professionelle Interventionen umgesetzt. Hinter diesen professionellen Interventionen steht die gleiche Philosophie wie im *Family Nursing*.

Family Nursing

Alle Pflegenden werden wohl übereinstimmen, dass bei einem ersten Kontakt mit einem Klienten/Patienten ein Assessment vorgenommen werden muss. Beim *Family Nursing* besteht der Unterschied nur darin, dass hier die Bedürfnisse aller Familienmitglieder berücksichtigt werden. Werden im Gegensatz dazu die Angehörigen nur im Zusammenhang mit der Versorgung des Erkrankten gesehen, wird primär ihre Fähigkeit, Pflege zu übernehmen, bewertet (Whyte 1997).

Die folgende Fallstudie bezieht sich auf eine Familie, bei der ich meine Herangehensweise verändert habe, nachdem mein Bewusstsein und Verständnis von Family Nursing gewachsen waren. Das führte zu dem Ergebnis, dass vermehrt die Bedürfnisse der gesamten Familie angegangen wurden.

So wie der Kontakt zur Familie weiter besteht, muss auch das Assessment fortgeführt werden. Im Kontext von Family Nursing bezieht sich das Assessment immer auf die Gesundheit aller Familienmitglieder. Das gilt besonders, wo die

Pflegende und die Familie übereingekommen sind, dass das Problem eines Familienmitgliedes so gelagert ist, dass es alle anderen auch mitbetrifft. Dazu muss das Einverständnis eingeholt werden, dass auch die anderen Mitglieder der Familie an einem vereinbarten Treffen teilnehmen sollen. Es gibt diverse Schemata für ein Assessment. Das Folgende wurde von Whyte (1997) genutzt und ist von Wright und Leahey (1994), Friedmann (1992), Will und Wrate (1985) und Lapp et al. (1993) entwickelt worden.

Strukturelle Faktoren

- Zusammensetzung der Familie
- informelle Unterstützungsnetzwerke
- Kontext der Familie
- kulturelle und soziale Klasse
- Religion und Ethnizität
- Umgebung
- Nachbarschaft
- finanzielle Ressourcen

Entwicklungsfaktoren

- gegenwärtiger Stand der Entwicklung der Familie
- Vorgeschichte der Kernfamilie
- bedeutende Lebensereignisse
- Vorgeschichte der Eltern der Abstammungsfamilie
- Entwicklungsziele
- Bindungen

Funktionale Faktoren

- Aktivitäten des Alltags
- Problemlösungsfähigkeiten

- Gesundheitsbewusstsein

- Familienwerte

- Einbindung in soziale Unterstützungen

- verbale und nonverbale Kommunikation

- Rollenverteilung

- emotionale Beteiligung

- Bewältigungsstrategien

(nach Whyte D. 1997, S. 12)

Das Genogramm

Einer der einfachsten Wege, die Familienstruktur zu verstehen, ist die Aufstellung der Familienmitglieder in einem Genogramm. Diese ermöglicht Pflegenden mit einem systemischen Ansatz über die Familie nachzudenken, und umgekehrt macht es der Familie deutlich, dass die Pflegenden an der Familie als Ganzes interessiert sind (Friedmann 1992). Es gibt verschiedene Symbole mit denen Heirat oder Partnerschaft, Trennung, Scheidung, Tod, Adoption, Fehlgeburt oder Abtreibung angezeigt werden können. Weitere signifikante Aspekte können zusätzlich notiert werden. Das Genogramm ist Bestandteil des fortlaufenden Assessmentprozesses und kann ständig ergänzt werden, wenn die Pflegenden vertrauter mit der Familie werden (Whyte 1997).

Strukturelles Assessment

Da es sich bei der Familie Clark um eine große Familie mit verschiedenen aufkommenden Themen handelt, können nur einige Punkte an dieser Stelle diskutiert werden und nicht alle Aspekte der strukturellen, der funktionalen und der Entwicklungsfaktoren erhoben werden.

Mein erster Kontakt mit der Familie war 1993, als Lorna mit Betty schwanger war und sie in meinen Bezirk umgezogen waren. Lorna (35) hatte ihren ersten Freund Gary (37) geheiratet und ihr erstes Kind mit 17 geboren. Beide Eltern sind arbeitslos und haben finanzielle Probleme, obwohl sie aufgrund von Seans Erkrankung zusätzliche finanzielle Unterstützung bekommen. Die Familie lebt in einem Haus des sozialen Wohnungsbaus mit vier Zimmern und einem Hinterhof. Das Haus wirkt immer aufgeräumt, warm und angemessen möbliert, es gibt aber nie Hinweise auf Kinderspielzeug. Das Genogramm (siehe **Abb. 1**) zeigt eine große Kernfamilie, die wenig Kontakt zur erweiterten Familie/Verwandtschaft hat.

Das Ecogramm (siehe **Abb. 2** auf S. 102) verdeutlicht die soziale Eingebundenheit der Familie. Es stellt die sozialen Kontakte dar, unabhängig davon, ob sie unterstützend wirken oder nicht. Dadurch können die Pflegenden einen weiteren Einblick in die Netzwerke der Familie gewinnen (Whyte 1997).

Das Ecogramm vervollständigt das Assessment der funktionalen Faktoren. Es stellt eine Familie innerhalb relativ enger Grenzen dar. Seit ein Bruder von Gary wegen sexuellen Missbrauchs an der 8-jährigen Mary zu einer Gefängnisstrafe verurteilt wurde, besteht kein Kontakt mehr zu Garys Mutter und seinen übrigen Geschwistern. Lornas Sozialkontakte beschränken sich darauf, mit ihren Schwestern zum Bingospielen zu gehen. Gary hat kein Interesse am geselligen Miteinander, sieht sich aber zu Hause gerne Videos an und führt die Familie manchmal zu kleinen Ausflügen aus. Gesundheitsdienste werden nur selten in Anspruch genommen. Das Krankenhaus suchen die Clarks nur für Routinekontrollen mit Sean, oder wenn er krank ist, auf. Die Termine für die Vorsorgeuntersuchungen

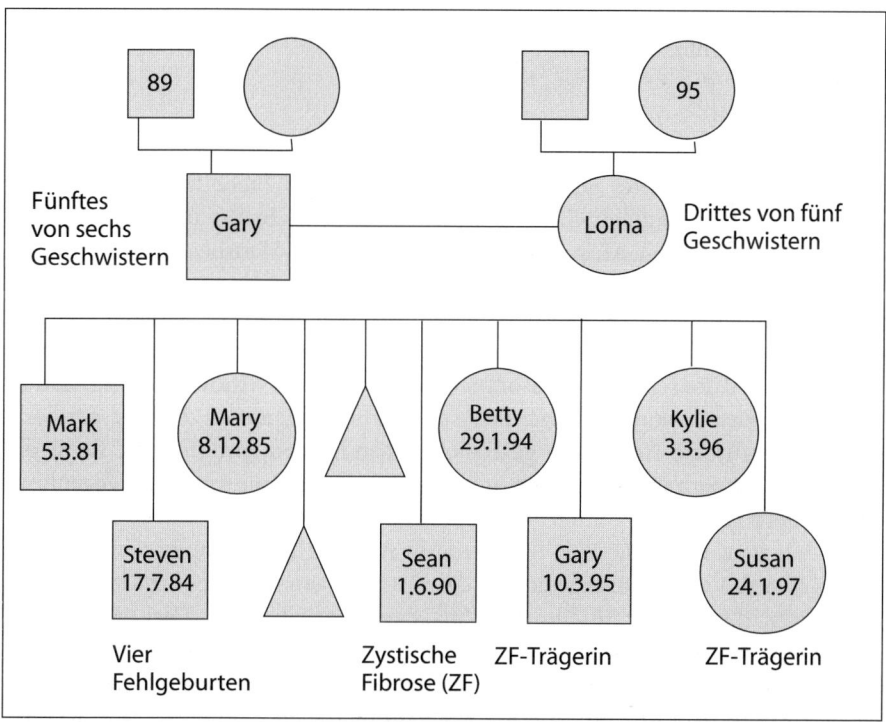

Abbildung 1: Genogramm der Familie Clark

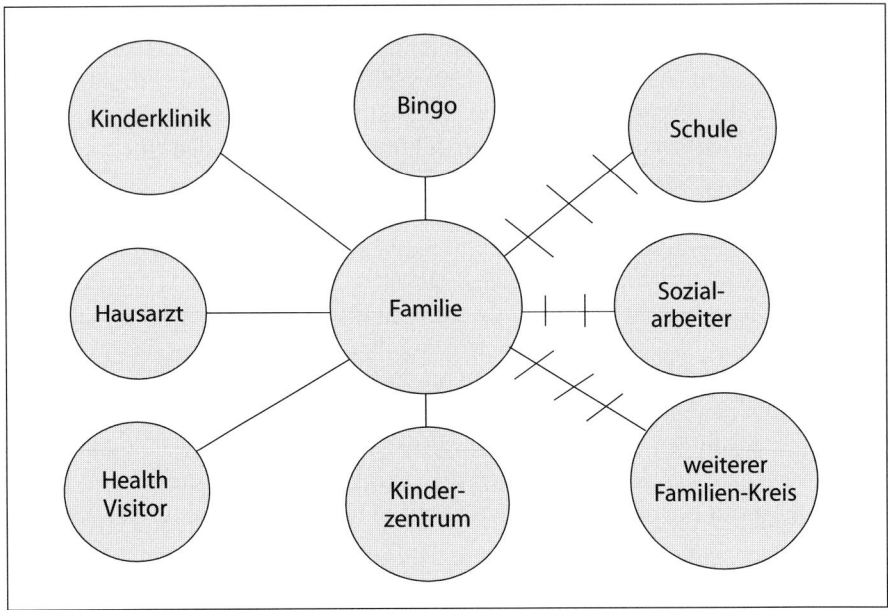

Abbildung 2: Ecogramm der Familie Clark

und Impfungen für die anderen Kinder werden selten wahrgenommen. Abgesehen vom Sozialarbeiter des Krankenhauses, der zusätzliche finanzielle Unterstützung für die Familie erwirken konnte, haben sie es bisher immer abgelehnt, einen Sozialarbeiter in Anspruch zu nehmen, der bei Hausbesuchen Familienangelegenheiten mit ihnen diskutieren könnte. Sie betrachten es als Eingriff in ihre Privatsphäre und halten Sozialarbeiter nur für «neugierig». In dieser Haltung wurden sie bestärkt durch die Ermittlungen und damit verbundenen Erfahrungen, die im Fall des sexuellen Missbrauchs unternommen wurden. Obwohl in dieser Familie viele besorgniserregende Aspekte aufgetreten sind, besteht dennoch kein Anlass für die Arbeit des gesetzlichen Kinderschutzprogramms, denn die Atmosphäre innerhalb der Familie ist von immenser Wärme und Liebe gegenüber den Kindern geprägt.

Die einzigen Hilfsangebote, die häufig in Anspruch genommen wurden, sind die des Health Visitors und die des Kinderzentrums, eines Hortes für Kinder unter fünf Jahren, der von der Abteilung für Sozialarbeit geleitet wird. Hier wird je nach Bedarf eine kostenlose Kinderbetreuung angeboten. Für die Aufnahme müssen strenge Kriterien erfüllt werden und ein Familienbericht des Health Visitor sowie anderer Berufsgruppen, die Kontakt zur Familie haben, vorliegen. Eine erneute Einschätzung des Bedarfs wird alle drei bis sechs Monate vorgenommen.

Zur Entwicklung einzelner Familienmitglieder und zurfunktionellen Vorgeschichte

Lorna hat eine umfassende gynäkologische Vorgeschichte, wodurch unterschiedliche Entwicklungsstadien gleichzeitig auftreten und die Familie in verschiedene Übergangsphasen bringen (Carter & McGoldrick 1989). Übergänge bedeuten die Entwicklung von einer Periode der Sicherheit in eine andere Phase. Während einige Familien diese Veränderungen ohne Schwierigkeiten bewältigen können, stellen sie für andere Zeiten der Verwundbarkeit, geprägt durch Druck von innen und außen, dar (Golan 1981). Lorna hatte eine sehr gute Beziehung zu ihrer Mutter, die ihr sehr zur Seite stand, als die Kinder noch klein waren. Dass sie 1995 kurz vor der Geburt des kleinen Gary starb, trug sehr zu Lornas Depression bei. Es war also ein signifikanter Entwicklungsschritt für Lorna, der ihr viel abverlangt hat. Sie ist zeitweise sehr impulsiv in ihren Launen. Sie hat Phasen schwerer Depression durchgemacht, die eine Behandlung mit Antidepressiva nötig machten, und zudem setzt sie häufig Alkohol als Problemlöser ein. Lornas Beziehung zu Sean ist sehr eng und sie kann seine gesundheitlichen Bedürfnisse gut befriedigen. Trotz ihrer vielen Verpflichtungen versäumt es Lorna nie, seine physiotherapeutischen Übungen mit ihm zu machen oder ihm seine Aufbaupräparate zu verabreichen. Lorna kann seine Bedürfnisse gut an die übrigen Familienmitglieder vermitteln.

Gary wirkt ruhig und entspannt. Sowohl die Ereignisse des Lebens zu akzeptieren als auch mit Lornas Stimmungsschwankungen umzugehen, fällt ihm schwer. Dieses zu verstehen und zu managen führt zeitweise zu Kommunikationsschwierigkeiten zwischen den beiden. Er kümmert sich sehr um die Kinder und hat ein enges Verhältnis zu ihnen. Da er die meisten Hausarbeiten übernimmt, bleibt ihm nur wenig Zeit für andere Dinge.

Mark ist 18 Jahre alt und gerade aus dem Elternhaus ausgezogen. Er fand es schwierig, sich seinen neuen Lebensumständen anzupassen und hält engen Kontakt zur Familie. Bisher hat er noch keine Arbeit gefunden.

Steven, 14 Jahre, hat Probleme in der Schule, da er Schwierigkeiten hat, den Übergang in eine weiterführende Schule zu bewältigen. Er schwänzt den Unterricht und hat nur wenige Freunde.

Mary ist 13 Jahre alt und hat ebenfalls Schulprobleme. Im Alter von acht Jahren wurde sie Opfer eines sexuellen Missbrauchs. Ihre Eltern zeigen ihr gegenüber ein überprotektives Verhalten, so dass sie weniger ausgehen darf als andere Kinder.

Sean ist acht Jahre alt. Bei ihm wurde im Alter von sechs Monaten eine Zystische Fibrose diagnostiziert. Sein Gesundheitszustand ist ziemlich gut. Er ist ein robuster, lebhafter kleiner Junge mit gutem Ernährungszustand, der zudem sehr verwöhnt wird. Seine Lehrer berichten, dass er im Unterricht häufig stört und sein Verhalten schwer zu managen ist. So wurde er z. B. mit sechs Jahren von der Polizei nach Hause gebracht, die ihn aufgegriffen hatte, nachdem er aus dem Haus entwischt war.

Betty, fünf Jahre, trägt das Gen für Zystische Fibrose. Genau wie alle Kinder nach ihr wurde sie als untergewichtiges, kleines Baby geboren. Alle mussten wegen ihrer geringen Größe und Unreife anfangs auf der Neugeborenenintensivstation versorgt werden. Betty und ihre jüngeren Geschwister machen eine verzögerte Entwicklung durch, vor allem im sprachlichen Bereich.

Gary ist vier Jahre alt. Er hat keine weiteren Probleme außer der verzögerten Entwicklung von Sprache und Feinmotorik.

Kylie, drei Jahre, wurde drei Wochen zu früh geboren und war immer sehr klein. Sie ist eine «schlechte Esserin» und ist ebenfalls in ihrer Entwicklung verlangsamt.

Susan ist zwei Jahre alt und wurde sechs Wochen zu früh geboren. Es gab anfangs Probleme beim Füttern, und auch sie blieb sehr klein und in ihrer Entwicklung zurück.

Family Nursing umsetzen

Obwohl ein regelmäßiger Kontakt zu Lorna und den jüngeren Kindern bestand, blieben viele Problembereiche unangesprochen. Ein Großteil der Arbeit bestand in Krisenintervention und war eher reaktiv und geprägt von den Bedenken, die ich als Health Visitor hatte. Auch die Familie fühlte sich nicht immer in die Lage versetzt, die anstehenden Situationen zu bewältigen, und die Kommunikationsschwierigkeiten einzelner Familienmitglieder untereinander eskalierten zeitweise.

Als Health Visitor kümmerte ich mich um folgende Probleme:

- Entwicklungsverzögerungen der Kinder und der Mangel an Stimulation

- Lornas Depression

- fehlende Familienplanung bzw. Sterilisation wegen des Risikos, ein weiteres Kind mit Zystischer Fibrose zu bekommen

- mangelnde Akzeptanz anderer Berufsgruppen, die mit eingebunden werden könnten

- Ernährung der Kinder und Abstillen

- mangelnde Einhaltung von Terminen, speziell die Folgeuntersuchungen für die jüngeren Kinder.

Es wurde deutlich, dass diese Probleme für die Eltern von geringer Relevanz waren und darum auch ungelöst blieben. Kristjanson und Chalmers (1991) untersuchten die Vorsorgeprogramme für Familien, wie sie durch Public Health Nurses durchgeführt wurden. Dabei zeigten sie auf, dass, wenn Pflegende die Probleme eigenständig definierten, diese nicht notwendigerweise mit denen übereinstimmten, die die Familie selbst als Priorität sähen (Kristjanson & Chalmers 1991). Es ist daher wichtig, einen kollaborativen Ansatz zu wählen, um gemeinsame Gesundheitsziele zu formulieren. Eine Beziehung, die darauf ausgerichtet ist, dass die Klienten selber Entscheidungen darüber fällen, was für sie Priorität bei der Gesundheit der Familie hat, bestätigt und bestärkt die Familie (Lapp et al. 1993). Plews (1998) bestätigt diesen Befund in einer weiteren aktuellen Studie, indem sie aufzeigt, dass die Interventionen, die vom Klienten selbst bestimmt werden, effektiver sind, weil mehr Einsätze abgerufen und mehr Themen angesprochen werden. Das erste Familienassessment, an dem beide Elternteile teilnahmen, machte es möglich, dass auch ihre Problembereiche angesprochen wurden.

Problembereiche der Familie

- die Entlassung von Garys Bruder aus dem Gefängnis mit der Folge, dass die Familie den Wohnort wechseln wollte

- Lornas Trauer und Depression

- Familienplanung

- Unvermögen, Aktivitäten mit der ganzen Familie durchzuführen

- Unterstützung bei der Versorgung der Kinder

- Lornas Sorge um Betty

- Schulprobleme von Steven und Mary

Viele dieser Probleme wären bei der traditionellen Arbeitsweise eines Health Visitors nicht identifiziert worden. Es ist daher notwendig, den Blick des Health Visiting auf die gesamte Familie auszuweiten, was nur möglich wird, wenn die Health Visitor in Family Nursing ausgebildet werden (Baggaley & Kean 1999).

Wright und Leahey schlagen als Interventionsform die Zirkuläre Befragung («Circular Questioning») vor, durch die bestimmte Interaktionsformen identifiziert werden können. Whyte (1997, S. 22) drückt es so aus: «Zirkuläre Befragungen suchen nach den Beziehungen zwischen den Individuen und den kritischen Ereignissen [...] Diese Fragen können einen intervenierenden Charakter haben, durch den die Familie ihre Probleme aus einem neuen Blickwinkel betrachten kann.»

Erstmalig wurde so der sexuelle Missbrauch, den Mary erleben musste, besprochen. Dass Garys Bruder demnächst aus dem Gefängnis entlassen werden würde, verursachte enorme Angst. Obwohl die Familie bereits einmal umgezogen war, wollten sie noch ein weiteres Mal den Wohnort wechseln, damit er sie nicht aufsuchen könnte. Genau genommen waren ihre Chancen, ein Haus mit fünf Zimmern in der Stadtmitte zu finden, aber sehr gering.

Eine weitere von Wright und Leahey (1994) aufgezeigte Intervention besteht im «Reframing». Dabei soll versucht werden, die Situation oder das Problem aus einem anderen Blickwinkel zu betrachten. In der Diskussion wurde deutlich, dass ein Umzug nur eine Ablenkung für das Wiedererleben einer schmerzhaften Phase im Leben der Familie darstellte. Als die Gründe für den Wunsch umzuziehen untersucht wurden, zeigte Lorna ihre Angst über die bevorstehende Freilassung und war in der Lage, ihre Befürchtungen mit Gary zu besprechen, der ebenfalls Unsicherheit empfand, die er bisher jedoch nicht ausgesprochen hatte. Dadurch waren sie in der Lage, ihre Energie auf die anderen Problembereiche zu richten. In der Folgezeit haben sich auch keine Probleme aus der Entlassung von Garys Bruder ergeben.

Wie bereits besprochen, zeigte Lorna Schwierigkeiten bei der Bewältigung des Todes ihrer Mutter, was ihre Fähigkeiten, den Alltag zu bewältigen, beeinträchtigte. Sie litt unter Schlafstörungen und träumte regelmäßig von ihrer Mutter. Weil seit ihrem Tod schon über ein Jahr vergangen war, fiel es Gary schwer nachzuvollziehen, warum Lorna immer noch trauerte. Dies führte zu zunehmenden Kommunikationsschwierigkeiten innerhalb ihrer Partnerschaft. Sie baten an diesem Punkt um Hilfe und lernten in Gesprächen, die Trauer besser zu verstehen. Später nahm Lorna noch Unterstützung durch ihren Hausarzt in Anspruch und besuchte für eine kurze Zeit eine Gruppe, die trauernden Angehörigen hilft.

Erstmals ergab sich die Gelegenheit, mit Lorna und Gary über Familienplanung zu sprechen. Obwohl es für sie kein Problem darstellte, ein weiteres Kind mit Zystischer Fibrose zu bekommen, wünschten sie sich keine weiteren Kinder. Barrieremethoden waren hier offensichtlich nicht erfolgreich, obwohl zusätzliche Informationen darüber gegeben wurden. Andere Verhütungsmethoden waren für sie nicht akzeptabel oder aus medizinischen Gründen kontraindiziert. Nach den Geburten von Gary und Kylie wurden jeweils Vorbereitungen für eine Sterilisation getroffen, aber Lorna hatte die Termine nicht eingehalten. Es stellte sich heraus, dass sie sich wegen des Todes ihrer Mutter nicht in der Lage sah, die Termine einzuhalten. Zudem hatte sie auch Gary nichts über die Daten gesagt, obwohl er in der Familie die Termine organisiert. Es wurde daraufhin ein weiterer Arztbesuch arrangiert, der aber auch wieder verschoben werden musste, weil Lorna bereits mit Susan schwanger war.

Die Versorgung der Kinder war gut organisierbar, und es wurde der Familie ermöglicht, ein Kinderzentrum aufzusuchen. Die Probleme, Bedürfnisse und Bewältigungsstrategien der Familie sollten allen Beteiligten wie den Mitarbeitern des Kinderzentrums, den Sozialarbeitern und den Health Visitors gleichermaßen ein Anliegen sein. Dieses Vorgehen war bereits zu einem früheren Zeitpunkt vorgeschlagen worden, wobei jedoch die Einbeziehung des Sozialarbeiters problematisch war. Es ist entscheidend, die Privatsphäre der Familie zu respektieren, und es wurde ausgiebig darüber diskutiert, welche Informationen im Bericht für das Kinderzentrum stehen sollten. Die Entwicklungsverzögerungen der Kinder und die Tatsache, dass es in dieser Familie mehrere Kinder unter fünf Jahren gibt, waren Grund genug, dort einen Platz zu bekommen. Mit der Zeit wurden den Mitarbeiterinnen des Zentrums mehr Informationen über die Familie mitgeteilt, und es entstand eine positive, hilfreiche Beziehung zwischen ihnen und der Familie.

Wenn eine Familie gelobt wird, indem ihre Stärken hervorgehoben werden, kann das eine Intervention des Familiy Nursing sein, die das Selbstbewusstsein und die Motivation der Familie steigert (Zerwekh 1992b, Wright & Leahey 1994, Whyte 1997). In der Familie Clark gab es etliche Anzeichen für liebevolle und hilfreiche Beziehungen, die eine lobenswerte Stärke innerhalb dieser Familie darstellten. Zugleich hatte Lorna aber Probleme mit Bettys Verhalten. Ihre Tochter weinte sehr viel, benahm sich unangemessen und aß sehr schlecht in Lornas Gegenwart. Sie kam dagegen besser mit ihrem Vater zurecht und wirkte in seiner Gegenwart fröhlicher. Später gab Lorna auch zu, dass ihre Beziehung zu Betty nicht so gut war und dass sie böse auf sie war, weil sie so viel weinte. Wenn man es genau betrachtet, hatte Betty nur eine sehr kurze Zeit, in der sie ein Baby sein konnte, denn Gary wurde bereits ein Jahr nach ihr geboren, und zudem verbrachte Lorna auch viel Zeit damit, sich um Sean und seine spezielle Versorgung wegen der Zystischen Fibrose zu kümmern. Lornas Ehemann konnte ihre Gefühle Betty gegenüber nicht verstehen, denn er hatte keine Probleme mit seiner Tochter, und so beschuldigte er Lorna, dass sie zu hart mit Betty sei. In Situationen wie diesen zeigt sich, wie wichtig es ist, eine neutrale Position einzunehmen. Es wäre hier nur allzu einfach gewesen, sich mit Gary zu verbünden. Bei Wright und Leahey (1994) wird diese Fähigkeit beschrieben als mit allen und nicht nur einer speziellen Person verbündet zu sein. Nachdem dieser Aspekt auch aus einem anderen Blickwinkel wahrgenommen worden war (Reframing), erschien Bettys Verhalten gar nicht mehr als so schwierig, und Lorna konnte akzeptieren, dass Betty nur die Aufmerksamkeit ihrer Mutter suchte und beide Elternteile brauchte.

Die Gefühle der Eltern wurden genauer analysiert, und gleichzeitig wurden ihnen Informationen bezüglich kindlicher Bedürfnisse gegeben. Lorna traf die Entscheidung, den Versuch zu wagen, Betty mehr Aufmerksamkeit zu schenken, und mit der Zeit konnte sie ihre Gefühle Betty gegenüber verändern, und Betty wurde ein viel fröhlicheres Kind. Das Kinderzentrum half ebenfalls mit, dieses Ziel zu verwirklichen, indem sie mit Betty an ihren Fähigkeiten zu sprechen und zu spielen arbeiteten.

Die Schulprobleme traten in den Vordergrund, als Steven wegen seines störenden Verhaltens für eine längere Zeit vom Unterricht ausgeschlossen wurde. Seine schulischen Leistungen waren schlecht, und er hasste die Schule. Mary hatte ebenfalls Schwierigkeiten, was ihren Eltern Sorgen bereitete. Ihre Lehrer berichteten, dass sie nicht kommunikativ war und sich nicht am Unterrichtsgeschehen beteiligte. Trotz eines Besuches der Eltern in der Schule konnten keine Lösungen gefunden werden. Bei Schulproblemen wird eigentlich ein Sozialarbeiter hinzugezogen. Auf Vermittlung des Health Visitors stimmte die Familie einem Treffen mit einer Sozialarbeiterin des Kinderzentrums zu. Sie verhandelte mit der Schule mit dem Ergebnis, dass die Kinder die Schule wechselten, und die Kinder bekamen vermehrt Unterstützung, welche sie beide benötigten. Die Sozialarbeiterin zog sich danach wieder zurück, wobei die Eltern jetzt im Bedarfsfall aber wieder ihre Hilfe in Anspruch nehmen würden. Daran wird auch deutlich, wie die Familie und die Family Nurse mit einer Vielzahl von Diensten in Verbindung stehen.

Da in der Familie Clark viele der Kinder noch sehr klein sind, war es nicht möglich, sie alle an Gesprächsrunden innerhalb der Familie teilnehmen zu lassen. Es war jedoch möglich, die älteren Kinder an einem Gespräch über Freizeitgestaltung als Familie teilhaben zu lassen. In der Diskussion stimmten alle zu, dass Gary mehr Zeit zur Planung und Durchführung von Aktivitäten mit der ganzen Familie haben würde, wenn alle Kinder ihm bei der Hausarbeit helfen würden. Dieses erforderte viele Verhandlungen in der Familie, erwies sich aber insgesamt als erfolgreich.

Diskussion

Die obige Fallstudie zeigt in Ausschnitten die Entwicklung des Family Nursing innerhalb des Health Visiting. Die Familie wurde miteinbezogen, wenn ein Bedarf dazu bestand. Das macht deutlich, dass die Arbeit mit der erweiterten Familie nur zu bestimmten Zeiten notwendig ist. Der Einbezug der ganzen Familie erfordert ihre Zustimmung, was nicht in allen Fällen zu erwarten ist, und ebenso das Abwägen zwischen der individuellen Privatsphäre beim gleichzeitigen Versuch, die Kommunikation zwischen allen Familienmitgliedern offen zu gestalten. Dieser Aspekt hat Auswirkungen auf die Pflegenden und ihre Vorgesetzten, da erweiterte

Fähigkeiten erforderlich sind und der Zeitbedarf auch größer sein wird. Das rein reaktive Vorgehen muss also reduziert werden zu Gunsten vermehrten Empowerments der Familie. Für die hier vorgestellte Familie kann ich uneingeschränkt sagen, dass dieses Vorgehen weitaus produktiver war und ein befriedigendes und «gesünderes» Ergebnis erzielt werden konnte.

Aus der Sicht des Health Visiting besteht ein weiteres Problemfeld in der Aufgabe, das Wohlergehen der jüngeren Kinder zu überwachen, und für den Fall, dass ein Kind innerhalb seiner Familie einem Risiko ausgesetzt ist, gibt es festgelegte Maßnahmen, die ergriffen werden müssen. Zerwekh (1992b) diskutiert den Balanceakt der Loyalität eines Health Visitors oder einer Public Health Nurse, die auf der einen Seite ein vertrauensvolles Verhältnis aufbauen und die Familie stärken sollen und auf der anderen Seite ein Anwalt für die Kinder der Familie sein sollen. Health Visitors müssen auch dann noch mit einer Familie zusammenarbeiten, wenn ein tatsächlicher oder auch nur ein vermuteter Missbrauch vorliegt, und der Aufbau eines Vertrauensverhältnisses als Grundlage der Beziehung muss immer Priorität haben, um die gesamte Familie mit einzubeziehen.

Die Regierung in Großbritannien konzentriert sich verstärkt auf die Unterstützung von Familien (TSO 1998, DfEE 1999). Auch wenn Unklarheiten in der Terminologie bestehen, wobei die Mutter-Kind-Dyade mit dem erweiterten Familiensystem verwechselt wird (Baggaley & Kean 1999), besteht doch in diesen und anderen gegenwärtigen Veröffentlichungen der Regierung ein gestiegenes Bewusstsein für das Bedürfnis, z. B. Väter und Großeltern bei der Erziehung der Kinder zu unterstützen. Die Entwicklung der Pflege mit Familien wird nicht nur als Strategie innerhalb Großbritanniens diskutiert, sondern auch im europäischen Kontext. Das aktuelle Rahmenprogramm der WHO (Health 21 – Gesundheit für alle) vertritt die Auffassung, dass die Familie unterstützt werden muss, um Gesundheit zu fördern. Darin wird die Family Health Nurse propagiert, die die Schlüsselrolle in der Gesundheitsförderung einnehmen soll. Gegenwärtig werden in Nordschottland Pilotprojekte entwickelt, die nach den Vorgaben der WHO ausbilden. Obwohl Unterschiede zwischen der Theorie des Family Nursing und des Family Health Nursing bestehen, benutzt das Curriculum einen ähnlichen theoretischen Rahmen, der auch die Familiensystemtheorie enthält. Es ist eine interessante Entwicklung, die jedoch noch der sorgfältigen Evaluation bedarf. Unabhängig davon wie das Ergebnis sein wird, wird das Profil der Pflegenden vergrößert, die mit dem System der erweiterten Familie arbeiten, während gleichzeitig für eine wachsende Zahl an Pflegenden in Großbritannien Family Nursing als eine interessante Entwicklung der ganzheitlichen Pflege gesehen wird.

Literatur

Baggaley S. & Kean S. (1999): Health visitors as family nurses: a discussion to research, policy and practice in the United Kingdom. In: Journal of Family Nursing. Nr. 5 (4) 1999. S. 388–403

Baggaley S. (1997): The family: definitions and development. In: Whyte D. (Hrsg.): Explorations in family nursing. Routledge, London.

Barna, D. (1995): Working with young men. In: Health Visitor. Nr. 68 (5) 1995. S. 185–187.

Brannen, J.; Dodd, K.; Oakley, A.; Storey, P.(1994): Young people, health and family life. Open University Press, Buckingham.

Cardwell, M.M. (1993): Family nursing research: In: Feetham, S.L.; Meister; S.B., Bell; J.M.; Gilliss, C.L.: The nursing of families: theory, research, education, practice. Sage Publications, Newbury Park.

Carter, B. & McGoldrick, M. (ed.) (1989): The changing family life circle. 2nd ed., Allyn & Bacon, London.

Chalmers, K.I. (1992): Working with men: an analysis of health visiting practice in families with young children. In. International Journal of Nursing Studies. Nr. 29 1992. S. 3–16.

Chalmers, K.I. (1993): Searching for health needs: the work of health visiting. In Journal of Advanced Nursing. Nr. 18 1993. S. 900–911.

Clark, J. (1973): A Family Visitor. Royal College of Nursing, London.

Council for the Education and Training of Health Visitors (1977): An investigation into the principles of health visiting. London.

Department for Education and Employment (DfEE). (1999): Making a difference for children and families. Sure Start. London.

Department of Health (1993): A vision for the future. London.

Friedmann, M.M. (1992): Familiy Nursing: Theory and Practice. 3rd ed., Appleton & Lange Connecticut.

Golan, N. (1981): Passing Through Transitions. The Free Press, London.

Graham, H. (1993): Hardship and Health in Women's Lives. Harvester Wheatsheaf, New York, London.

Lapp, C.A.; Diermart, C.A.; Enestvedt, R. (1993): Family based practice: Discussion of a tool merging assessment with intervention. In: Wegner, G.D.; Alexander, R.J. (ed.): Readings in Family Nursing. Lippincott Williams and Wilkins, Philadelphia.

Keller, S. (1977): Does the family have a future?. In: Skolnick, A. & Skolnick, J.: Family in Transition. 2nd ed., Longman Publ. Group, Boston.

Kristjanson, L. & Chalmers, K. (1991): Preventive work with families: issues facing public health nurses. In: Journal of Advanced Nursing. Nr. 16 1991. S. 147–153.

McDonald, P.; Ansell, H.; Bytheway S. (1999): Health visiting a «touchstone» for primary care groups?. In: Community Practitioner. Nr. 72 (3) 1999. S. 50–52.

Plastow, E. (2000): Comparing parent and health visitors perception of need. In: Community Practitioner. Nr. 73 (2) 2000. S. 473–476.

Plews, C. (1998): A consumer perceptive on advice/information received from the health visitor during a home visit. In: Clinical Effectiveness in Nursing. Nr. 2 1998. S. 122–130.

Salmon, D. & Hall, C. (1999): Working with lesbian mothers: their healthcare experiences. In: Community Practitioner. Nr. 72 (12) 1999. S. 396–397.

Scottish Executive (2000): Review of the Nurses' Contribution to Improving the Public Health. Consultation of the main findings 26 June-27 August. o. O. 2000.

The Stationary Office (TSO) (1998): Supporting Families: a Consultation Document. (Dd604193 CCN077828 c.600 10/98), London.

Twinn, S. (1991): Conflicting paradigms of health visiting: a continued debate for professional practice. In: Journal of Advanced Nursing. Nr. 16 1991. S. 966–973.

Whyte, D. (1997): Family nursing: a systemic approach to nursing work with families. In: Whyte, D. (Hrsg.): Explorations in Family Nursing. Routledge, London.

Williams, R. & Robertson, S. (1999): Fathers and health visitors: «it's a secret agent thing». In: Community Practitioner. Nr. 72 (3) 1999. S. 56–58.

Will, D. & Wrate, R. M. (1985): Integrated Family Therapy: a Problem Centred Psychodynamic Approach. Tavistock, London.

World Health Organisation (2000): The Family Health Nurse: Context, Conceptual Framework and Curriculum. (EUR/00/5019309/13). Copenhagen.

Wilton, T. (1999): Towards an understanding of the cultural roots of homophobia in order to provide a better midwifery service for lesbian clients. In: Midwifery. Nr. 15 1999. S. 154–164.

Wright, L. & Leahey, M. (1994): Nurses and Families: a Guide to Family Assessment and Intervention. F. A. Davis Co, Philadelphia.

Zerwekh, J. V. (1992 a): Laying the groundwork for family self-help: locating families, building trust, and building strength. In: Image: Journal of Nursing Scholarship. Nr. 9 1992. S. 15–21.

Zerwekh, J. V. (1992b): The practice of empowerment and coercion by expert public health nurses. In: Image: Journal of Nursing Scholarship. Nr. 24 1992. S. 101–105.

Familien auf der Intensivstation:

Eine Diskussion ausgesuchter Forschungsergebnisse und deren Implikationen für die Praxis

Susanne Kean

Einleitung

Eine Intensivstation ist einer der Orte im Krankenhaus, an denen die heutige moderne Medizintechnologie zum vollen Einsatz kommt. In dieser Hightech-Umgebung müssen sowohl Pflegende als auch Ärzte die schnelle akute Versorgung und Stabilisierung eines akut erkrankten Menschen gewährleisten und gleichzeitig über ein fundiertes technisches Wissen verfügen. Der sich daraus ergebende Schwerpunkt des Intensivstationspersonals ist eindeutig bestimmt durch das Management dieser biophysiologischen Gesundheitskrise, in der selten Zeit und Raum für die Mitglieder einer Familie bleibt. Die gesundheitliche Krise des Patienten kann für die Familie durchaus den Beginn einer psychologischen Krisensituation darstellen (Warren 1993). Die Krankenhauseinweisung eines Familienmitgliedes wird dabei als ein potenziell Stress produzierendes Ereignis erlebt, das zu vielfältigen Veränderungen der täglichen Routine führt (Volicer & Burns 1977), was sowohl den Patienten als auch die Familie betrifft (Titler et al. 1991, Van Horn & Tesh 2000).

Es überrascht daher wenig, dass das Ereignis einer lebensbedrohlichen Erkrankung immer wieder mit einer Krisensituation sowohl für den Erkrankten als auch für die Familie verglichen wird (z. B. Leske 1986, 1998, Baker et al. 1988, Norheim 1989, Lynn-McHale & Smith 1991, Bisaillon et al. 1997). O' Malley et al. (1991) beschreiben eine Krise als das Ergebnis einer notwendig gewordenen Veränderung der täglichen (familiären) Routinen, die durch eine unerwartete Veränderung im Bereich des Gesundheitszustandes, der Rolle, des Lebensstils und der Unabhängigkeit bedingt ist.

Eine Anzahl von Studien mit Familien von Intensivpatienten weisen auf deren unterschiedliche Bedürfnisse und Stressoren hin, die aus einer solchen Krisensituation heraus entstehen können (z. B. Molter 1979, Rodgers 1983, Artinian 1991, Warren 1993, Rose 1995, Curry 1995, Quinn, Redmond & Begley 1996, Van Horn & Tesh 2000). Es stellt sich hier die Frage nach der Bedeutung und Auswirkung einer lebensbedrohlichen Erkrankung auf die Familieneinheit.

Insbesondere zu Beginn einer lebensbedrohlichen Erkrankung, wenn nicht immer klar ist, ob der Patient überleben wird, durchleben Familienmitglieder eine Zeit, die geprägt ist von Gefühlen der Hoffnung, von Ängsten und Unsicherheiten (Rose 1995).

Gleichwohl deuten andere Autor/-innen auf den positiven Effekt und die Bedeutung hin, die Familien im Zusammenhang mit Genesung, Gesundheit und Wohlbefinden eines Patienten haben (z. B. Bergbom & Askwall 2000, Hupcey 1998, Simpson 1991, Beach et al. 1992, McCubbin & Van Ripper 1996, Cox 1997, Doherty & Campbell 1988).

Dieser Beitrag beschäftigt sich mit der zentralen Frage, ob Family (Systems) Nursing ein geeigneter Ansatz für Intensivstationen ist. Zur Beantwortung der Frage wurde ausschließlich die Forschungsliteratur analysiert, die sich mit Familien von lebensbedrohlich erkrankten Erwachsenen beschäftigt. Grundsätzlich lassen sich zwei Schwerpunkte in der Forschung erkennen: (1) Bedürfnisstudien, die den größten Teil der Studien ausmachen, und (2) Studien, die sich mit den Auswirkungen einer lebensbedrohlichen Erkrankung auf die Familieneinheit beschäftigen. Nach der Besprechung ausgesuchter, relevanter Literatur wird abschließend über die Implikationen für die Praxis nachgedacht.

Bedürfnisse einer Familie mit einem Angehörigen auf der Intensivstation

In der nordamerikanischen Pflege hat sich bereits seit Ende der siebziger Jahre als ein Forschungsschwerpunkt die Erhebung der Bedürfnisse von Familienmitgliedern mit einem lebensbedrohlich erkrankten Angehörigen auf einer Intensivstation abgezeichnet. Die Richtung der Forschung wurde dabei maßgeblich durch die Entwicklung des *Critical Care Family Needs Inventory*[5] Instrumentes beeinflusst. Es lassen sich dabei zwei wesentliche Phasen erkennen:

- Phase 1: Die Entwicklung des *Critical Care Family Needs Inventory* (CCFNI) Instrumentes und dessen Forschungsanwendung mit Familienmitgliedern

---

5 Das Critical Care Family Needs Inventory ist mit der Erlaubnis von Frau Dr. Jane Leske als Anhang an diesen Beitrag angefügt.

- Phase 2: a.) Vergleiche der Wahrnehmung von Bedürfnissen zwischen Familienmitgliedern und Pflegenden und b.) die Forschungsanwendung des CCFNI in Kombination mit anderen Instrumenten.

Im Folgenden soll diese Entwicklung nachgezeichnet und ein Teil der entsprechenden Literatur kritisch analysiert werden.

Instrumententwicklung: Critical Care Family Needs Inventory

Die Ursprünge des *Critical Care Family Needs Inventory* (CCFNI) Instrumentes lassen sich eindeutig auf die frühe Studie von Molter (1979) zurückführen. Molter geht dabei von der Grundannahme aus, dass der Patient Teil einer Familie ist und daher seine lebensbedrohliche Erkrankung eine Krisensituation für ihn und die Familie darstellt. Diese Grundannahme lässt sich durchgehend in den hier präsentierten Studien wiederfinden. Es existieren jedoch Unterschiede grundsätzlicher Forschungsvariablen (lebensbedrohlich erkrankter Patient, Angehörige, Familie, Bedürfnisse) zwischen den verschiedenen Studien. Um eine Übersicht zu erleichtern, sind die jeweils verwendeten Definitionen der unterschiedlichen Autor/-innen in **Tabelle 1** aufgeführt.

Die Krisentheorie bildet den theoretischen Rahmen in Molters (1979) explorativ beschreibender Studie, in der der Fokus ausschließlich auf den Bedürfnissen der Angehörigen von lebensbedrohlich Erkrankten liegt. Dies wird deutlich bei den folgenden Forschungsfragen:

1. Welche persönlichen Bedürfnisse haben Angehörige von lebensbedrohlich Erkrankten?

2. Wie bedeutend sind diese Bedürfnisse für den Angehörigen?

3. Werden diese Bedürfnisse befriedigt? Wer befriedigt diese Bedürfnisse?

Die Daten wurden von 40 Angehörigen nach dem Aufenthalt des Angehörigen auf einer Intensivstation erhoben. Die Teilnehmer setzten sich zusammen aus Ehepartnern (n = 23), Kindern von Patienten (n = 10), Geschwistern des Patienten (n = 5), Nichte (n = 1) und Mutter (n = 1)[6].

---

6 In diesem Beitrag wird die Stichprobengröße mit **N** oder **n** angegeben. **N** beschreibt die Gesamtstichprobengröße, während **n** eine Abweichung der Gesamtstichprobengröße anzeigt. *Beispiel:* 50 Fragebögen wurden ausgeteilt, (N = 50) aber nur 40 wurden auch tatsächlich ausgewertet (n = 40).

Tabelle 1: Definition der verwendeten Begriffe

Autorin	Lebensbedrohlich erkrankter Patient	Verwandte(r)/ Familie	Bedürfnisse
Molter (1979)	**Critically ill patient:** Patienten, die mindestens 3 Tage auf einer Intensivstation gewesen sind und 48 Stunden oder weniger auf einer Normalstation gewesen sind (Zeitpunkt der Datenerhebung).	**Relative:** Erwachsene (18 Jahre oder älter), die verwandt sind mit dem Patienten und ihn während seines Aufenthaltes auf der Intensivstation besuchten.	Nicht definiert.
Rodgers (1983)	**Cardiovascular patient:** eine Person, die über 18 Jahre alt ist und mindestens postoperativ 24 Stunden auf der Intensivstation verbracht hat und die nicht mehr als 48 Stunden auf einer Normalstation gewesen ist, zum Zeitpunkt der Datensammlung.	**Relative:** Eine Person >18 Jahre, die eine familiäre Beziehung zum Patienten hat, entweder durch Verwandtschaft oder emotionaler Natur, und die den Patienten auf der Intensivstation besucht hat.	**Needs:** Bedürfnisse einer Person, die bei einer Befriedigung zur Stressreduktion, Anhebung des Selbstwertgefühls oder zum Wohlbefinden beiträgt.
Leske (1986)	**Critically ill patient:** nicht näher definiert.	**Family:** Erwachsene (> 21 Jahre), die entweder blutsverwandt oder durch Heirat mit dem Patienten verbunden sind und den Patienten auf der der Intensivstation besucht haben.	**Family Needs:** die Bedürfnisse, die Inhalt des CCFNI Instruments sind.
Rodgers (1989)	**Patient having cardiac surgery:** eine Person über 19 Jahre, bei der eine Bypass-Op geplant ist.	**Relatives:** Personen, die entweder mit dem Patienten verheiratet oder blutsverwandt sind und die im Warteraum während der Op anwesend sind.	**Needs:** Bedürfnisse einer Person, die bei deren Befriedigung zur Stressreduktion, Anhebung des Selbstwertgefühls oder zum Wohlbefinden beiträgt.

Die Datenerhebung erfolgte durch ein strukturiertes Interview mit 45 Bedürfnis-aussagen und individuelle Interviews. Die Liste der Bedürfnisse wurde nach einer Literaturanalyse und einer Befragung von 23 Student/-innen der Pflege ent-wickelt.

Den Teilnehmenden wurden die Aussagen vorgelesen, und sie wurden gebeten, die Wichtigkeit der Bedürfnisse auf einer Likert-Skala (1 = nicht wichtig; 4 = sehr wichtig) einzuordnen. Analysiert wurden die Ergebnisse nach drei unterschied-lichen Methoden, von denen im Artikel selber aber nur eine genannt ist, die aus-schließlich die Rangeinordnung der Bedürfnisse nach Häufigkeit vornimmt (siehe **Tab. 2**).

Molter war außerdem daran interessiert, ob und wer die genannten Bedürf-nisse der Angehörigen befriedigt. Pflegende waren hier die erstgenannte Gruppe, gefolgt von den Mediziner/-innen als zweitgrößte Gruppe. Andere Personen um-

Tabelle 2: Die 10 wichtigsten identifizierten Bedürfnisse

	Autorin	Jahr
1. To feel there is hope 2. To feel that hospital personnel care about the patient 3. To have the waiting room near the patient 4. To be called at home about changes in the condition of the patient 5. To know the prognosis 6. To have questions answered honestly 7. To know specific facts concerning the patients progress 8. To receive information about the patient once a day 9. To have explanations given in terms that are understandable 10. To see the patient frequently	Molter	1979
1. To know that I would be called at home for a change in the patient's condition 2. To feel the hospital personnel cared about the patient 3. To have my questions answered honestly 4. To know exactly what was being done for the patient 5. To have specific facts concerning the patient's progress 6. To know the patient's chances for recovery 7. To feel there is hope 8. To have explanations given that I could understand 9. To have reassurance that the best care possible was being given to the patient 10. To receive information about the patient's condition once a day	Rodgers	1983

	Autorin	Jahr
1. To feel there is hope 2. To have questions answered honestly 3. To know the prognosis 4. To know specific facts concerning the patient's progress 5. To have explanations given in terms that are understandable 6. To receive information about the patient once a day 7. To be called at home about changes in the patient's condition 8. To feel the hospital personnel care about the patient 9. To see the patient frequently 10. To know things were done for the patient	Leske	1986
1. To have questions answered honestly 2. To be assured that the best care is being given to the patient 3. To feel there is hope 4. To feel that the hospital personnel care about the patient 5. To know specific facts concerning the patient's progress 6. To receive information about the patient 7. To be called at home about changes in the patient's condition 8. To know the prognosis 9. To have explanations given that are understandable 10. To know why things were done for the patient	Norheim	1989

fassten Freunde, andere Besucher, andere Verwandte, Geistliche und «Andere». Diese Rangordnung lässt sich grundsätzlich auch in anderen Studien so beobachten.

Molters Studie weist einige wesentliche Limitierungen auf. So ist die Stichprobengröße (N = 40) zu klein, um daraus eine statistische Relevanz der Ergebnisse ableiten zu können. Angaben, die die Charakteristika von Patienten beschreiben, fehlen ganz. Andere Variablen, wie z. B. die Besuchszeitenregelungen der Stationen oder die Relation der befragten Angehörigen zum Patienten, fehlen ebenso. Der Ausschluss familialer Sichtweisen in Bezug auf deren Bedürfnisse in der Entwicklung der Bedürfnisaussagen ist eine weitere Limitierung. Die Reliabilität des Instrumentes wird nicht erwähnt. Gleichwohl hat diese erste Studie sowohl als Grundlage für die Entwicklung des CCFNI als auch für weiterführende Studien gedient.

In Anlehnung an Molters Studie wurde von Rodgers (1983) ein Fragebogen entwickelt, der die Bedürfnisse von Angehörigen von herzchirurgischen Patienten untersucht hat. Das *total patient care concept* bildete in dieser Studie den theoretischen Rahmen.

Aus Rodgers Sicht ist es notwendig, sich auf eine Patientengruppe zu beschränken. Sie geht davon aus, dass es Unterschiede gibt zwischen den Bedürfnissen von Angehörigen kardiovaskulärer Patienten und den Bedürfnissen anderer Intensivpatienten. Eine Generalisierung ist daher nicht möglich (Rodgers 1983).

Familien von kardiovaskulären Patienten können bei der Bewältigung von Ängsten und postoperativen Psychosen des Patienten eine positive Rolle spielen (Rodgers 1983). Dies ist aber nur dann möglich, wenn die Bedürfnisse von Angehörigen befriedigt sind. Daraus ergibt sich für Pflegende die Notwendigkeit, die Bedürfnisse dieser Angehörigengruppe zu ermitteln und Strategien zu entwickeln, Bedürfnisse zu befriedigen (Lynn-McHale & Smith 1991). Rodgers Forschungsfragen unterscheiden sich dabei wenig von Molters (siehe oben) und lauten wie folgt:

1. Was sind die Bedürfnisse von Angehörigen von postoperativen kardiovasculären Patienten?

2. Wie häufig werden diese Bedürfnisse befriedigt?

3. Wer hilft in der Bedürfnisbefriedigung von diesen Angehörigen?

Zwanzig Angehörige von 11 kardiovaskulären Patienten wurden mittels Fragebogen befragt. Die Teilnehmenden setzten sich zusammen aus Ehepartnern (10), Kindern von Klienten (7), Schwiegertochter (1), Schwiegersohn (1) und einer Schwägerin. Fünfzehn der Teilnehmenden (75 %) waren weiblich. Der verwendete Fragebogen basierte auf dem von Molter (1979) entwickelten Bedürfnisaussagen und wurde ausschließlich um demografische Fragen erweitert.

Die inhaltliche Validität für das Instrument wurde erreicht durch die Analyse der relevanten Literatur und die Übereinstimmung einer Expertengruppe, die sich insbesondere mit der Interaktion von Angehörigen und Pflegenden auf der Intensivstation auseinander setzte. Cronbachs Alpha ist mit einem Wert von 0.93 angegeben. Mishel (1998) weist darauf hin, dass ein Cronbachs Alpha (oder auch *coefficient alpha*) von .70 für ein neues Instrument und ein Wert von .80 für ein etabliertes Instrument akzeptabel ist. Die Daten wurden mittels deskriptiver Statistik analysiert. Die deskriptive Statistik ermittelt Häufigkeiten, Prozente, Mittelwert, Medianwert und Modalwert (vgl. Brink & Wood 1998).

Die Ergebnisse in Bezug auf die Rangordnung der ermittelten Bedürfnisse sind in Tabelle 2 dargestellt. Die Häufigkeit der Bedürfnisbefriedigung wird mit 40 von 45 Aussagen von 60 % der Befragten als gegeben angegeben. Von den 10 wichtigsten Bedürfnissen wurden von allen Befragten sieben als befriedigt angegeben. Auch bei Rodgers stellten die Pflegenden die größte Gruppe dar, die den Angehörigen hilft, die identifizierten Bedürfnisse zu befriedigen, gefolgt von Ärzten und anderen Angehörigen.

Diese Studie hat wesentliche Stärken im Vergleich zu Molters Untersuchung. Wichtige Variablen (z. B. Patientencharakteristika, Besuchszeitenregelung) wurden kontrolliert und lassen daher bessere Rückschlüsse auf die Ergebnisse zu. Zum Beispiel hatte diese Station offene Besuchszeiten, und somit ist es weniger überraschend, dass das Bedürfnis, den Patienten sehen zu wollen, wann immer es für den Angehörigen wichtig ist, erst an 19. Stelle genannt wurde. Allerdings sind die Ergebnisse nicht generalisierbar. Zum einen ist die Stichprobengröße viel zu klein und zum anderen besteht die Möglichkeit der Voreingenommenheit *(research bias)*, da die Forscherin beim Ausfüllen der Fragebögen anwesend war und die Teilnehmer wussten, dass es sich dabei um eine Pflegende handelte. Theoretisch besteht daher die Möglichkeit der Beeinflussung der Ergebnisse. Zudem waren drei Viertel der Befragten Frauen. In einer ähnlichen Studie von Spatt et al. (1986) zeigten Männer die Tendenz, Bedürfnisse geringer einzustufen als Frauen. Ob daher in Rodgers Studie die Rangordnung der Bedürfnisse tatsächlich auch die von Männern reflektiert, muss in Frage gestellt werden.

Leske (1986) verfolgte in ihrer Studie das Ziel, sowohl die Bedürfnisse von Angehörigen eines Intensivpatienten zu ermitteln als auch dieses Ergebnis mit Molters Studie (1979) zu vergleichen. Dazu ordnete sie zunächst Molters 45 Bedürfnisaussagen nach dem Zufälligkeitsprinzip neu. Zusätzlich wurde das Instrument um eine offene Frage erweitert, um den Teilnehmern eine Möglichkeit zu geben, neue Bedürfnisse zu nennen und somit zu erkennen, welche nicht durch das Instrument abgedeckt waren. Das Ergebnis dieser Studie bildet das *Critical Care Family Needs Inventory* (CCFNI) Instrument (Leske 1986).

Das CCFNI Instrument beinhaltet 45 Bedürfnisaussagen, die auf einer 4-Punkte Likert-Skala (1 = nicht wichtig; 4 = sehr wichtig) eingeordnet werden. Die inhaltliche Validität wurde aufgrund von Molters Studie (1979) angenommen und Cronbachs Alpha wird mit einem Wert von 0.98 angegeben (siehe auch oben).

Die Stichprobe in dieser Studie bestand aus den Angehörigen (35 Frauen, 20 Männern) von 20 lebensbedrohlich erkrankten Patienten und setzte sich zusammen aus Eltern (n = 23), Großeltern (n = 2), Ehemann (n = 1), Ehefrau (n = 6), Verwandte (n = 4), Schwestern (n = 5), Bruder (n = 1), Töchter (n = 10) und drei Söhnen.

Die Patienten (14 Männer, 6 Frauen) waren Opfer von Autounfällen (n = 9), Schusswunden (n = 4), Herzinfarkten (n = 2), Selbstmordversuchen (n = 3), chronisch obstruktiver pulmonaler Lungenerkrankung (n = 1) und einer Vergewaltigung (n = 1). Nicht unerwartet bei einer solchen Patientenmischung lag das Durchschnittsalter der Patienten bei 37 Jahren (Variationsbreite 16–83 Jahre).

Die Datenerhebung erfolgte in den ersten 72 Stunden, entweder noch in der Notfallaufnahme oder nach der Aufnahme auf der Intensivstation. Die Bedürfnisaussagen wurden vorgelesen und Angehörige gebeten, eine gemeinsame Bewertung bezüglich der Wichtigkeit des Bedürfnisses abzugeben.

Die Daten wurden mittels deskriptiver Statistik analysiert. Zusätzlich wurden Mittelwerte der Bedürfnisaussagen ermittelt, um mit einem t-Test einen Vergleich zwischen Leskes und Molters Ergebnissen herstellen zu können. Die Signifikanz war auf $p = 0.01$ festgelegt. Allerdings macht Leske keine konkrete Aussage zur statistischen Signifikanz ihrer Berechnungen. Bedauerlicherweise sind die genannten Daten in dem Artikel so unvollständig, dass eine erneute Berechnung der angegebenen t-Werte nicht möglich ist. Die Rangeinordnungen dieser Studie sind in Tabelle 2 dargestellt.

Obwohl eines der Ziele der Vergleich zwischen diesen Ergebnissen und denen aus Molters (1979) Studie war, muss infrage gestellt werden, inwieweit diese Vorgehensweise sinnvoll ist. Leske (1986) selber weist auf die erheblichen Unterschiede hin, die zwischen den beiden Studien in Bezug auf mehrere Variablen bestehen. So sind die Patientendiagnosen in Molters Studie nicht bekannt, und das Ergebnis basiert auf Einzelantworten der Angehörigen, nachdem der Patient die Intensivstation bereits verlassen hatte.

In Leskes Studie handelte es sich im Durchschnitt um eher jüngere Patienten mit sehr unterschiedlichen Verletzungen oder Erkrankungen. Hier stellt sich die Frage, inwieweit die Bedürfnisse von Angehörigen eines Gewaltverbrechenopfers den Bedürfnissen eines Angehörigen zum Beispiel eines Herzinfarktpatienten gleichen. Weitere Limitierungen betreffen die gemeinsame familiale Bewertung der Bedürfnisse. Hier sind zwei Probleme vorrangig: (1) die Reduktion der Stichprobengröße und (2) die Machtverhältnisse innerhalb der Familieneinheit.

Reduktion der Stichprobengröße: Die Anzahl der Teilnehmer ist mit N = 55 angegeben, aber da es sich um eine Konsensusangabe mehrerer Familienangehöriger handelt und keine Teilnehmer-/Patientenrelation genannt wird, ist der tatsächliche Datensatz (also ausgefüllte Fragebögen) nicht bekannt. Es muss aber ein Wert unter 55 sein.

Die Machtstrukturen innerhalb der Familie wurden nicht berücksichtigt. Hier stellt sich insbesondere die Frage nach der Art und Weise, wie der Konsensus erreicht worden ist. Kommunikation innerhalb von Familien wird auch beeinflusst durch die Stellung und Funktion, die der Einzelne einnimmt. Auf diesen Umstand weist Norheims (1989) Studie hin, in der Ehepartner eine Anzahl von Bedürfnissen anders einstuften als andere Angehörige.

Auch Leske machte keine Angaben zu Besuchszeitenregelungen der jeweiligen Intensivstationen. Die Möglichkeit der Beeinflussung der Daten durch die soeben angeführten Punkte war daher grundsätzlich gegeben. Dennoch betreffen diese Punkte ausschließlich die Anwendung des CCFNI und nicht das Instrument selber. Rückblickend muss gesagt werden, dass das CCFNI ein weit verbreitetes und häufig angewendetes Instrument war und ist, dessen Validität und Reliabilität inzwischen in mehreren Studien nachgewiesen wurde (vgl. Leske 1991, Freichels 1991, Macey & Bouman 1991, Rukholm et al. 1991, Bijttebier et al. 2000). Dabei trifft die Kritik, die Harrington (1992) an der von Macey und Bouman durchgeführten Studie übt, auch auf andere Evaluationsstudien zu.

Die soeben erwähnte Studie von Norheim (1989) hat einen etwas anderen Schwerpunkt. Sie untersuchte die Bedürfnisse von Angehörigen herzchirurgischer Patienten während der intraoperativen Phase. Die Daten wurden mittels CCFNI erhoben, als die Angehörigen im Warteraum auf das Ergebnis der Operation warteten. Spezielle Warteräume für Familienmitglieder und andere Personen mit einem Patienten entweder auf einer Intensivstation oder im OP sind in nordamerikanischen und britischen Krankenhäusern keine Seltenheit. Die Familiensystemtheorie und Crisis Theory bilden den theoretischen Rahmen dieser Studie, die die folgenden Forschungsfragen stellte:

1. Wie bewerten Ehepartner und Angehörige ihre Bedürfnisse während des herzchirurgischen Eingriffes des Patienten?

2. Besteht ein Unterschied zwischen den Bedürfnissen von Ehepartnern und Angehörigen während der Operation?

3. Welche Personen werden von den Ehepartnern und Angehörigen als hilfreich in der Bedürfnisbefriedigung während dieser Phase erlebt?

Die Stichprobe umfasste insgesamt 68 Teilnehmer, von denen 23 Ehepartner (19 Frauen, 4 Männer) und 45 Angehörige (22 Töchter, 15 Söhne, 4 Schwestern, 2 Brüder, eine Tante und ein Neffe) von insgesamt 30 Patienten waren. Die Teilnehmer wurden befragt, nachdem der Patient bereits einige Stunden im OP war. Während des Ausfüllens des Fragebogens war die Forscherin anwesend, jedoch wussten die Teilnehmer nicht, dass es sich dabei um eine Pflegende handelte.

Tabelle 2 listet die Bedürfnisse entsprechend ihrer Rangordnung auf. Hierbei handelt es sich um die Bedürfnisse, die sowohl von den Ehepartnern als auch von den Angehörigen als wichtig eingestuft wurden. Um den Unterschied zwischen den beiden Gruppen (Ehepartner vs. Angehörige) festzustellen, wurde ein gruppenunabhängiger t-Test durchgeführt. Acht Bedürfnisse wurden von Ehepartnern als wichtiger eingestuft als von Angehörigen. Diese Bedürfnisse umfassten (vgl. S. 116):

1. To have a friend nearby for support

2. To visit at any time

3. To have a bathroom near the waiting room

4. To be assured that it is all right to leave the hospital for a while

5. To talk about the possibility of the patient's death

6. To help with the patient's physical care

7. To have good food available in the hospital

8. To be told about chaplain services.

Im Einklang mit den oben genannten Studien sind auch in Norheims (1989) Studie Pflegende als größte und Mediziner als zweitgrößte Gruppe genannt, die Familienmitgliedern helfen, deren Bedürfnisse zu befriedigen.

Die gefundenen Unterschiede zwischen den Bedürfnissen von Ehepartnern und Angehörigen sind aus mehreren Gründen von Bedeutung. Insbesondere das an 4. Stelle genannte Bedürfnis stimmt nachdenklich. An dieser Stelle muss gefragt werden, inwieweit Ehepartner einem Erwartungsdruck ausgesetzt sind, am Bett (oder im Warteraum der Intensivstation/OP) eines lebensbedrohlich erkrankten Angehörigen zu sein. Dabei muss völlig offen bleiben, ob es sich um die Erwartungen der Umgebung (einschließlich der Familieneinheit) oder des Ehepartners selber handelt. Dass Ehepartner in Zeiten einer gesundheitlichen Krise des anderen einen erheblichen Konflikt mit sich austragen, wird in der Studie von Hupcey und Penrod (2000) deutlich.

Überraschend ist das Ergebnis im Hinblick auf die Anzahl der Bedürfnisse, die das physische und seelische Wohl der Ehepartner betreffen. In allen anderen hier präsentierten quantitativen Studien (und diese stellen keine Ausnahmen dar) sind die Bedürfnisse nach Informationen, Nähe zum Patienten und Zuversicht vorrangig. Die von Norheim (1989) festgestellten Unterschiede zwischen Ehepartnern und anderen Angehörigen konnten in den anderen Studien gar nicht festgestellt werden, weil die Daten von Ehepartnern und Angehörigen als gleichrangig und damit zusammen analysiert wurden. Diese Vorgehensweise wirft eine wichtige methodologische Frage im Bereich der familienbezogenen Forschung auf, nämlich die nach der Einheit der Analyse (vgl. Robinson 1995, Moriarty & Cotroneo 1993, Gilliss, & Davis 1992, Feetham 1991, Uphold & Strickland 1989).

Norheim (1989) beschreibt die Limitierungen der Studie in Bezug auf die Stichprobengröße und das Fehlen von Basisdaten bezüglich möglicher Vorerfahrungen des Ehepartners oder Angehörigen, die das Ergebnis hätten beeinflussen können.

Die Anzahl der Bedürfnisstudien im Bereich der Intensivpflege ist erheblich. Die Auswahl der hier präsentierten Studien konzentrierte sich bis auf eine Ausnahme ausschließlich auf die Entwicklung des CCFNI. In den Literaturübersichten von Alpen und Halm (1991) und auch Hickey (1990) wird deutlich, dass diese Studien im Allgemeinen ähnliche Ergebnisse aufweisen. Welche der genannten

Bedürfnisse der Familienmitglieder jedoch befriedigt werden, hängt wesentlich von der Wahrnehmung der Pflegenden auf den Intensivstationen ab (Kleinpell & Powers 1992).

Unterschiede in der Wahrnehmung von Familien und Pflegenden

Die Idee, dass es Wahrnehmungsunterschiede zwischen Familien, Patienten und Pflegenden gibt, ist nicht neu, und wurde bereits 1986 von O'Neill Norris und Grove aufgegriffen. Diese beiden Forscherinnen waren daran interessiert, ob und welche Bedürfnisse Familienmitglieder und Pflegende unterschiedlich wahrnehmen, und welche statistische Signifikanz dieser Unterschied hatte.

In dieser Studie wurden nach einer Pilotstudie die ursprünglichen 45 Bedürfnisaussagen von Molter zu einem Fragebogen mit 30 Bedürfnisaussagen reduziert. Eine eingeschränkte Inhaltsvalidität und Reliabilität (Alpha 0.85) wird für das Instrument berichtet. Die Stichprobengröße umfasste 20 Familienangehörige und 20 Intensivpflegende. Die Ergebnisse in Bezug auf die 4 wichtigsten Bedürfnisse beider Gruppen sind in **Tabelle 3** auf S. 124 dargestellt. Eine statistische Signifikanz der unterschiedlichen Bedürfniswahrnehmung (p 0.05) wurde festgestellt.

Das Bedürfnis von Familien nach Informationen ist ein immer wiederkehrendes Thema. In dieser Studie unterschätzten Pflegende das Bedürfnis der Familienmitglieder nach spezifischen Informationen erheblich, und es lässt sich hier ein Zusammenhang zwischen dem Ausbildungsniveau und der Praxis vermuten. Ebenso realisierten Pflegende nicht das Bedürfnis von Familienmitgliedern nach Akzeptanz durch Pflegende. Eine der Rollen, die Familienmitglieder während einer lebensbedrohlichen Erkrankung für den Patienten übernehmen, ist die des Fürsprechers. Familien das Gefühl zu vermitteln, dass sie auf der Intensivstation willkommen sind und ihr Beitrag (z. B. an Information oder kleineren Verrichtungen für den Patienten) geschätzt wird, ist enorm wichtig für die sich entwickelnde Beziehung (Hupcey 1998, Bergbom & Askwall 2000).

Zu einem ähnlichen Ergebnis kommen Kleinpell und Powers (1992), die ihre Daten mittels CCFNI und APACHE II erhoben haben und als theoretischen Rahmen die Familiensystemtheorie nutzten. Das APACHE (*Acute Physiology, Age and Chronic Health Evaluation*) Instrument bewertet die Schwere der Erkrankung auf einer Skala von 0–24.

Unterschiede in der Wahrnehmung und Befriedigung von Bedürfnissen durch Familienangehörige (N = 64) und Pflegende (n = 58) wurden deutlich (siehe Tab. 3). Bedürfnisse wie z. B. «welche Pflegende ist für den Angehörigen zuständig», «einen anderen Vertrauten mit am Krankenbett zu haben» und «was der

Tabelle 3: Unterschiede in der Wahrnehmung von Bedürfnissen nach Wichtigkeit

Most important identified needs	Author	Year
Families: 11. To feel there is hope 12. To feel that hospital personnel cared about the patient 13. To have questions answered honestly 14. To be assured that the best possible care was given **Nurses:** 1. To talk to the doctor every day 2. To receive information about the patient once a day 3. To feel that hospital personnel cared about the patient 4. To have explanations given in terms that are understandable	O'Neill Norris & Grove	1986
Families: 11. Having questions answered honestly 12. Being called about changes 13. Knowing about patient's progress 14. What was done for the patient **Nurses:** 1. Having questions answered honestly 2. Explanations 3. Knowing the prognosis 4. What was done for the patient	Kleinpell & Powers	1992
Families: 1. To be assured that the best possible care was being given 2. To have questions answered honestly 3. To know specific facts about the patient's condition 4. To know how the patient was being treated 5. To be called at home about changes in the patient's condition 6. To know the prognosis **Nurses:** 11. To have questions answered honestly 12. To be assured that the best possible care was being given 13. To feel that hospital personnel cared about the patient 14. To have explanations given in terms that are understandable 15. To know why things are being done for the patient	Forrester et al.	1990

Angehörige für den Patienten tun kann» wurden von Familienmitgliedern als wichtiger wahrgenommen und gleichzeitig als nicht befriedigt eingestuft.

Ein interessantes Ergebnis dieser Studie ist die fehlende statistische Signifikanz zwischen dem Bedürfnis, den Angehörigen zu sehen und dem Schweregrad der Erkrankung. Die Besuchszeitenregelung der teilnehmenden Intensivstationen (N = 4) erlaubte den Familienmitgliedern der Patienten 10 Minuten pro Stunde den Patienten zu sehen. Die Patienten (N=40) waren zum Zeitpunkt der Datenerhebung durchschnittlich 12 Tage auf der Intensivstation (Variationsbreite: 2–60 Tage). Dieses Ergebnis ist dann verständlich, wenn das Bedürfnis der Familienmitglieder, den Patienten uneingeschränkt sehen zu wollen (Maxton 1997, Titler et al. 1991, Bergbom & Askwall 2000, Van Horn & Tesh 2000), akzeptiert wird. Es stellt sich die Frage, inwieweit eine restriktive Besuchszeitenregelung sich kontraproduktiv auf die Erfahrungen von Familien auf Intensivstationen auswirkt.

Eine andere interessante Studie ist die von Forrester et al. (1990). Darin wurde die Wahrnehmung der Bedürfnisse aus drei Perspektiven miteinander verglichen: (1) die familiale Sichtweise (N = 92), (2) die Sicht der primären Pflegenden für den Patienten (N = 49), und (3) die Sichtweise der Intensivpflegenden (N = 92).

Als Instrument wurde der von Molter entwickelte Fragebogen benutzt. Auch in dieser Studie wurden die Unterschiede zwischen den Wahrnehmungen der Bedürfnisse deutlich. Interessant ist, dass nur etwa die Hälfte der Pflegenden richtig lag mit ihrer Bedürfniseinschätzung. Damit bestätigt diese Studie einmal mehr die unzureichende Kompetenz von Pflegenden in Bezug auf die Einschätzung der Bedürfnisse von Familien.

Auswirkungen einer lebensbedrohlichen Erkrankung auf die Familieneinheit

Die überwiegende Anzahl der Studien mit einem Familienfokus im Bereich der Intensivpflege sind «bedürfnisorientiert». So wichtig die Bedürfnisse von Angehörigen während dieser Krisenzeit sind, stellen sie doch nur einen kleinen Ausschnitt der täglichen Erlebniswelt der Familie mit einem Angehörigen auf der Intensivstation dar. Andere Studien hingegen fragen nach den Auswirkungen einer lebensbedrohlichen Erkrankung auf die Familieneinheit. Um die Frage nach Family (Systems) Nursing als Pflegeansatz auf Intensivstationen beantworten zu können, werden einige dieser Studien im Folgenden evaluiert.

«Going it alone» beschreibt die Erfahrungen von Ehepartnern während einer lebensbedrohlichen Erkrankung des anderen (Hupcey & Penrod 2000). Veränderte Verantwortungsbereiche und der Effekt dieser Veränderungen auf die Ehepartner waren Schwerpunkte in dieser Grounded Theory Studie, in der insgesamt 12 Ehepartner (8 Frauen, 4 Männer) interviewt wurden.

«Going it alone» und «Withholding» waren die beiden dominanten Themen, die aus dieser Datenanalyse hervorgingen. «Going it alone» beschreibt nicht nur die Veränderungen, die der gesunde Partner erlebte, sondern auch das Gefühl, trotz Unterstützung von anderen Familienmitgliedern und Freunden (z. B. im Haushalt, sich um die Kinder kümmern) die alleinige Verantwortung tragen zu müssen. Ein weiterer Aspekt war das Zurückhalten von Informationen (Withholding). In allen Bereichen, in denen es Veränderungen gegeben hatte (z. B. Kinderbeaufsichtigung, Haushalt, finanzielle Fragen, Behandlungsentscheidungen) hielt der gesunde Ehepartner Informationen zurück, entweder weil der Partner zu krank war oder um diesen nicht damit zu belasten. In dieser Studie wird deutlich, in welcher Konfliktsituation sich Ehepartner befinden können. Die miteinander konkurrierenden Verantwortungsbereiche (z. B. Zuhause versus Krankenhaus) resultierten für die gesunden Ehepartner in dem Konflikt, sich zwischen dem Verbleiben am Krankenbett oder dem Nachkommen anderer (familiärer) Verpflichtungen entscheiden zu müssen.

Die Grounded Theory Studie von Coulter (1989) untersuchte die Bedürfnisse von Familienmitgliedern eines Intensivpatienten. Insgesamt wurden 11 Familienangehörige interviewt. Die Datenanalyse ergab die folgenden sechs theoretischen Kategorien:

1. das Schockerlebnis der Einweisung auf eine Intensivstation und die ersten Informationen über die lebensbedrohliche Erkrankung

2. Wege der Bewältigung dieser Situation finden

3. das Bedürfnis nach Informationen

4. das Bedürfnis nach sozialer Unterstützung

5. die Befriedigung persönlicher Bedürfnisse

6. die Hoffnung behalten.

Diese Teilnehmer beschrieben den Schock und die Krisensituation, die sich in ihren Familieneinheiten durch das Auftreten einer lebensbedrohlichen Erkrankung ergaben. Angst, Ungewissheit und Verleugnung der Situation waren verbreitete emotionale Erfahrungen von Familienangehörigen. Ebenso hatte die Erkrankung einen nachhaltigen Effekt auf die tägliche Familienroutine.

Die Ergebnisse dieser Studie sind deshalb interessant, weil sie sowohl einen Teil der bereits oben besprochenen quantitativen Bedürfnisstudien bestätigen, aber auch deren Limitierungen aufzeigen. «Hoffnung haben» und auch das «Bedürfnis nach Informationen» sind kongruent mit den quantitativen Studien. Unterschiede bestehen jedoch insbesondere in Bezug auf die Bewältigungsstrategien und die Befriedigung von persönlichen Bedürfnissen.

Die Teilnehmer nannten eine Reihe von Bewältigungsstrategien, die das Bedürfnis nach Nähe und der Übernahme von oder Teilnahme an Pflegetätigkeiten ausdrückten. Gleichwohl ist diese Form der Stressbewältigung nicht unproblematisch. Bergbom und Askwall (2000) weisen nachdrücklich darauf hin, dass weder alle Fami-lienmitglieder an Pflegeaktivitäten teilnehmen möchten, noch dass alle Patienten von Familienangehörigen gepflegt werden möchten. So erzählte ein Patient, dass seine Ehefrau ihm bei der Körperpflege geholfen habe, er dieses aber von seiner Tochter nicht hätte akzeptieren können (Bergbom & Askwall 2000). Demnach ist die Art der Beziehung von Bedeutung, und Pflegende sollten gemeinsam mit der Familieneinheit sowohl die Vorgehensweise als auch die einzelne Tätigkeit individuell planen. Wichtig scheint jedoch, dass eine grundsätzliche Akzeptanz dieser Vorgehensweise sowohl vom Patienten als auch von Familienangehörigen nicht vorausgesetzt werden sollte. Eine Möglichkeit, wie Familien in die Pflege integriert werden können, zeigen Bisaillon et al. (1997) mit ihrem *Family Partnership in Care*-Programm auf.

Der zweite interessante Unterschied zu anderen Bedürfnisstudien betrifft die Befriedigung persönlicher Bedürfnisse. Auch in dieser Studie wurden diese Bedürfnisse als nicht so wichtig eingestuft und zeigten sich erst, als die Interviewerin nachfragte. Warum aber ist das so? Ist es der lebensbedrohliche Gesundheitszustand des Angehörigen, der die eigenen Bedürfnisse als unwichtig erscheinen lässt? Oder fehlen die Voraussetzungen (z. B. das Fehlen von Räumlichkeiten, in denen etwa ein Essen warm gemacht werden könnte) und die Befriedigung der persönlichen Bedürfnisse würde das Verlassen der Bettseite des Patienten erfordern? Wird davon ausgegangen, dass die Familie eine wesentliche unterstützende Rolle für den Patienten während einer lebensbedrohlichen Erkrankung hat (z. B. Bergbom & Askwall 2000, Simpson 1991, Beach et al. 1992), dann muss ein Interesse von Seiten der Institution Krankenhaus bestehen, Familienmitglieder in diesen Bemühungen zu unterstützen und folglich deren Befriedigung persönlicher Bedürfnisse zu erleichtern.

Die soeben genannten Unterschiede zwischen den quantitativen und dieser qualitativen Studie erscheinen signifikant, und es stellt sich die Frage nach der Sensibilität des CCFNI in Bezug auf diese Punkte. Jedoch wird eine solche Frage nur durch weiterführende Forschung beantwortet werden können.

Die Verhaltensreaktionen von Familienmitgliedern während einer lebensbedrohlichen Erkrankung und andere beeinflussende Faktoren waren der Fokus in der Studie von Van Horn und Tesh (2000). Die Stichprobe umfasste 50 Familienmitglieder (35 Frauen, 15 Männer), die insgesamt 28 Familien repräsentierten. Als Instrumente wurden das *Iowa ICU Family Scale* (IIFS) und das *Social Readjustment Rating Score* (SRRS) Instrument eingesetzt. Reliabilitäts- und Validitätsangaben werden für beide Instrumente gemacht. Den theoretischen Rahmen bildeten Systemtheoriekonzepte und das *Double ABCX Model of Adjustment and Adaptation*. Während das IIFS Instrument Veränderungen in den Bereichen Schlafen, Essen, Aktivität, Familienrollen und -verantwortungen und emotionale Unterstützung untersucht, liegt der Schwerpunkt bei der SRRS auf Ereignissen im Leben, die Stress hervorrufen.

Das Ergebnis dieser Studie verdeutlicht das Ausmaß der Verhaltensveränderungen der Familienmitglieder während einer lebensbedrohlichen Erkrankung. Familienmitglieder berichteten von Schlafdefiziten, da die Krisensituation zu einer Veränderung der Schlafqualität und -quantität führte. Ebenso veränderte sich das Essverhalten (Quantität und Qualität (Fastfood)), Arten der Aktivitäten (z. B. vermehrtes Fahren zum Krankenhaus) und Familienrollen und Verantwortungsbereiche innerhalb der Familieneinheit. Emotionale Unterstützung erhielten die Teilnehmer an der Studie insbesondere von anderen Familienmitgliedern und Freunden, jedoch wurden auch Pflegende und andere Intensivbesucher genannt.

Das Ausmaß der Veränderungen war altersabhängig, so war die Gruppe der Menschen zwischen 19 und 29 Jahren und jener von 30 bis 39 Jahren mehr betroffen als die Gruppe der Menschen zwischen 60 und 70 Jahren. Wird von einer Lebenszyklusperspektive ausgegangen, wie sie unter anderem von Carter und McGoldrick (1999) vertreten wird, ist das Ergebnis einleuchtend. Der Effekt auf jüngere Familien ist weitreichender, da eine Korrelation zwischen Alter, (kleinen) Kindern im Haushalt und Berufstätigkeit besteht. Frauen waren mehr von diesen Veränderungen betroffen als Männer. Diese Studie weist ebenso wie die Studie von Hupcey und Penrod (2000) auf den Konflikt hin, den die konkurrierenden Verantwortungsbereiche und die Notwendigkeit einer Balance zwischen diversen (Familien-) Rollen hervorrufen.

Die Studie von Titler et al. (1991), deren Design weiter unten besprochen wird, kommt in Bezug auf Familienangehörige zu einem ähnlichen Ergebnis wie die bereits oben genannten Studien. Zusätzlich wurden in dieser Studie auch Patienten und Pflegende interviewt.

Als weitere Ergebnisse dieser Studie wurden Kommunikationsprobleme zwischen dem Patienten und dessen Familienangehörigen und die unterschiedliche Wahrnehmung der Familiensituation durch die Pflegenden festgestellt. So führte das Fehlen von Kommunikation über Gefühle zwischen Patienten und Familienangehörigen zu sehr unterschiedlichen Wahrnehmungen der Krankheitssituation. Während eine Ehefrau über die negativen Gefühle ihres Mannes bezüglich seines Gesundheitszustandes berichtete, fand dieser, dass seine Intensiverfahrung unter Berücksichtigung der Umstände akzeptabel gewesen sei. Mangelnde Kommunikation während eines Intensivaufenthaltes zwischen Familienangehörigen ist ebenso in anderen Studien gefunden worden (Norris & Grove 1986, Leske 1986, Rogers 1983). Hier ist ein interessanter Ansatzpunkt für eine Pflegeintervention, und ganz sicher für Forschung, da bereits eine Anzahl von Studien verdeutlichen, dass eine mangelnde Kommunikation während einer lebensbedrohlichen oder ernsthaften Erkrankung zu Problemen in der Beziehung führen kann (vgl. Hupcey & Penrod 2000, Stewart et al. 2000, Hilbert 1996).

Das zweite Ergebnis bezieht sich auf die Wahrnehmung der Familiensituation durch Pflegende. Einige Pflegende waren der Meinung, dass eine Intensiv-Vorerfahrung den Stresslevel der Familien reduziert. Diese Wahrnehmung wurde von den entsprechenden Angehörigen nicht bestätigt. Des Weiteren hatten Pflegende wenig Einblick in die Auswirkungen einer lebensbedrohlichen Erkrankung auf die Familieneinheit und insbesondere auf Kinder. Ebenso waren Pflegende sich des Rollenkonfliktes der gesunden Familienmitglieder, wie er bereits weiter oben beschrieben worden ist, innerhalb der Familieneinheit nicht bewusst. Hier scheint es Pflegenden de facto an Wissen zu mangeln.

Effektive Pflegeinterventionen sind abhängig von dem Wissen und den Fähigkeiten Pflegender, mit Familien in Interaktion zu treten und eine (Pflege-) Beziehung aufzubauen. Pflegende sind ein wesentlicher Faktor, der die Erfahrungen von Familien auf einer Intensivstation beeinflusst (Rose 1995, Hupcey 1999, Van Riper 2001).

Familien, Pflegende und die Pflegebeziehung

Familien und Pflegende sind Teil eines Prozesses, der die Entwicklung und Qualität einer Pflegebeziehung beeinflusst. Strategien, die sich entweder unterstützend oder hindernd auf die Pflegebeziehung auswirken können, werden von Hupcey (1998) in einer Grounded Theory Studie beschrieben. Den Patienten und die Familie als Individuen zu sehen, Zeit mit der Familie verbringen, Erklärungen anzubieten und die Bedürfnisse von Familienmitgliedern einzuschätzen wurden als fördernde pflegerische Verhaltensweisen gesehen.

Hingegen beschreiben «freundlich sein» und «den Pflegenden nicht im Weg sein» positive Strategien von Familienangehörigen. Interessant ist, dass nach Einschätzung von einigen Teilnehmern es ihnen diese Verhaltensweise erlaubt, den Patienten länger zu besuchen, als es die Besuchszeitenregelung vorsah. Subjektivität von Pflegenden gegenüber Familien ist kein neues Phänomen (Hickey & Lewandowski 1988).

Gleichwohl verfügten Familienangehörige und Pflegende über ein Repertoire an Verhaltensweisen, die eine positive Entwicklung einer Beziehung erschwerten. So kontrollierten Familienangehörige die Menge an Informationen, die den Pflegenden über die Familieneinheit zur Verfügung standen. Ein überfürsorgliches Verhalten einiger Familienmitglieder wirkte sich negativ auf die Beziehungsaufnahme zwischen Patienten und Pflegenden auf. Ob dieser Kreislauf unterbrochen werden kann oder nicht, ist eindeutig abhängig von den Fähigkeiten der Pflegenden.

Die «Objektivierung» des Patienten und der Familie (z. B. Patienten nicht mit Namen ansprechen, keinen Augenkontakt herstellen, Tätigkeiten verrichten, ohne den Patienten zur Mithilfe anzuregen), oder ständig zu beschäftigt zu sein, waren Verhaltensweisen von Pflegenden, um Familien auf Distanz zu halten. Unsichere oder/und nicht in die Pflege involvierte Pflegende sind exakt die Gruppe, für die die Anwesenheit von Familien problematisch ist (Dunkel & Eisendrath 1983).

Zu ähnlichen Ergebnissen gelangen Chesla (1996) und Chesla & Stannard (1997) in ihren interpretativ-hermeneutischen Studien, in denen sowohl Interviews mit Pflegenden (N = 130) als auch die Beobachtungen Pflegender (n = 48) durchgeführt wurden.

Die Familie vom Patienten fernhalten, sich selber distanzieren vom Patienten und der Familie, die Familie als «pathologisch» charakterisieren, die Verantwortung für die Pflege der Familie aufteilen und eine lineare anstelle einer systemischen Sichtweise vertreten, waren die fünf Verhaltensstrategien von Pflegenden, die in der Studie von Chesla & Stannard (1997) festgestellt wurden. Der biomedizinische Fokus von einigen Pflegenden stellt einen weiteren Faktor dar, sich nicht mit Familienmitgliedern auseinander setzen zu müssen. Dieser wird insbesondere in der Studie von Chesla (1996) deutlich, in der Pflegende den Familienkontext ihrer Patienten (in diesem Fall Kinder) unabhängig von der lebensbedrohlichen Gesundheitssituation völlig übersahen.

Weitere Faktoren, die von Chesla (1996) und Chesla & Stannard (1997) genannt werden und die Qualität der Pflege von Familieneinheiten wesentlich beeinflussen können, umfassen:

- die (Pflege-) Kultur auf einer Intensivstation, die entweder Familien explizit ein- oder ausschließen kann

- die Wahrnehmung der Rolle der Familie für den Klienten während einer lebensbedrohlichen Erkrankung

- die Zeitspanne, die ein Patient auf der Intensivstation verbringt

- der Fokus der Ausbildung von Pflegenden, sowohl in der Erstausbildung als auch in der Fortbildung der Intensivpflegenden. Hier lässt sich ein Zusammenhang zwischen Ausbildungsinhalten und Fähigkeiten in der Praxis vermuten, der nicht ausschließlich auf Erfahrung zurückzuführen ist.

Die Qualität der Beziehung, die sich zwischen Familien und Pflegenden während eines Intensivaufenthaltes eines Angehörigen entwickelt, hat einen nachhaltigen Einfluss darauf, wie Individuen und Familienmitglieder auf eine lebensbedrohliche Erkrankung reagieren. Professionelle Pflege muss daher drei wesentliche Elemente in den Pflegeprozess integrieren: (1) Sicherstellen, dass die Familie zu dem Patienten Zugang hat, (2) der Familie Information und Unterstützung geben, und (3) die Integration der Familienmitglieder in den Pflegeprozess (Benner et al. 1999). Der uneingeschränkte Zugang für Familienangehörige zum Patienten ist ein immer wieder kontrovers diskutiertes Thema, insbesondere, wenn es sich um Kinder handelt.

Kinder und Jugendliche, Intensivstationen und lebensbedrohliche Erkrankungen von Angehörigen

In der Überschrift dieses Abschnitts sind drei wesentliche Elemente enthalten, deren Kompatibilität fraglich ist. Es existiert auffallend wenig pflegewissenschaftliche Literatur zum Thema Kinder und Jugendliche im Kontext von lebensbedrohlich erkrankten Angehörigen auf Intensivstationen. Bisherige Bedürfnisforschung ist mehrheitlich auf Erwachsene ausgerichtet und konzentriert sich schwerpunktmäßig auf Ehe- oder Lebenspartner. Dies reflektiert die reduktionistische Wahrnehmung der Familieneinheit innerhalb der Pflegeforschung. Ob diese Wahrnehmung in der Praxis anders ist, ist fraglich. Wie viele Pflegende wissen, ob die von ihnen täglich gepflegten Patienten Kinder haben und wie alt diese sind?

Über die Auswirkungen einer lebensbedrohlichen Erkrankung auf Kinder und Jugendliche ist daher wenig bekannt (Craft et al. 1993). Die Unterrepräsentation dieser speziellen Gruppe sowohl in der Praxis als auch in der Forschung hat vermutlich zwei wesentliche Gründe. Erstens beschränken viele Intensivstationen die Besuche von Kindern und Jugendlichen (Plowright 1996, Bergbom & Askwall 2000, Clarke 2000). Clarke (2000) weist auf die zentrale Rolle von Pflegenden in diesem Szenario hin. Pflegende sind in einer Position, in der sie entweder Besuche von Kindern fördern und zulassen oder ablehnen können. In Clarkes phänomenologischer Studie wurde deutlich, dass die Perspektive und Fähigkeiten der Pflegenden die Praxis beeinflussten. So war es von den Fähigkeiten der Pflegenden, eine Beziehung zu dem gesunden Partner aufzubauen, abhängig, ob das Thema «Kinderbesuch» überhaupt angeschnitten wurde. Ebenso beeinflusste die individuelle Perspektive der Pflegenden die Bedeutung der Besuche für die Kinder. Diese Studie lässt klare Lücken in der Ausbildung von Pflegenden in Bezug auf Kommunikation und im Umgang mit Familien erkennen.

Zweitens versuchten Eltern ihre Kinder vor angsteinflößenden Informationen und Erlebnissen zu schützen (Titler et al. 1991). In diesem Zusammenhang weist Lewandowski (1992) darauf hin, dass dies eine Fehleinschätzung der Bedürfnisse von Kindern ist. Das Vorenthalten von Informationen zwingt Kinder dazu, ihre eigenen Erklärungen zu konstruieren, um mit der Situation umgehen zu können. Wie wichtig Besuche für Kinder auf der Intensivstation waren, wurde in der folgenden Studie deutlich.

Craft, Zichi Cohen, Titler und DeHamer (1993) und Titler, Zichi Cohen und Craft (1991) untersuchten in einer phänomenologischen Studie den Effekt einer lebensbedrohlichen Erkrankung und die Aufnahme auf der Intensivstation eines Elternteiles auf Kinder und Jugendliche.

Es handelt sich im Folgenden um ein und dieselbe Studie, in der jedoch die oben genannten Autorinnen unterschiedliche Schwerpunkte in der Datenanalyse hatten. Während Titler et al. (1991) in ihrer Datenanalyse die Perspektiven von Patienten, Ehepartnern, Kindern und Pflegenden berücksichtigten, lag der Fokus bei Craft et al. (1993) ausschließlich bei den Kindern.

Die Stichprobe bestand aus männlichen Kindern und Jugendlichen (N = 11) im Alter von 7 bis 18 Jahren. Alle hatten einen Elternteil zum Zeitpunkt des Interviews aus unterschiedlichen Gründen auf einer Intensivstation. Sieben der Teilnehmer hatten ältere und zwei jüngere Geschwister, und zwei Kinder hatten keine Geschwister.

Die Ergebnisse dieser Studie verdeutlichen das Bedürfnis der Kinder nach Information und Nähe zum erkrankten Elternteil. Das unerwartete Auftreten und die Schwere der Erkrankung riefen eine Reihe von unterschiedlichen emotionalen Reaktionen der Teilnehmer hervor, die diese mit Begriffen wie «geschockt sein» und «nicht wahrhaben wollen» beschrieben.

Schock war auch die Reaktion der Kinder, die ihren Elternteil auf der Intensivstation besucht hatten, aber weder von Pflegenden noch von Familienangehörigen auf das vorbereitet wurden, was sie sahen. Die Hightech-Umgebung einer Intensivstation hatte hier eine negative Auswirkung. Kinder mit Vorwissen, sei es durch Information oder Vorerfahrungen, äußerten diese Problematik nicht. Gleichzeitig wurde deutlich, wie wichtig es für die Kinder war, ihren Elternteil zu besuchen und selber zu sehen, wie es dem Elternteil gesundheitlich ging.

Die Unterbrechung der normalen Familienroutine war für alle Teilnehmer in der Studie ein Thema. Für einige war es eine Zeit, in der sie vermehrt Verantwortung übernehmen mussten oder wollten, für andere Kinder bedeutete die Veränderung der Routinen mehr Instabilität in einer Zeit der Unsicherheit. Das Bedürfnis, mit jemandem über die Erfahrungen zu reden, war ein weiteres Ergebnis dieser Studie. Kinder hatten klare Vorstellungen und konnten Beispiele nennen (z. B. Freunde, Verwandte, anderer Elternteil), wen sie als hilfreich empfanden.

Sowohl Bahnson (1987) als auch Van Horn und Tesh (2000) weisen darauf hin, dass der Stress, den eine lebensbedrohliche Erkrankung hervorrufen kann, sich bei individuellen Familienmitgliedern als somatische Erkrankung bemerkbar machen kann. Somit sind die leichten Erkrankungen (Erkältungen, Bauchschmerzen, Verspannungen) erklärbar, die bei 6 von den 11 Teilnehmern während der lebensbedrohlichen Erkrankung des Elternteils auftraten. Da in der Analyse nicht zwischen den unterschiedlichen Altersgruppen unterschieden wurde, bleibt unklar, ob diese Erkrankungen überwiegend bei den jüngeren Teilnehmern auftraten oder altersunabhängig waren. Es muss davon ausgegangen werden, dass die Fähigkeiten, Gefühle auszudrücken, altersabhängig sind. Diese Limitierung sollte in zukünftigen Studien unbedingt berücksichtigt werden.

Bevor eine Veränderung der Besuchsregelungen für Kinder stattfinden kann, ist es notwendig, die vorherrschenden Überzeugungen und Praktiken von Pflegenden zu hinterfragen (Clarke 2000). In jedem Fall muss berücksichtigt werden, dass Pflegeinterventionen im Intensivbereich und mit dieser speziellen Gruppe «altersgerecht» sein müssen. Baker et al. (1988) weisen explizit auf die Zusammenhänge von Alter, Entwicklungsstand, psychologischen und kognitiven Bedürfnissen hin. Vorbereitung und Aufarbeiten sind die zwei wesentlichen Elemente einer Pflegeintervention, die mit Kindern und Jugendlichen als Besucher auf einer Intensivstation verbunden sein müssen (vgl. Titler et al. 1991).

Implikationen für die Pflege

Es wird in den Studien immer wieder deutlich, dass Pflegende in Bezug auf Familieneinheiten eine echtes Wissensdefizit aufweisen. Stellt die Familieneinheit den Bezugspunkt der Pflege dar, dann ist es unabdingbar, dass diese Inhalte Bestandteil der Aus- und Fortbildung von Pflegenden sind. Innerhalb des Family (Systems) Nursing Ansatzes bewegen sich Pflegende auf mehreren möglichen Ebenen, die sowohl das Individuum als auch die Familien im Kontext der Familieneinheit als Schwerpunkt definieren können (vgl. hierzu: «Family Nursing – was ist das?» S. 47 in diesem Buch). Damit ist sowohl eine generalistische als auch eine spezialisierte Praxis möglich.

In den Bereich der generalistischen Praxis gehört das Familienassessment. Mögliche Inhalte eines Assessments lassen sich bei Leske (1998, S. 172–174) finden, und eine Interviewstruktur stellen Wright und Leahey (s. «Das 15-minütige (oder kürzere) Familieninterview», S. 143 in diesem Buch) vor. Aus diesem fortlaufenden Assessment ergeben sich notwendige Pflegeinterventionen für die individuelle Familieneinheit. Es ist jedoch zu berücksichtigen, dass eine Korrelation zwischen der Dauer des Intensivaufenthaltes und der Komplexität des Assessments sowie der damit notwendigen Familieninterventionen besteht.

Die Versorgung der Familienmitglieder mit Informationen, ein Thema, dass in allen Bedürfnisstudien eine hohe Priorität hatte, gehört ebenfalls in die generalistische Praxis. Dabei geht es den Familienmitgliedern im wesentlichen mehr um spezifische als um allgemeine Informationen. Zum Beispiel sind Informationen bezogen auf die Intensivstation und deren technische Ausrüstung konstant in allen hier zitierten Bedürfnisstudien als weniger wichtig eingestuft worden. Das Bedürfnis nach spezifischen Informationen besteht aber nicht nur zum Zeitpunkt der Einweisung, sondern bleibt über einen längeren Zeitraum bestehen (Freichels

1991). In mehreren Studien wird deutlich, dass Informationen für Familienangehörige notwendig sind, um diese Stresssituation bewältigen zu können (Van Horn & Tesh 2000, Titler et al. 1991, Craft et al. 1993). Informationen sind mit dem Konzept «Hoffnung» verbunden, das immer wieder als eines der Bedürfnisse von Familien genannt wird.

Allerdings sollten Intensivpflegende die Möglichkeit haben, sich in ihrer Arbeit mit Familien Unterstützung von einem «Familienspezialisten» zu holen. Daher ist es durchaus denkbar, eine neue Rolle innerhalb der Intensivpflege zu schaffen, die die Familienkompetenz beinhaltet. Diese Intensivpflegende mit Familienkompetenz kann dabei stationsübergreifend eingesetzt werden. Mögliche Aufgabenbereiche könnten sein:

- die Betreuung von Familien, die eine spezialisierte Praxis erfordern, während des Intensivstationsaufenthaltes
- die Vorbereitung und Nachbesprechung der Besuche von Kindern und Jugendlichen (hierzu gehört auch das Erstellen von Informationsmaterial)
- die Vorbereitung von Patienten und Familien für einen Intensivaufenthalt bei einem geplanten Eingriff (z. B. Herzchirurgie)
- die Nachsorge von Intensivpatienten und deren Familien nach der Verlegung auf die Normalstation
- Gruppenarbeit, entweder nur mit ehemaligen Intensivpatienten oder aber mit ganzen Familieneinheiten dieser Patientengruppe
- Fortbildung innerhalb des Pflegeteams bezogen auf familienrelevante Themen
- Familien(pflege)forschung.

Bei dieser unvollständigen Liste wird bereits deutlich, dass es sich dabei um eine spezialisierte Praxis innerhalb der Intensivpflege handelt, für die derzeit sowohl die Kompetenz als auch die formale Ausbildung fehlt. Idealerweise wäre diese auf der Hochschulebene auf dem Masterniveau angesiedelt. Damit wären Bildungsfragen dann auch ein berufspolitisches Thema.

Schluss

In diesem Beitrag sind ausschließlich Studien evaluiert worden, die sich mit Familien von lebensbedrohlich erkrankten Erwachsenen beschäftigten. Ziel war es, einen Überblick über die vorhandene Forschung zu geben, deren Ergebnisse zu integrieren und abschließend erkennbare Trends darstellen zu können. Dabei sind die Studien, die die Sichtweise des Patienten untersucht haben, außer Acht gelassen worden. Der Fokus hat in diesem Beitrag eindeutig auf den Familienmitgliedern gelegen, jedoch hätte die Notwendigkeit von Family (Systems) Nursing auf Intensivstationen auch von Seiten des Patienten her begründet werden können (vgl. Russell 1999, Clements 2000, Laitinen 1996, Friedman et al. 1992, Simpson 1991). Leider konnten für diesen Beitrag keine veröffentlichten deutschen Studien gefunden werden.

Zudem muss an dieser Stelle eine generelle Kritik an der Familien(pflege)forschung angebracht werden. Handel (1996) weist darauf hin, dass nicht **ein** Familienmitglied für die **ganze** Familieneinheit sprechen kann. Diese Kritik an der derzeitigen Familien(pflege)forschung trifft zum Teil auch auf die hier präsentierten Studien zu und ist ein weit verbreitetes Phänomen innerhalb der Familienforschung in der Pflege. Grundsätzlich lässt sich Familien(pflege)forschung in zwei wesentliche Perspektiven unterteilen: (1) in die familienbezogene Forschung, die sich mit Subsystemen der Familieneinheit befasst, und (2) in die Familienforschung, die tatsächlich die Familieneinheit als die Einheit der Analyse hat. Es wäre wünschenswert, die zukünftige Forschung mehr auf die Familieneinheit auszurichten, da in dem Bereich tatsächlich noch viel Pflegewissen fehlt.

Bereits 1992 schreibt Leske, dass im Jahr 2000 Krankenhäuser ohne familienbezogene Pflegeprogramme so geachtet sein werden, wie die heutigen Krankenhäuser ohne eine gute medizinische Dokumentation. Wir haben bereits das Jahr 2001 und von familienbezogenen Pflegeprogrammen im Gesundheitssystem sind wir in Deutschland noch weit entfernt. Dies wird ebenfalls deutlich in der Tatsache, dass dieses Buch einen Beitrag zur gerade beginnenden Diskussion in diesem Bereich ist.

Im Kontext dieses Beitrages wird deutlich, das professionelle Intensivpflege nicht mehr allein durch das Management einer biomedizinischen Krise des Patienten definiert werden kann. Vielmehr weisen die Forschungsergebnisse sowohl quantitativer als auch qualitativer Studien eindeutig auf die systemischen Auswirkungen einer lebensbedrohlichen Erkrankung eines Patienten auf die Familieneinheit hin. Die Notwendigkeit von Family (Systems) Nursing auf Intensivstationen ergibt sich aus eben diesen systemischen Auswirkungen auf die Familieneinheit. Demnach ist professionelle Pflege gekennzeichnet durch den Fokus auf der Familieneinheit als Bezugspunkt der Pflege, wie auch das abschließende Zitat aus der Sichtweise einer Intensivpflegenden verdeutlicht:

You have to care about the patient, but you also have to care about the members of the family, too. Because essentially, they are an extension of the patient. They also need the information, the reassurance, and the guidance. Critical Care Nurse (Benner et al. 1999)

Literatur

Alpen, M. & Halm, M. (1991): Family Needs: An Annotated Bibliography, Critical Care Nurse, 12 (2): 32–50.

Artinian, N. (1991): Stress experience of spouses of patients having coronary artery bypass during hospitalisation and 6 weeks after discharge, Heart & Lung, 20 (1): 52–59.

Bahnson Bahne, C. (1987): The impact of life-threatening illness on the family and the impact of the family on the illness: An overview, chapter 2: 26–44 In: Families & Life-Threatening Illness, edited by M. Leahey & L. Wright, Springhouse, Pennsylvania.

Baker, C.; Nieswiadomy, R. & Arnold, W. (1988): Nursing interventions for children with a parent in the intensive care unit, Heart & Lung, 17 (4): 441–446.

Beach, E.; Maloney, B.; Plocica, A.; Sherry, S.; Weaver, M.; Luthringer, L. & Utz, S. (1992): The spouse: A factor in recovery after acute myocardial infarction, Heart & Lung, 21: 30–38.

Benner, P.; Hooper-Kyriakidis, P. & Stannard, D. (1999): Clinical Wisdom and Interventions in Critical Care – A thinking-in-action approach, chapter 7: 293–332, W. B. Saunders, Philadelphia.

Bergbom, I. & Askwall, A. (2000): The nearest and dearest: a lifeline for ICU patients, Intensive and Critical Care Nursing, 16: 384–395.

Bijttebier, P.; Delva, D.; Vanoost, S.; Bobbaers, H.; Lauwers, P. & Vertommen, H. (2000): Reliability and validity of the Critical Care Family Needs Inventory in a Dutch-speaking Belgian sample, Heart & Lung, 29 (4): 278–286.

Bisaillon, S.; Li-James, S.; Mulcahy, V.; Furigay, C.; Houghton, E.; Keating, M. & Costello, J. (1997): Family partnership in care: integrating families into the coronary intensive care unit, Canadian Journal of Cardiovascular Nursing, 8 (4): 43–46.

Brink, P. & Wood, M. (1998): Descriptive Designs, chapter 11: 287–307. In: Advanced Design in Nursing Research, 2nd edition, edited by P. Brink & M. Wood, SAGE, Thousand Oaks.

Carter, B. & McGoldrick, M. (1999): The Expanded Family Life Cycle, 3rd edition, Allyn and Bacon, Boston.

Chesla, C. A. (1996): Reconciling technologic and family care in critical-care nursing, IMAGE: Journal of Nursing Scholarship, 28 (3): 199–203.

Chesla, C. A. & Stannard, D. (1997): Breakdown in the nursing care of families in the ICU, American Journal of Critical Care, 6 (1): 64–71.

Clarke, C. (2000): Children visiting family and friends on adult intensive care units: the nurses' perspective, Journal of Advanced Nursing, 31 (2): 330–338.

Clements, P. (2000): Four weeks in intensive care – a patient's experience, Editorial, Care of the Critically Ill, 16 (4): 121–123.

Coulter, M. (1989): The needs of family members of patients in intensive care units, Intensive Care Nursing, 5 (1): 4–10.

Cox, R. P. (1997): Family health care delivery for the 21st century, Journal of Obstetrics, Gynaecologic, and Neonatal Nursing, 26 (1): 109–118.

Craft, M.; Zichi Cohen, M.; Titler, M. & DeHamer, M. (1993): Experiences in children of critically ill parents: A time of emotional disruption and need for support, Critical Care Nurse Quarterly, 16 (3): 64–71.

Curry, S. (1995): Identifying the needs and stresses in the intensive care unit, British Journal of Nursing, 4 (1): 15–19.

Doherty, W. & Campbell, T. (1988): Families and Health, SAGE, Newbury Park.

Dunkel, J. & Eisendrath, S. (1983): Families in the intensive care unit: Their effect on staff, Heart & Lung, 12 (3): 258–260.

Feetham, S. (1991): Conceptual and methodological issues in research of families, chapter 4: 55–68. In: Family Theory Development – State of the Science and Art, edited by A. Whall & J. Fawcett, F. A. Davis Company, Philadelphia.

Forrester, D.; Murphy, P.; Price, D. & Monaghan, J. (1990): Critical care family needs: Nurse-family member confederate pairs, Heart & Lung, 19 (6): 655–661.

Freichels, T. (1991): Needs of family members of patients in the intensive care unit over time, Critical Care Nursing Quarterly, 14 (3): 16–29.

Friedman, B.; Boyce, W. & Bekes, C. (1992): Long term follow-up of ICU patients, American Journal of Critical Care, 1 (2): 115–117.

Gilliss, C. & Davis, L. (1992): Family nursing research: precepts from paragons and peccadilloes, Journal of Advanced Nursing, 17: 28–33.

Handel, G. (1996): Family worlds and qualitative family research: Emergence and prospects of whole-family methodology, Part 3: 335–348. In: The Methods and Methodologies of Qualitative Family Research, 2nd edition, edited by M. Sussman & J. Gilgun, The Haworth Press, Binghamton.

Harrington, L. (1992): An evaluation of validity and reliability of the Critical Care Family Needs Inventory, Letters to the editor, Heart & Lung, 21 (2): 199–200.

Hickey, M. (1990): What are the needs of families of critically ill patients? A review of the literature since 1976, Heart & Lung, 19 (4): 401–415.

Hickey, M. & Lewandowski, M. (1988): Critical care nurses' role with families: A descriptive study, Heart & Lung, 17 (6): 670–676.

Hilbert, G. (1996): Cardiac couples at hospitalization and 3 months later, Journal of Family Nursing, 2 (1): 76–91.

Hupcey, J. & Penrod, J. (2000): Going it alone: The experiences of spouses of critically ill patients, Dimensions of Critical Care Nursing, 19 (3): 40–48.

Hupcey, J. (1998): Establishing the nurse-family relationship in the intensive care unit, Western Journal of Nursing Research, 20 (2): 180–194.

Hupcey, J. (1999): Looking out for the patient and ourselves – the process of family integration into the ICU, Journal of Clinical Nursing, 8: 253–262.

Kleinpell, M. & Powers, M. (1992): Needs of family members of intensive care unit patients, Applied Nursing Research, 5 (1): 2–8.

Laitinen, H. (1996): Patients' experience of confusion in the intensive care unit following cardiac surgery, Intensive and Critical Care Nursing, 12: 79–83.

Leske, J. (1986): Needs of relatives of critically ill patients: A follow-up, Heart & Lung, 15 (2): 189–193.

Leske, J. (1991): Internal psychometric properties of the Critical Care Family Needs Inventory, Heart & Lung, 20 (3): 236–244.

Leske, J. (1992): Needs of adult family members after critical illness, Critical Care Nursing Clinics of North America, 4 (4): 587–596.

Leske, J. (1998): Acute care and adult family interventions, chapter 11: 163–195. In: Family Nursing Practice, edited by B. Vaughan-Cole, M. Johnson, J. Malone & B. Walker, W. B. Saunders Company, Philadelphia.

Lewandowski, L. (1992): Needs of children during the critical illness of a parent or sibling, Critical Care Nursing Clinics of North America, 4: 573–585.

Lynn-McHale, D. & Smith, A. (1991): Comprehensive assessment of families of the critically ill, chapter 30: 339–360. In: Readings in Family Nursing, 1999, 3rd edition, edited by Gail D. Wegner & Rinda J. Alexander, Lippincott, Philadelphia.

Macey, B. & Bouman Conner, C. (1991): An evaluation of validity, reliability, and readability of the Critical Care Family Needs Inventory, Heart & Lung, 20 (4): 398–403.

Maxton, F. (1997): Old habits die hard: changing paediatric nurses' perceptions of families in ICU, Intensive and Critical Care Nursing, 13: 145–150.

McCubbin, M. & Van Ripper, M. (1996): Factors influencing family functioning and the health of family members. In: Family Health Care Nursing: Theory, Practice, and Research, chapter 5: 101–121, edited by S. Harmon Hanson & S. Thalman Boyd, F. A. Davis Company, Philadelphia.

Mendonca, D. & Warren, N. (1998): Perceived and unmet needs of critical care family members, Critical Care Nursing Quarterly, 21 (1): 58–68.

Mishel, M. (1998): Methodological studies: Instrument development, chapter 10: 235–282. In: Advanced Design in Nursing Research, 2nd edition, edited by P. Brink & M. Wood, SAGE, Thousand Oaks.

Molter, N. (1979): Needs of relatives of critically ill patients: a descriptive study, Heart & Lung, 8 (2): 332–339.

Moriarty, H. & Cotroneo, M. (1993): Sampling issues and family research: recruitment and sampling strategies, chapter 9: 79–89. In: The Nursing of Families – Theory/Research/Education/Practice, edited by S. Feetham, S. Meister, J. Bell & C. Gilliss, SAGE, Newbury Park.

Norheim, C. (1989): Family needs of patients having coronary artery bypass graft surgery during the intraoperative period, Heart & Lung, 18 (6): 622–626.

Norris O'Neill, L.; Grove, S. (1986): Investigation of selected psychosocial needs of family members of critically ill patients, Heart & Lung, 15 (2): 194–199.

O'Malley, P.; Favaloro, R.; Anderson, B.; Anderson, M. L.; Siewe, S.; Benson-Landau, M.; Deane, D.; Feeney, J.; Gmeiner, J.; Keefer, N.; Mains, J. & Riddle, K. (1991): Critical care nurse perceptions of family needs, Heart & Lung, 20 (2): 189–201.

O'Neill Norris, L. & Grover, S. (1986): Investigation of selected psychosocial needs of family members of critically ill adult patients, Heart & Lung, 15 (2): 194–199.

Plowright, C. (1996): Revisiting visiting in intensive therapy units, Intensive and Critical Care Nursing, 12: 231–238.

Quinn, S.; Redmond, K. & Begley, C. (1996): The needs of relatives visiting critical care units, Nursing Review, 15 (1): 9–14.

Robinson, C. (1995): Unifying distinction for nursing research with persons and families, Journal of Family Nursing, 1 (1): 8–29.

Rodgers, C. (1983): Needs of relatives of cardiac surgery patients during the critical care phase, Heart & Lung, 10 (5): 48–55.

Rose, P. (1995): The meaning of critical illness to families, Canadian Journal of Nursing Research, 27 (4): 83–87.

Rukholm, E.; Bailey, P.; Coutu-Wakulczyk, G. & Bailey, B. (1991): Needs and anxiety levels in relatives of intensive care unit patients, Journal of Advanced Nursing, 16: 920–928.

Russell, S. (1999): An exploratory study of patients' perceptions, memories and experiences of an intensive care unit, Journal of Advanced Nursing, 29 (4): 783–791.

Simpson, T. (1991): The family as a source of support for the critically ill adult, AACN Clinical Issues Critical Care Nursing, 2 (2): 229–235.

Spatt, L.; Ganas, E.; Hying, E.; Kirsch, E. & Koch, M. (1986): Informational needs of families of intensive care units, Quality Review Bulletin, 12 (1): 16–21.

Stewart, M.; Davidson, K.; Meade, D.; Hirth, A. & Makrides, L. (2000): Myocardial infarction: survivors' and spouses' stress, coping, and support, Journal of Advanced Nursing, 31 (6): 1351–1360.

Titler, M.; Cohen Zichi, M. & Craft, M. (1991): Impact of adult critical care hospitalisation: Perceptions of patients, spouses, children, and nurses, Heart & Lung, 20 (2): 174–182.

Uphold, C. & Strickland, O. (1989): Issues related to the unit of analysis in family nursing research, Western Journal of Nursing Research, 11 (4): 405–417.

Van Horn, E. & Tesh, A. (2000): The effect of critical care hospitalisation on family members: Stress and response, Dimensions of Critical Care Nursing, 19 (4): 40–49.

Van Riper, M. (2001): Family-provider relationship and well-being in families with preterm infants in the NICU, Heart & Lung, 30 (1): 74–84.

Volicer, B. & Burns, M. (1977): Pre-existing correlates of hospital stress, Nursing Research, 26 (6): 408–446.

Warren, N. (1993): Perceived needs of the family members in the critical care waiting room, Critical Care Nursing Quarterly, 10 (3): 56–63.

Critical Care Family Needs Inventory

Copyright 1983
Nancy C. Molter
Jane Stover Leske

Please check ( ) how **important** each of the following needs is to you.	Not Important (1)	Slightly Important (2)	Important (3)	Very Important (4)
1. To know the expected outcome.				
2. To have explanations of the environment before going into the critical care unit for the first time.				
3. To talk to the doctor every day.				
4. To have a specific person to call at the hospital when unable to visit.				
5. To have questions answered honestly.				
6. To have visiting hours changed for special conditions.				
7. To talk about feelings about what has happened.				
8. To have good food available in the hospital.				
9. To have directions as to what to do at the bedside.				
10. To visit at any time.				
11. To know which staff members could give what type of information.				
12. To have friends nearby for support.				

Please check ( ) how **important** each of the following needs is to you.	Not Important (1)	Slightly Important (2)	Important (3)	Very Important (4)
13. To know why things were done for the patient.				
14. To feel there is hope.				
15. To know about the type of staff members taking care of the patient.				
16. To know how the patient is being treated medically.				
17. To be assured that the best care possible is being given to the patient.				
18. To have a place to be alone while in the hospital.				
19. To know exactly what is being done for the patient.				
20. To have comfortable furniture in the waiting room.				
21. To feel accepted by the hospital staff.				
22. To have someone to help with financial problems.				
23. To have a telephone near the waiting room.				
24. To have a pastor visit.				
25. To talk about the possibility of the patient's death.				
26. To have another person with you when visiting the critical care unit.				
27. To have someone be concerned with your health.				
28. To be assured it is alright to leave the hospital for awhile.				
29. To talk to the same nurse every day.				

Please check ( ) how **important** each of the following needs is to you.	Not Important (1)	Slightly Important (2)	Important (3)	Very Important (4)
30. To feel it is alright to cry.				
31. To be told about other people that could help with problems.				
32. To have a bathroom near the waiting room.				
33. To be alone at any time.				
34. To be told about someone to help with family problems.				
35. To have explanations given that are understandable.				
36. To have visiting hours started at time.				
37. To be told about chaplain services.				
38. To help with the patient's physical care.				
39. To be told about transfer plans while they are being made.				
40. To be called at home about changes in the patient's condition.				
41. To receive information about the patient at least once a day.				
42. To feel that the hospital personnel care about the patient.				
43. To know specific facts concerning the patient's progress.				
44. To see the patient frequently.				
45. To have the waiting room near the patient.				
46. Others:				

Die Zeit maximieren, das Leiden minimieren

Das 15-minütige (oder kürzere) Familieninterview

Lorraine M. Wright, R. N., Ph.D., University of Calgary
Maureen Leahey, R. N., Ph. D., Calgary Regional Health Authority
Übersetzung: Nicole Schneider

Zeit ist ein wesentlicher Bestandteil des Pflegeberufs. Große Veränderungen in der Erbringung gesundheitlicher Dienstleistungen, Einschränkungen im Budget und Kürzungen des Personals machen neue Ideen zur Einbeziehung von Familien erforderlich. Anstatt Familienmitglieder von der Gesundheitsversorgung auszuschließen, müssen effizientere Wege ermittelt werden, wie man kurze Familieninterviews durchführt. In diesem Artikel wird dargelegt, dass ein 15 Minuten (oder kürzer) dauerndes Familieninterview mit angemessenem Wissen und entsprechenden Fähigkeiten auf diesen wichtigen Aspekt der Pflege eingehen kann. Vorschläge werden gemacht, um Vorstellungen zu entwickeln, die angenommen werden sollten, um Familien in die Gesundheitsversorgung mit einzubeziehen. Notwendiges Wissen über ein gutes Familien-Assessment und Interventionsmodelle, Interviewfähigkeiten und Fragen werden vorgestellt. Die Erkennung und Erörterung der fünf Hauptbestandteile des kurzen Familieninterviews werden dargelegt. Diese sind: Benehmen, therapeutische Konversation, ein Familiengenogramm, therapeutische Fragen und Lob. Dieser Artikel führt ein fachliches Beispiel an, das die Effektivität und das Potenzial der Heilung in einem kurzen Familieninterview hervorhebt, egal ob es in 15 Minuten oder in einem Satz geschieht.

Die Aussage: «Ich habe keine Zeit für Familieninterviews», ist der häufigste Grund, den Pflegende angeben, warum sie betroffene Familien nicht regelmäßig in ihre Arbeit mit einbeziehen. In zahlreichen studentischen und akademischen pflegerischen Ausbildungen, professionellen Workshops und Präsentationen sind wir auf diese Aussage als hauptsächliche Erklärung für die Ausschließung der Familienmitglieder aus der Gesundheitsversorgung getroffen. Durch die großen

Veränderungen in der Gesundheitsversorgung durch Managed-Care-Ansätze, eingeschränkte Budgets und Personalkürzungen ist Zeit entscheidend für die Pflege. Dennoch sind wir der Überzeugung, dass Familien nicht abgelehnt oder als unerheblich für die Gesundheitsversorgung gelten dürfen. Um Familien mit einzubeziehen, müssen sich Pflegende ein gesichertes Wissen über Familien-Assessment und Interventionsmodelle, Interviewerfahrung und Fragen aneignen. Wir glauben, dass Wissen über familienbezogene Pflege in sehr kurzen Familientreffen effektiv angewendet werden kann. Wir behaupten weiterhin, dass ein 15-minütiges oder sogar kürzeres Familieninterview erfolgreich, effektiv, informativ und sogar heilend sein kann. Jegliches Einbeziehen der Familienmitglieder, egal wie lange es andauert, ist besser, als sie nicht einzubeziehen.

Aber was ist Zeit? Und was genau kann in 15 Minuten oder weniger mit einer Familie erreicht werden? Vielleicht ist das beste angebotene Portrait über die Zeit, insbesondere therapeutische Zeit, zu finden in Boscolos und Bertrandos (1993) umfassenden Beschreibungen, Erklärungen und Beispielen für klinische Zeit. Sie bieten drei Bereiche der Zeit an: individuell, kulturell und sozial. Ein Großteil der Zeit in der pflegerischen Tätigkeit ist sozial und kulturell organisiert, stark ritualisiert und dafür auch geschätzt. Wir schlagen vor, dass durch die Ritualisierung und Koordination der Zeit für Treffen mit Familien, auch für 15 Minuten, dies ebenfalls ein geschätzter Teil der Arbeit der Pflegenden werden wird.

Dennoch müssen, damit sich das Verhalten der Pflegenden ändert, diese erst ihre Überzeugungen bezüglich der Einbeziehung von Familien in die Gesundheitsversorgung abändern oder verändern. Wir haben entdeckt, dass wenn Pflegende Familienmitglieder nicht in ihre Arbeit mit einbeziehen, dort im allgemeinen einige einengende Ansichten existieren (Wright, Watson & Bell 1996). Einige dieser Ansichten lauten:

- «Wenn ich mit Familienmitgliedern rede, werde ich keine Zeit haben, um meinen anderen pflegerischen Verantwortungen nachzukommen.»

- «Wenn ich mit Familienmitgliedern rede, löse ich möglicherweise eine heftige Reaktion aus und habe keine Zeit, mich damit auseinander zu setzen.»

- «Es ist nicht meine Aufgabe, mit Familien zu reden. Das ist die Aufgabe der Sozialarbeiter und Psychologen.»

- «Ich kann Familien unmöglich helfen, in der kurzen Zeit, in der ich mich um sie kümmere.»

- «Was ist, wenn die Familie wütend wird, was würde ich dann tun?»

- «Was ist, wenn sie mir eine Frage stellen und ich habe keine Antwort darauf, was würde ich dann tun? Es ist besser, kein Gespräch anzufangen.»

Diese einengenden Ansichten offen zu legen, macht es noch verständlicher, warum Pflegende davor zurückscheuen, betroffene Familien regelmäßig in ihre pflegerische Arbeit mit einzubeziehen. Wir stellen die Behauptung auf, dass wenn Pflegende sich nur der einen Ansicht anschließen würden, dass «Krankheit eine Familienangelegenheit ist» (Wright et al. 1996, S. 288), es das Abbild der pflegerischen Arbeit verändern würde. Pflegende wären dann mehr bestrebt, zu wissen, wie man Familienmitglieder in der Pflege für ihre Angehörigen mit einbeziehen und unterstützen kann. Sie würden erkennen, dass jeder in der Familie an der Krankheit teilhat und dass nicht ein Familienmitglied Diabetes, Multiple Sklerose oder Krebs «hat». Durch die Wahrnehmung dieser Ansicht würden sie bemerken, dass von den sich abzeichnenden Symptomen bis zur Diagnose und Behandlung alle Familienmitglieder durch die Krankheit beeinflusst sind und gegenseitig die Krankheit beeinflussen. Weiterhin würden sie erfahren, dass unsere privilegierten Gespräche mit Patienten und deren Familien über die Krankheitserfahrungen entscheidend zur Heilung und zur Verminderung oder Linderung des Leidens beitragen können (Frank 1998; Wright et al. 1996).

Daher möchten wir einige sehr spezifische Ideen zur Durchführung eines 15-minütigen (oder kürzeren) Familieninterviews vorschlagen. Die Ideen nehmen sich der theoretischen Grundannahmen der «Calgary Family Assessment and Intervention Models» (CFAM und CFIM) (Wright & Leahey 1994) an und heben einige der entscheidenden Elemente dieser Modelle hervor.

Hauptbestandteile

Was sind die Hauptbestandteile für ein 15-minütiges Interview? Aus unseren Beobachtungen und Erfahrungen sind die hauptsächlichen und entscheidenden Bestandteile für ein erfolgreiches, produktives und effektives 15-minütiges Familieninterview: Benehmen, therapeutische Konversation, ein Familiengenogramm (und in einigen Situationen eine Ecomap), therapeutische Fragen und Empfehlungen. Natürlich können all diese Bestandteile nur im Kontext einer therapeutischen Beziehung stattfinden.

Hauptbestandteil 1: Benehmen

Das Benehmen formt den Kern des gemeinsamen, alltäglichen sozialen Verhaltens. Dennoch hat sich in den vergangenen zwei Jahrzehnten in Nordamerika unser Sozialverhalten dramatisch von einer eher formalen zu einer zwangloseren sozialen Interaktion verlagert. Selbst unsere Bekleidung wurde von «Sonntagskleidung» auf «zwanglose Freizeitkleidung» geändert. Aber nicht alle Zwanglosigkeiten wurden in unserer Gesellschaft willkommen geheißen und bedauerlicherweise wird Zwanglosigkeit vielmals als unhöflich, rücksichtslos oder ungepflegt erfahren. Martins nationaler Bestseller (1983) über ein «Handbuch für unerträglich korrektes Verhalten» bietet mehr als 700 Seiten über ihre Sichtweise und Humor zum Thema Benehmen. Frau «Verhalten», wie Martin (1983) genannt wird, gibt einen nachdenklichen Kommentar dazu ab, was uns im Kern unserer Interaktion miteinander und folglich in unserer Gesellschaft fehlt. «Benehmen» sind diese einfachen, aber bedeutsamen, zuvorkommenden Handlungen aus Höflichkeit, Respekt und Freundlichkeit. Bedauerlicherweise scheint unsere Kultur als ganzes eine Unterminierung des Benehmens und somit auch der Höflichkeit zu durchlaufen. Diese Unterminierung hat sich leider auch auf unsere pflegerische Arbeit ausgebreitet.

Die Pflege war nicht immun gegen die Veränderungen im Sozialverhalten. In einigen Fällen können wir behaupten, dass einige formale Verhaltensweisen von Pflegenden, die in der Vergangenheit angewandt wurden, vielleicht unsere Beziehung mit Klienten und Familien gehemmt haben. Unzählige Pflegende haben weiterhin respektvolle, höfliche und rücksichtsvolle Beziehungen mit ihren Klienten. Jedoch haben wir viel zu viele professionelle und persönliche Begegnungen zwischen Pflegenden und Patienten beobachtet und angehört, in denen Benehmen in erbärmlicher Art und Weise fehlte.

Eines der krassesten Beispiele in der Pflege, in dem das Benehmen fehlt, ist die grundlegende soziale Handlung der Vorstellung. Es gibt unzählige Geschichten von Pflegenden, die sich ihren Patienten nicht vorstellen, gar nicht zu reden von anderen Familienmitgliedern. Beispielsweise wurde ein 23-jähriger Mann in einer ambulanten Klinik in einem großen hauptstädtischen Krankenhaus nach einer Operation am offenen Herzen pflegerisch versorgt. Er berichtete, dass die Krankenschwester sich nicht vorstellte, sondern anfing, seinen Körper zu berühren und seinen intravenösen Zugang einstellte, ohne ihm zu sagen, was sie tut oder warum. Er empfand diese Erfahrung als sehr verletzend, beängstigend und unhöflich.

Diese klinische Anekdote stimmt überein mit einer Studie, die Beziehungen von Pflegenden und Familien auf der Intensivstation untersuchte. Hupcey (1998) fand heraus, dass eine der pflegerischen Strategien, welche die Schaffung einer therapeutischen Beziehung hemmt, diejenige ist, dass der Patient und die Familie depersonalisiert werden. Beispiele, die gegeben wurden, waren: «den Patienten nicht mit Namen ansprechen; den Patienten oder die Familie als schwierig etikettieren; Pflege anbieten, ohne die Teilnahme des Patienten oder der Familie anzuregen und nicht reden oder Augenkontakt haben» (Hupcey 1998, S. 187).

Somit wird ein entscheidender Bestandteil für ein erfolgreiches Familieninterview deutlich. Pflegende müssen sich den Patienten und Familien immer vorstellen. Vorstellungen der Pflegenden haben sich sicherlich verändert von sehr förmlich hin zu sehr zwanglos. Noch vor wenigen Jahren hätten sich Pflegende als «Frau Sanchez» vorgestellt, wohingegen heute eine eher typische Vorstellung: «Hallo, mein Name ist Sasha, ich bin heute Ihre Krankenschwester», lautet. Irgendeine Vorstellung ist besser als keine Vorstellung, aber wie ein Klient zu uns sagte: «Krankenschwestern stellen sich kein bisschen anders vor, als ein Kellner, der sagt: ‹Hallo, mein Name ist Josh, und ich bin heute Abend ihr Kellner.›». Wir möchten Pflegende anregen, sich mit komplettem Namen vorzustellen, außer unter Umständen, in denen Zweifel bezüglich der Sicherheit bestehen.

Leider ist die bedeutsamste Unterlassungssünde die mangelnde Vorstellung der Pflegenden bei den Familienmitgliedern des Patienten. Was hemmt oder hält Pflegende in Krankenhäusern, Gemeindekliniken und der häuslichen Pflege davon ab, sich den Personen am Bett des Patienten vorzustellen? Was hält Pflegende davon ab, sich nach den Beziehungen dieser Personen zum Patienten zu erkundigen? Oder noch schlimmer, was hält Pflegende davon ab, Augenkontakt mit Familienmitgliedern oder Freunden zu haben, eine der am meisten erwarteten Normen in unserer Kultur? Wir haben dieses Phänomen mit unseren pflegerischen Auszubildenden und professionellen Pflegenden diskutiert. Es wurde uns gesagt, dass die Vorstellung, keine Zeit zu haben, viele Pflegende hemmt mit irgend jemandem außer dem Patienten zu reden, aus Angst, dass die Besucher Fragen stellen könnten oder «Zeit benötigen, die ich einfach nicht habe». Wir möchten dieser Vorstellung entgegentreten, indem wir den Vorschlag machen, dass Pflegende letztendlich Zeit sparen, wenn sie ein paar Verhaltensweisen gegenüber Familienmitgliedern oder Freunden einhalten. Pflegende, die dieses tun, würden wahrscheinlich nicht zu ungünstigen Zeiten von Verwandten in Anspruch genommen werden, die sich nach ihren Familienmitgliedern erkundigen wollen. Pflegende, die Familienmitglieder in ihre Arbeit mit einbezogen haben, berichteten, dass sie eine wachsende Befriedigung in ihrer Arbeit genossen haben, anstatt weniger (Leahey et al. 1995).

Gutes Benehmen hat außerdem den Effekt, Familienmitgliedern Vertrauen einzuflößen. Richardson (1987) beschrieb sieben Arten, mit denen Pflegende Vertrauen zu einem Patienten aufbauen können. Diese sieben Punkte könnten als gutes Benehmen beschrieben werden, das eine vertrauensvolle Beziehung unterstützt. Sie lauten wie folgt: Nennen Sie einen Patienten immer beim Namen; sagen Sie einem Patienten Ihren Namen; prüfen Sie Ihre Einstellung; erklären Sie Ihre Funktion für diese Schicht; erklären Sie ein Verfahren, bevor Sie mit den Geräten in das Zimmer kommen, um es durchzuführen; wenn Sie einem Patienten sagen, dass Sie zu einer bestimmten Zeit wieder zurück sind, halten Sie sich daran und seien Sie ehrlich mit dem Patienten.

Hauptbestandteil 2: Therapeutische Konversation

Alles menschliche Leben findet in Konversationen statt und Pflege ist eines der Netzwerke der Konversation. Pflegende sind mit ihren Klienten immer in therapeutische Konversationen verwickelt, ohne diese möglicherweise als solche zu betrachten. Keine Konversation, die ein Pflegender mit einem Patienten oder Familienmitglied hat, ist belanglos. Jede Konversation, an der wir teilnehmen, beeinflusst Veränderung in unserer eigenen und in den bio-psycho-sozial-geistigen Strukturen der Familienmitglieder (Wright et al. 1996).

Die Konversation in einem kurzen Familieninterview ist therapeutisch, weil sie von Beginn an absichtsvoll und zeitlich begrenzt ist, ebenso wie die Beziehungen. Therapeutische Konversationen zwischen einem Pflegenden und einer Familie können so kurz wie ein Satz sein oder so lang, wie die Zeit es erlaubt. Alle Konversationen zwischen Pflegenden und Familien – unabhängig von Zeit – haben das Potenzial zur Heilung durch die Tatsache, dass man die Familie zusammenbringt (Robinson & Wright 1995; Tapp 1997). Dennoch ist es nicht die Länge der Konversation oder die Zeit, welche den großen Unterschied bringt. Es ist vielmehr die Gelegenheit für Patienten und Familienmitglieder, bestätigt und bekräftigt zu werden, die das enorme Heilungspotenzial hat (Tapp 1997). Pflegende sind sozial befähigt und privilegiert, Heilung oder krankheitsverursachende Elemente in den Konversationen, in denen sie sich mit Familien einlassen, hervorzubringen.

Die Kunst des Zuhörens hat ebenso Priorität. Das Bedürfnis zu kommunizieren, wie es ist, in unseren individuellen, separaten Welten der Erfahrung zu leben, insbesondere in der Welt der Krankheit, ist ein starkes Bedürfnis in menschlichen Beziehungen (Nichols 1995). Frank (1998) schlägt vor, dass das Anhören von Krankheitsgeschichten durch Beschäftigte im Gesundheitswesen nicht nur eine Kunst ist, sondern eine ethische Praxis. Häufig glauben Pflegende, dass, wenn sie zuhören, dies auch eine Verpflichtung mit sich bringt, etwas zu tun, das die jeweiligen aufkommenden Angelegenheiten oder Probleme beseitigt. Immer öfter jedoch ist der therapeutischste Schritt, Eingriff oder das Tun eines Pflegenden das Zuhören, das Zeigen von Mitgefühl sowie Lob anzubieten.

Es ist die Integration der aufgabenorientierten Patientenversorgung mit interaktiver, zielgerichteter Konversation, die ein effektives 15-minütiges (oder kürzeres) Interview auszeichnet. Die Pflegende macht das Geben von Informationen und das Einbeziehen der Patienten in Entscheidungen zu einem wesentlichen Teil des Pflegeprozesses. Sie nutzt Gelegenheiten und sucht nach Gelegenheiten, absichtsvolle Gespräche mit den Familien zu führen. Diese unterscheiden sich von sozialen Gesprächen und können solche grundsätzlichen Ideen, wie die folgenden beinhalten:

- Familien sind regelmäßig eingeladen, den Patienten zur Station/Klinik/zum Hospital zu begleiten.

- Familien sind regelmäßig mit einbezogen in der Aufnahmeprozedur.

- Familien sind regelmäßig eingeladen, Fragen zu stellen, wenn sie sich auf die Patienten konzentrieren.

- Pflegende erkennen die Expertise des Patienten und der Familien an, ihre Gesundheitsprobleme zu bewältigen, indem sie nach den Routinen zu Hause fragen.

- Pflegende ermutigen Patienten zu üben, wie sie verschiedene Interaktionen in der Zukunft handhaben werden, wie beispielsweise den Familienmitgliedern und anderen zu sagen, dass sie bestimmte Dinge nicht essen können.

- Pflegende konsultieren regelmäßig Familien und Patienten bezüglich ihrer Vorschläge zur Behandlung und Entlassung.

Hauptbestandteil 3: Familiengenogramme und Ecomaps

Pflegende müssen es zur Priorität machen, für alle Familien schnelle Genogramme (und manchmal, wenn angezeigt, eine Ecomap) zu erstellen, insbesondere für die Familien, die sehr wahrscheinlich für mehr als drei Tage der Pflege bedürfen. Details für das Sammeln von Genogramm und Ecomap-Informationen werden umfassend in der Diskussion über die strukturelle Assessment-Kategorie der CFAM (Wright & Leaheay 1994, S. 39–56) angeboten. In einem kurzen Interview muss die Sammlung der Genogramm und Ecomap-Information ebenfalls kurz sein. Diese Informationen kann man in ca. zwei Minuten von den Familienmitgliedern bekommen.

Die wichtigsten Informationen, die man erhalten muss, sind Daten über Alter, Beruf/Schulabschluss, Religion, ethnischer Hintergrund, Datum der Einwanderung und der momentane Gesundheitszustand jedes Familienmitglieds. Fangen Sie mit einfachen Fragen (Alter, momentanes Befinden) über die Familienmitglieder im Haushalt an. Es ist nicht nötig oder zeitlich effizient, diese Befragung mit Fragen über beispielsweise die Scheidungen der Geschwister oder Enkel hinauszuziehen, es sei denn, diese Information ist unmittelbar relevant für die Familien- und Gesundheitsprobleme. Wenn diese Genogramm-Informationen eingeholt sind, dann erweitert man die Datensammlung, falls erforderlich, auf Informationen über die externe Familienstruktur in Form einer Ecomap. Es mag nützlich sein, Fragen zu stellen wie: «Wer ist eine wichtige Ressource für Sie außerhalb ihrer unmittelbaren Familie? Oder wer ist eine Belastung?» «Wie viele Fachkräfte sind in die Behandlung der momentanen Herzprobleme Ihres Ehemannes mit einbezogen?» Das Wissen um diese strukturellen Assessment-Daten durch ein Genogramm oder eine Ecomap dient auch als schnelle Strategie, ein

Gespräch anzufangen, weil Familien normalerweise sehr erfreut sind, dass eine Pflegende nach ihrer ganzen Familie fragt, anstatt nur nach der Person, die erkrankt ist. Es bestätigt der Familie sehr schnell die zugrunde liegende Ansicht der Pflegenden, dass Krankheit eine Familienangelegenheit ist.

Es bleibt zu hoffen, dass das Genogramm Teil der Dokumentation über die Familie/den Patienten wird. In einer Herzabteilung wird die Genogramm-Information bei der Aufnahme gesammelt und das Genogramm wird neben das Bett des Patienten gehängt. Notfall-Telefonnummern für Familienmitglieder sind in dem Genogramm aufgelistet. Auf diese Art wirkt das Genogramm als eine kontinuierliche Erinnerung für alle pflegerischen Fachkräfte, die mit dem Patienten zu tun haben, dass sie «familial denken» sollen.

Hauptbestandteil 4: Therapeutische Fragen

Therapeutische Fragen sind ein entscheidendes, bestimmendes Element in einer therapeutischen Konversation. Viele Ideen und Beispiele für zirkuläre Fragen und Fragen, die durch eine therapeutische Intervention geleitet sind, werden gegeben in «Nurses and Families: A Guide to Family Assessment and Intervention» (Wright & Leahey 1994, S. 101–104; 166–167). Wenn eine Pflegende plant, ein sehr kurzes Familientreffen durchzuführen, dann gibt es entscheidende Fragen, die die Pflegende den Familienmitgliedern stellen könnte, um sie in die familiale Gesundheitsversorgung mit einzubeziehen. Wir ermutigen Pflegende, sich mindestens drei entscheidende Fragen auszudenken, die sie regelmäßig allen Familienmitgliedern stellen würden. Diese Fragen müssen in den Zusammenhang passen, in dem die Pflegende den Familien begegnet. Beispielsweise unterscheiden sich die Fragen, die eine Pflegende Familienmitgliedern in einer Notfall- oder onkologischen Abteilung in einem Krankenhaus stellt von denen, die eine Pflegende regelmäßig Familienmitgliedern in einer ambulanten Diabetesklinik für Kinder stellt. Dennoch gibt es einige grundsätzliche Themen, die angesprochen werden müssen, wie das Mitteilen von Informationen, Erwartungen an die Hospitalisierung, klinische oder häusliche Pflegebesuche und Anforderungen, Leiden und die nötigsten Anliegen/Probleme. Nachfolgend werden einige Beispiele für Fragen aufgeführt, die diese einzelnen Themen ansprechen:

1. Wem in Ihrer Familie oder Ihrem Freundeskreis sollen wir Informationen weitergeben und wem nicht? (Deutet auf Zusammenarbeit, Ressourcen und mögliche Konfliktbeziehungen hin.)

2. Wie können wir Ihnen, Ihrer Familie und Ihren Freunden während Ihres Krankenhausaufenthaltes am besten behilflich sein? (Verdeutlicht Erwartungen, wachsende Zusammenarbeit.)

3. Was hat Ihnen am meisten/am wenigsten geholfen in Ihren vergangenen Krankenhausaufenthalten und Klinikbesuchen? (Identifiziert vergangene Stärken, Probleme, die es zu vermeiden gilt und Erfolge, die wiederholt werden sollten.)

4. Was ist die größte Anforderung, der sich Ihre Familie während dieses Krankenhausaufenthaltes/der Entlassung/des Klinikbesuchs ausgesetzt sieht? (Deutet hin auf tatsächliche/potenzielle Leiden, Rollen und Vorstellungen.)

5. Was benötigen Sie am meisten, um sich/Ihre Familie auf die Entlassung vorzubereiten? (Hilft frühzeitig bei der Planung der Entlassung.)

6. Wer, denken Sie, leidet am meisten in Ihrer Familie während Ihres Krankenhausaufenthaltes/Klinikbesuchs/häuslichen Pflegebesuchs? (Zeigt, welches Familienmitglied am meisten Unterstützung und Intervention benötigt.)

7. Welche spezifische Frage möchten Sie am ehesten während unseres jetzigen Treffens beantwortet haben? (Wright 1989). Ich habe möglicherweise momentan keine Antwort auf die Frage parat, aber ich werde mein Bestes versuchen oder werde versuchen, eine Antwort für Sie zu finden. (Zeigt die dringlichsten Themen oder Sorgen.)

8. Wie war ich Ihnen am meisten in diesem Familientreffen behilflich? Wie könnten wir dies verbessern? (Zeigt eine Bereitschaft, von Familienmitgliedern zu lernen und zusammenzuarbeiten.)

Hauptbestandteil 5: Familien loben und individuelle Stärken

Wir loben Familien regelmäßig in jeder Sitzung für die Stärken, die wir während des Interviews beobachten. Selbst in einem kurzen Familieninterview von 15 oder weniger Minuten halten wir an der Praxis fest, individuellen Familienmitgliedern wenigstens zweimal Lob auszusprechen für die individuelle oder familiale Kraft, Ressourcen oder Kompetenzen, die die Pflegende wahrnimmt oder die ihr erzählt werden. Denken Sie daran, dass Belobigungen Verhaltenswahrnehmungen sind, die im Laufe der Zeit auftreten. Daher schaut die Pflegende nach einem Muster anstatt einem einmaligen Ereignis, welches sich eher für ein Kompliment eignet. Ein Beispiel für Belobigungen ist: «Ihre Familie zeigt viel Courage, indem sie mit dem Krebs Ihrer Frau seit fünf Jahren lebt.» Ein Kompliment wäre: «Ihr Sohn ist so liebenswürdig, obwohl er sich so krank fühlt.» Familien, die mit chronischen, lebensgefährlichen und/oder psychosozialen Problemen zurechtkommen müssen, fühlen sich oft besiegt, hoffnungslos und/oder wie Versager in ihren Bemühungen, ihre Krankheit zu überwinden oder mit ihr zu leben. Daher kann man nie zu viele Belobigungen aussprechen. Wir glauben, dass bei den meisten Familien, die

Krankheit, Behinderung oder Traumata erfahren, häufig eine Belobigungsdefizit-Störung vorliegt.

Die unmittelbar und langfristig positiven Reaktionen auf solche Belobigungen deuten darauf hin, dass sie einflussreich und effektiv sind und in therapeutischen Interventionen Bestand haben. Robinson (1998) erforschte den Prozess und die Ergebnisse von Pflegeinterventionen mit Familien, die Schwierigkeiten mit chronischen Erkrankungen erfahren. Die Familien berichteten, dass «die Orientierung der klinischen Pflegeteams an Stärken, Ressourcen und Möglichkeiten ein sehr wichtiger Aspekt des [therapeutischen] Prozesses ist» (Robinson 1998, S. 284). Familien, die Belobigungen verinnerlichen, die sie von Pflegenden erhalten, erscheinen aufgeschlossener und vertrauensvoller hinsichtlich der Beziehung zwischen Pflegenden und Familien und neigen eher dazu, Ideen, Meinungen und Rat anzunehmen, die angeboten werden.

Durch das Loben der Ressourcen, Kompetenzen und Stärken der Familie bieten Pflegende den Familienmitgliedern eine neue Sicht über sich selbst an. Durch das Verändern der Sichtweisen über sich selbst ist es Familien häufig möglich, ihre gesundheitlichen Probleme anders zu betrachten und folglich effektiveren Lösungen entgegenzugehen, um das potenzielle und tatsächliche Leiden zu verringern.

Professionelles Beispiel eines kurzen Familieninterviews

Eine 32-jährige Frau, Greta, wurde in eine medizinische Abteilung aufgenommen mit der Diagnose einer fraglichen Grippe. Ihr Gewicht verringerte sich auf 82 Pfund, ein Verlust von 10 Pfund in der Woche vor ihrer Einlieferung. Greta hatte auch eine genetische Krankheit, die Schwächegefühl und ein Schwinden der Skelettmuskeln mit sich brachte. Das Pflegepersonal empfand sie als wütend und abrupt und sie fragten sich, wo das Problem lag. Sie hatten Mitleid mit Greta und betrachteten sie als «sehr abhängig». Die Absicht des kurzen Interviews war es, Gretas Erwartungen, Vorstellungen und Ressourcen ausfindig zu machen. Ihre Familie war zu dem Treffen eingeladen, das auf der Station stattfand, aber sie erschienen nicht.

In einem 15-minütigen Interview mit Greta alleine erstellte die Pflegende anfangs ein schnelles Genogramm. Sie notierte, dass Greta mit ihren zwei jüngeren Brüdern und ihrer Mutter lebte, die alle, was Greta «die Krankheit» (Muskelschwund) nannte, hatten. Die Patientin war das einzige Familienmitglied, das in der Lage war zu fahren und das war der Grund, warum die anderen nicht an dem Treffen teilgenommen haben.

Die Pflegende fragte Greta dann nach ihren Erwartungen für diesen Krankenhausaufenthalt und wie die Pflegenden ihr am besten helfen können. Greta antwortete auf die therapeutische Frage, indem sie sagte, dass sie wüsste, dass die Mitarbeiter sich um sie kümmern würden an der Art, wie sie mit ihr und anderen Patienten redeten, Respekt zeigten und ihr vertrauen und sie behandeln würden. Sie gab an, dass sie stark sein musste, so dass sie sich um ihre Brüder und ihre Mutter kümmern könne, die auf sie angewiesen seien».

Die Pflegende fragte, welche Hoffnungen und Erwartungen die anderen Familienmitglieder an Gretas Krankenhausaufenthalt haben. Sie antwortete, dass, als ihre Mutter vor kurzem ins Krankenhaus eingeliefert worden sei, man sie «zum Essen gedrängt» habe. Greta empfand dies als sehr respektlos. Die Pflegende erkundigte sich, wie die jetzigen Mitarbeiter Gretas Widerstand, etwas zu essen, behandelten. Greta beschrieb, wie ihr eine Auswahl an Nahrung angeboten wurde und empfand dies als zufriedenstellend.

Das Interview endete damit, dass die Pflegende Greta anbot, mehr mit ihr zu reden, falls Greta irgendwelche Sorgen hinsichtlich ihrer Versorgung hatte.

Anhand dieses Interviews revidierte die Pflegende ihre Meinung über Greta als «sehr abhängig», indem sie sie als jemanden sah, die für ihre Unabhängigkeit und Fürsorge gelobt werden muss. Sie sah Greta nun als eine «starke Person» und gab diese Aussage an ihre pflegerischen Kollegen weiter.

Einige Tage nach diesem kurzen Interview fragte Greta während der Morgenpflege: «Erinnern Sie sich, als Sie mir sagten, ich soll Ihnen sagen, wenn etwas nicht richtig läuft?» Greta teilte sodann mit, dass das Personal der Spätschicht sie «zum Essen drängte und ihre Wahl nicht respektierte.» Sie hatte ein Pfund verloren. Die Pflegende hörte zu und erinnerte sich an den morgendlichen Bericht, in dem über Greta als «manipulierend» gesprochen wurde. Das Personal war bezüglich ihres Gewichtsverlustes besorgt und «drängte sie» daher, mehr zu essen. Im Gegenzug aß Greta weniger.

Die Pflegende erfasste das Problem als eine wenig hilfreiche zirkuläre Interaktion (Wright & Leahey 1994) zwischen der Patientin und dem Personal der Spätschicht. Sie entschied sich, zu intervenieren, indem sie folgende Maßnahmen ergriff:

- Die Diätberaterin wurde eingeladen, um mit dem Personal über Essensgruppen und -wahl zu reden.

- Eine Notiz wurde in Gretas Unterlagen gelegt, dass sie «auf Nachfrage isst».

- Individuelle Mitglieder des Pflegepersonals wurden angeregt, Greta eine Wahl zwischen verschiedenen Mahlzeiten zu bieten.

Das Ergebnis dieses kurzen familienorientierten Interviews und der Interventionen war, dass Greta etwas Gewicht während ihres Krankenhausaufenthaltes zunahm. Das restliche Personal sagte, dass sie sich «weniger verantwortlich dafür fühlten, Greta zum Essen aufzufordern» und mehr verantwortlich dafür, ihr eine

Auswahl anzubieten und ihre Unabhängigkeit zu unterstützen. Am bedeutsamsten war die angewandte Intervention für die Bezugspflegende im Dokumentationssystem der Abteilung, in dem sie das Problem beschrieb, eine Begründung erarbeitete und eine Richtung für die anderen Teammitglieder empfahl. Aus unserer Perspektive war ein wichtiges Ergebnis, dass Gretas Fähigkeiten und Kompetenzen, ihre chronische Krankheit zu beherrschen und mit ihr zu leben, verstärkt wurden. Sie ging sowohl körperlich als auch emotional gestärkt nach Hause und war in der Lage, sich selbst und anderen Familienmitgliedern mit den fortlaufenden Gesundheitsangelegenheiten zu helfen. Das kurze Interview deutet auch darauf hin, wie Pflegende andere Familienmitglieder in die therapeutische Konversation mit einbeziehen können, selbst wenn sie nicht anwesend sind. Familienmitglieder in die Arbeit der Pflegenden mit einzubeziehen bedeutet, sich nach ihnen zu erkundigen, egal ob sie anwesend sind oder nicht.

Schlussfolgerung

Schlussfolgernd lautet eine allgemeine Grundstruktur für ein kurzes Familieninterview wie folgt:

1. Benutzen Sie Ihr Benehmen, um den Kontakt aufzubauen oder wiederherzustellen; stellen Sie sich vor, indem Sie Ihren Namen und Ihre Aufgabe nennen, und orientieren Sie die Familienmitglieder über die Absicht eines kurzen Familieninterviews.

2. Bewerten Sie die entscheidenden Bereiche der internen und externen Struktur und Funktion. Erwerben Sie Genogramm-Informationen und entscheidende externe Hilfsdaten.

3. Stellen Sie Familienmitgliedern drei wesentliche Fragen.

4. Loben Sie Familien für zwei ihrer Stärken.

5. Evaluieren Sie die Nützlichkeit des Interviews und ziehen Sie Ihre Schlussfolgerungen.

Wir empfinden dies als eine nützliche Hilfestellung bei der Durchführung eines kurzen Familieninterviews. Dennoch müssen diese Hauptbestandteile für ein kurzes Familieninterview an die Kompetenzen der Pflegenden, die Bedingungen, unter denen Pflegende und Familien aufeinandertreffen, und die Zweckmäßigkeit sowie die Absicht des Familientreffens angepasst werden. Wir sind sicher, dass, wenn es passend implementiert wird, Pflegende und Familien beide zufrieden mit der Nützlichkeit des kurzen Familieninterviews sind. Pflegende können zur Minderung des physischen, emotionalen und/oder geistigen Leidens der Familien beitragen und tun dies bereits, indem sie sich mit Familienmitgliedern in therapeutische Gespräche einlassen, selbst wenn es nur für 15 Minuten oder nur in einem Satz ist!

Literatur

Boscolo, L., & Bertrando, P. (1993): The Times of Time: A New Perspective in Systemic Therapy and Consultation. New York: Norton.

Frank, A. (1998): Just listening: Narrative and deep illness. Families, Systems & Health, 16 (3), 197–212.

Hupcey, J. E. (1998): Establishing the nurse-family relationship in the intensive care unit. Western Journal of Nursing Research, 20 (2), 180–194.

Leahey, M.; Harper-Jaques, S.; Stout, L.; Levac, A. M. (1995): The impact of a family systems nursing approach: Nurses' perceptions. Journal of Continuing Education in Nursing, 25 (5), 219–225.

Martin, J. (1983): Miss Manners' Guide to Excrutiatingly Correct Behaviour. New York: Warner Books.

Nichols, M. P. (1995): The Lost Art of Listening. New York: Guilford.

Richardson, B. K. (1987, March): 7 ways to win your patient's trust. Nursing, 87, 14–15.

Robinson, C. A. (1998): Women, families, chronic illness, and nursing inventions: From burden to balance. Journal of Family Nursing, 4 (3), 271–290.

Robinson, C. A. & Wright, L. M. (1995): Family nursing inventions: What families say makes a difference. Journal of Family Nursing, 1 (3), 327–345.

Tapp, D. M. (1997): Exploring Therapeutic Conversations Between Nurses and Families Experiencing Ischemic Heart Disease. Unpublished doctoral dissertation, University of Calgary, Alberta, Canada.

Wright, L. M. (1989): When clients ask questions: Enriching the therapeutic conversation. Family Therapy Networker, 13 (6), 15–16.

Wright, L. M. & Leahey, M. (1994): Nurses and Families. A Guide to Assessment and Intervention (2nd ed.). Philadelphia: F. A. Davis.

Wright, L. M.; Watson, W. L. & Bell, J. M. (1996): Beliefs: The Heart of Healing in Families and Illness. New York: Basic Books.

Eine Forschungsbasis für die familienbezogene Pflege

Dorothy A. Whyte
Übersetzung: Nicole Schneider

Ich stieß auf das Thema familienbezogene Pflege, während ich an meiner Doktorarbeit über die Erfahrung von Familien, die ein Kind mit zystischer Fibrose pflegen, arbeitete. Wir erhielten in unserer Abteilung ein Poster mit der Ankündigung der ersten internationalen Konferenz zur familienbezogenen Pflege in Calgary, Kanada. Ich hatte einige interessante Daten, also schrieb ich einen Abstract, der akzeptiert wurde und nahm an der Konferenz im Mai 1988 teil. Es war eine denkwürdige Erfahrung. Die Atmosphäre auf der Konferenz war voller Vitalität und mit kanadischem Flair organisiert, aber am meisten überraschte mich das Zusammentreffen von 600 Pflegenden, die alle daran interessiert waren, über ihre Arbeit mit Familien zu sprechen. Ausgehend von dieser Konferenz befasste ich mich mit der Literatur zur familienbezogenen Pflege und fand eine theoretische Basis, auf der ich meine Studie aufbaute. Es schien mir, dass dieser theoretische Ansatz einen sehr komplexen Bereich der Praxis mit Informationen versorgen könnte, in dem sich die Pflegenden in Großbritannien gegenwärtig ihren Weg mittels Intuition und interpersonaler Fähigkeiten suchen, die sie über persönliche und professionelle Erfahrung erworben haben.

Zwölf Jahre später bin ich weiterhin davon überzeugt, dass Sachkenntnis über familienbezogene Pflege eine reiche Quelle für Pflegende ist, deren Arbeit sie in Kontakt mit Familien und langfristigen unterstützenden Beziehungen bringt. Die Konzepte und der Wert des «Denkens in Familie» werden in großem Ausmaß als anwendbar innerhalb von Pflegezusammenhängen gesehen. Studenten in Master-Programmen an der Universität Edinburgh steuerten Kapitel zu einem Buch bei, in dem Anwendungsbereiche familienbezogener Pflege dargestellt wurden, darunter die Intensivpflege, sowie auch die offensichtlicheren Verbindungen zu gemeindenaher Pflege und zu Krankheiten im Kindesalter (Whyte 1997). Das jüngste Interesse der WHO an der Entwicklung der Rolle der Family Health Nurse (WHO 1999) verleiht weiteren Studien in diesem Bereich eine gewisse Dringlichkeit, um damit Entwicklungen fest im Verständnis anstatt in der Rhetorik zu verwurzeln. Dennoch ist noch ein beträchtlicher Weg zu gehen, bevor die Forderung nach evidenzbasierter familienbezogener Pflege untermauert werden kann. In diesem Kapitel stelle ich die Forschungen, an denen ich seit Jahren beteiligt bin, mehr im Stil einer persönlichen Reise dar. Es werden ebenso Hinweise auf einige der wichtigen Forschungen gegeben, die von anderen, die ebenfalls im weiten Feld der Familiengesundheit und -krankheit arbeiten, durchgeführt wurden. Das Kapitel bietet keine detaillierte Diskussion von Forschungsmethoden, aber es wird auf andere Texte verwiesen, die sinnvoll für diejenigen sind, die dieses Interesse weiter verfolgen möchten. Die Studien, auf die ich mich beziehe, sind alle konzentriert auf Erfahrungen von Familien, die Kinder mit chronischen Krankheiten und Behinderungen pflegen, aber sie geben auch Einblicke in einen viel breiteren Praxisbereich.

Erste Studie

Familienbezogene Pflege: Der Fall einer Zystischen Fibrose

Der klinische Teil meiner Arbeit als Dozentin brachte mich in Kontakt mit Kindern, die an Zystischer Fibrose (CF) erkrankt waren. CF ist die verbreitetste ernste Erbkrankheit unter Kindern der kaukasischen Bevölkerung. Sie entspricht Mattsons (1972) Definition einer chronischen Krankheit:

> *Chronische Krankheit bezieht sich auf eine Störung mit einem hinausgezögerten Verlauf, die fortschreitend und tödlich oder mit einem relativ normalen Lebenszeitraum trotz beeinträchtigter physischer und mentaler Funktionen verbunden sein kann. Zu einer solchen Krankheit gehören häufig Zeiten akuter Verschlechterung, die intensiver medizinischer Behandlung bedürfen.* (Mattson 1972, S. 801)

CF ist eine Krankheit, die eine beträchtliche pflegerische Belastung für Eltern darstellt, da die Gesundheit des Kindes eine sorgfältige Überwachung erfordert. Ersatzenzyme für die Bauchspeicheldrüse müssen mit der Nahrung eingenommen, Medikamente, wie beispielsweise Antibiotika für wiederkehrende Atemwegsinfektionen verabreicht und intensive Physiotherapie zwei- oder dreimal täglich durchgeführt werden. Unabhängig vom Fortschritt der letzten Jahre in Bezug auf die Gentherapie und die Möglichkeit einer Herz-Lungen-Transplantation bleibt es eine lebensgefährliche Krankheit.

Die Erfahrungen von vier Familien mit einem Kind mit CF, mit denen ich in meiner Rolle als Pflegende in der häuslichen Pflege zu tun hatte, haben viele Fragen für mich aufgeworfen. Aus der Entscheidung, dieses Interesse formal im Rahmen einer Doktorarbeit zu verfolgen, begründete sich die Beschäftigung mit der Literatur über CF und zu psychosozialen Aspekten von chronischen Krankheiten in der Kindheit.

Forschungsmethode

Es handelt sich um eine auf teilnehmender Beobachtung basierende Longitudinalstudie, in der die vier Familien ein Fallstudiendesign anboten. Als mit der Zeit viele kritische Ereignisse in ihrem Leben deutlich wurden, wurden weitere Bereiche der Literatur untersucht, die sich mit Begriffen wie Krise, Coping und Verlust befassen. Daraus ergab sich ein Vorgehen anhand der ethnographischen Methode. Diese Methode hat ihre Ursprünge in der sozialen Anthropologie und wird vielfach in den Sozialwissenschaften und der Pflege angewandt. Sie ist ein Weg, ein Verständnis dafür zu bekommen, wie Menschen ihrem täglichen Leben Sinn geben. Die Rolle des Ethnographen wurde sehr gut von Hammersley und Atkinson (1983) beschrieben:

> *Der Ethnograph nimmt offen oder versteckt am täglichen Leben von Menschen über einen längeren Zeitraum teil, beobachtet, was passiert, hört, was gesagt wird, stellt Fragen und sammelt jegliche verfügbaren Daten, um Licht auf die Thematik zu werfen, mit der er oder sie befasst ist.* (Hammersley & Atkinson 1983, S. 2)

Alle meine Kontakte mit den Familien wurden als Feldnotizen über einen Zeitraum von fünf Jahren aufgenommen. Die Anfänge waren explorativ, und anhand vorläufiger Analysen wurde eine lange Liste mit Fragen formuliert. Die Fragen befassten sich mit Aspekten aus dem Erleben der Familie wie die genetischen Auswirkungen und die lebensbedrohliche Eigenschaft der CF, den Zeiteffekt, das Suchen nach Bedeutung, die Erfahrung einer Krise sowie das Coping und den Platz der informellen und professionellen Unterstützung.

Lebensgeschichtliche Interviews boten eine neue Betrachtungsweise nach vier Jahren Feldnotizen. Ein Großteil des Kontaktes bestand zu Müttern und den betroffenen Kindern und im geringeren Ausmaß zu Vätern und Geschwistern. Lebensgeschichtliche Interviews boten die Gelegenheit, mit jedem Familienmitglied ins Gespräch zu kommen, sie zu fragen, sich an Ereignisse und Gefühle bezogen auf CF und deren Auswirkung auf das Familienleben zu erinnern. Mit dieser Herangehensweise war ich in der Lage, die offene Rolle einer Forscherin zu übernehmen im Gegensatz zu der manchmal beklemmenden Balance zwischen Forschung und Praxis, die in der Phase der teilnehmenden Beobachtung bedeutend war. Während die Eltern vom Beginn unserer Beziehung an wussten und akzeptierten, dass ich ein Forschungsinteresse an ihren Erfahrungen hatte, gab das Arrangieren von Interviews eine weitere Gelegenheit für sie, sich zwischen Teilnahme und Nichtteilnahme an der Studie zu entscheiden. Eine Mutter zog es vor, dass ihre Söhne nicht interviewt wurden, da die Krankheit nur in einem leichten Stadium verlief und sie meinte, dass sie unnötig beunruhigt werden könnten, wenn Probleme angesprochen würden, an die sie bislang nicht gedacht hatten.

Die Verbindung qualitativer Forschungsansätze passt gut zu Beckers (1978) Analogie eines Mosaiks. Er wies darauf hin, dass jedes Teil, welches einem Mosaik hinzugefügt wird, ein wenig zum Verständnis des ganzen Bildes beiträgt. Verschiedene Teile tragen verschiedene Dinge zu unserem Verständnis bei. Anhand der gesammelten Daten wurden wertvolle Einblicke und ein neues Verständnis für die Familien offenbart. Auf die Daten einer Familie wird hier Bezug genommen. Die gesamte Studie wurde vor kurzem veröffentlicht (Whyte, 1994).

Ergebnisse

Ein sinnvolles Organisationshilfsmittel, um die Familienstruktur zu dokumentieren, war das Genogramm. Ein Beispiel einer Familie findet sich in **Abbildung 1**. (Die Namen wurden zwecks Wahrung der Anonymität geändert.)

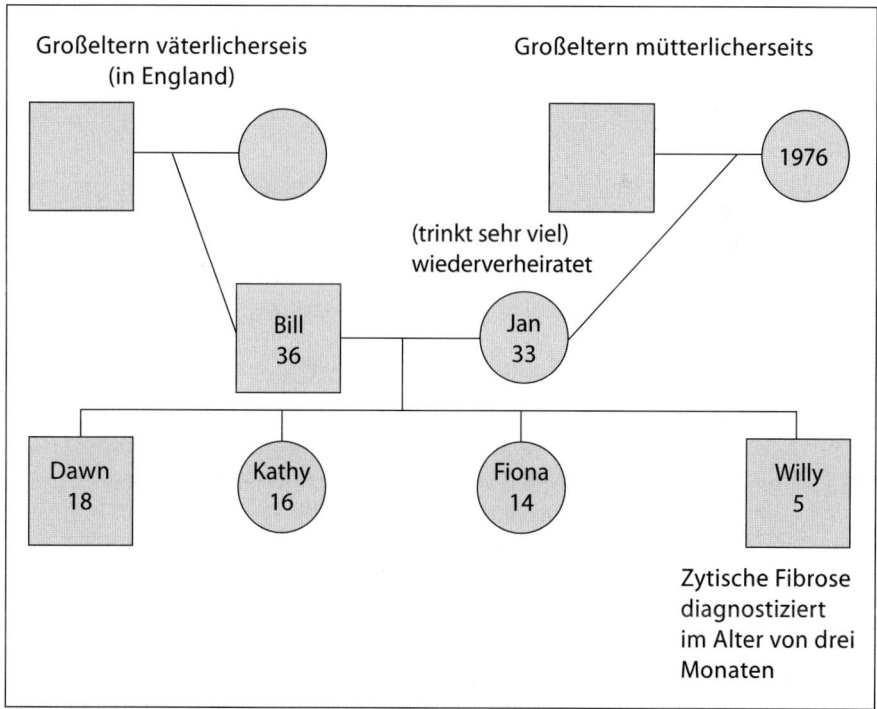

Abbildung 1: Die Crawford Familie (1983)

Hier wird deutlich, dass praktisch keine Unterstützung von der Großfamilie vorhanden war. Zeit ist ein wichtiger Faktor bei chronischer Krankheit, und die Erfahrung der Familie konnte anhand einer Zeitlinie verfolgt werden. Ihre Erfahrung entspricht den Phasen, die von McCollum und Gibson (1970) und Rolland (1994) beschrieben wurden und in **Abbildung 2** ersichtlich sind.

Die Mutter war sich von dem Zeitpunkt, an dem ihr Säugling zehn Tage alt war, bewusst, dass er ein Problem hatte, aber während der Voruntersuchungsphase war es ihr nicht möglich, das medizinische Personal davon zu überzeugen, ihre Sorgen ernst zu nehmen. Ihr Ehemann, der froh war, nach drei Töchtern einen Sohn zu haben, wollte es nicht in Betracht ziehen, dass es ein Problem geben könnte. Zu der Zeit, als sie mit der schweren Diagnose konfrontiert wurde, war die Mutter erleichtert, einen Namen für den Zustand des Kindes und etwas Hoffnung auf Behandlung zu haben. Der Vater wies die Diagnose zurück und mochte dem Kind seine Medikamente nicht geben. Es gab Streitigkeiten zwischen den Eltern, die die Töchter beunruhigten, die durch die widersprüchlichen Nachrichten, die ihnen gegeben wurden, verwirrt waren. Eine Lösung dieses langen Stadiums der Konfrontation gab es, als das Kind zur Neujahrszeit krank war und sein

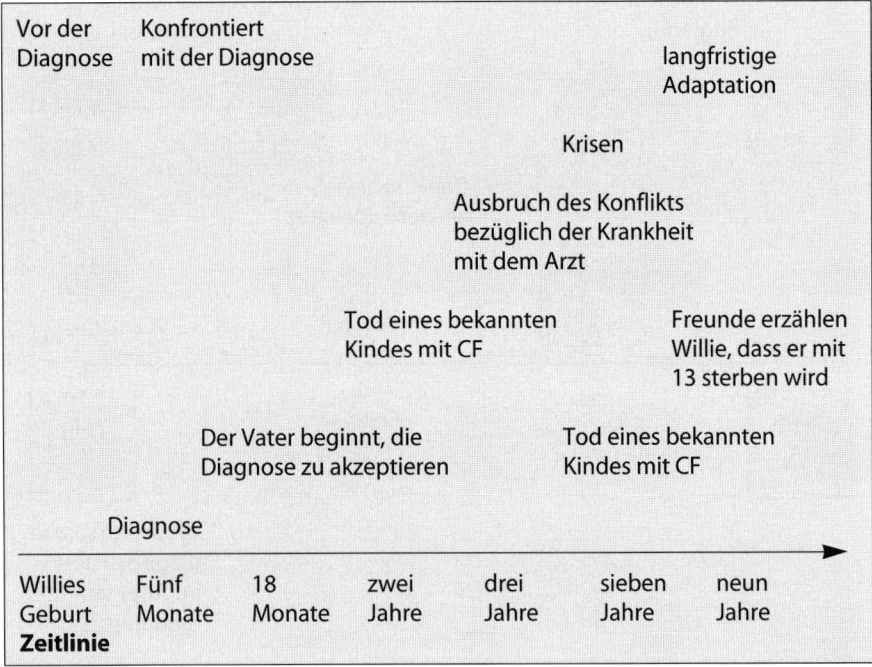

Abbildung 2: Stufen in Willies Krankheit

Vater durch die Nachbarschaft ging und erklärte, dass es ihnen nicht möglich sei, die übliche Silvesterparty zu feiern, da es «seinem kleinen Burschen» nicht gut ginge. «Er hat zystische Fibrose und all diese Keime …». Beide Elternteile sahen dies als den Wendepunkt in Bills Anerkennung der Situation.

Während dieser «langen schleppenden» Phase entstanden Krisen für die Familie, als ihnen bekannte Kinder mit CF verstarben und ebenfalls als sie beschlossen, sich medizinischem Rat zu widersetzen und ihren Sohn zu Hause zu pflegen, anstatt ihn ins Krankenhaus einzuliefern. Während er älter wurde, wurde das lebensgefährliche Wesen der Krankheit durch die Kommentare seiner Freunde betont: «Du wirst tot sein, bevor Du dreizehn bist.» Es oblag seiner Mutter, ihm zu versichern, dass er, wenn die Erkrankung weiterhin so gut verlaufen würde wie momentan (neun Jahre alt), er auf keinen Fall mit dreizehn tot sein würde. Es war mir möglich, ein CF-Heft mit ins Haus zu bringen, das das Kind sich anschaute. Laut seiner Schwester war dies eine große Bestätigung für ihn. In den ersten Jahren erfolgte die pflegerische Unterstützung durch eine fachlich weitergebildete Pflegekraft, und es war hilfreich, ihre Ansicht bezüglich ihrer unterstützenden Rolle zu erfragen. Jans Bewertung war gänzlich positiv:

> *«Sie hörte einfach zu. Sie kam in den ersten zwei Jahren jeden Freitag. Ich freute mich auf ihre Besuche und dachte in der Woche über alle Fragen nach, die ich ihr stellen könnte. Ich fühlte mich besser, wenn sie ging …. wissen Sie, sie war auch eine Freundin …»*

Die Pflegende war angetan von der bewundernswerten Pflege und Zuneigung, die Willie umgab. Sie war sich der Anspannungen innerhalb der Familie bewusst, sagte aber, dass sie sich unbehaglich dabei gefühlt hätte, direkte Fragen bezüglich der Familienbeziehungen zu stellen.

Die strapazierten Beziehungen und der Mangel an Unterstützung für Jan waren meine hauptsächlichen Sorgen in den frühen Jahren des Kontakts mit Willie und seiner Familie. Bill war immer noch nicht bereit, über CF zu sprechen, obwohl er offensichtlich eine hohe Meinung von seinem Sohn hatte. Jan sagte, dass es Zeiten gab, in denen sie glücklich auf und davon wäre. Wir waren uns jedoch einig, dass dies enorme Auswirkungen auf die Mädchen und Willie haben würde. Ich bemerkte, dass es für Bill sehr hart gewesen sein musste zu akzeptieren, dass sein Sohn eine solch schlimme Krankheit hatte. Sie stimmte zu, sagte aber, dass, als er sich anfangs so schwer getan hatte «…etwas in mir starb. Ich habe einfach nicht mehr die gleichen Gefühle für ihn». Zwei Jahre später war die Beziehung viel besser. Jan sagte, dass sie über alles nachgedacht hätte und dass Bill, auch wenn er immer noch nicht über Willies Krankheit sprach, eine große Unterstützung war. Es mag sein, dass die Reflexion der Situation, die vorgenommen wurde, um Jan das Verständnis für den Schmerz hinter Bills Zurückweisung von Willies Krankheit zu erleichtern, einer der Faktoren für die Verbesserung der Beziehung des Paares war.

Auf praktischer Ebene umfasste meine Rolle, eine Verbindung zwischen dem Krankenhaus und der Häuslichkeit herzustellen, Informationen weiterzuleiten und medizinische, diätetische und sozialarbeiterische Beratungen bezüglich einer Reihe von Problemen zu arrangieren sowie Unterstützung bei der Beantragung von Geldern zu leisten. Ebenso gab ich Jan einige Hinweise zur Handhabung der Diät ihrer Divertikulitis.

Diskussion

Diese Einzelfallstudie stellt den Hintergrund für meine anschließende Exploration der theoretischen Grundlagen der familienbezogenen Pflege dar. Sie illustriert die Relevanz des Denkens in Systemen. Die Krankheit des Sohnes war ein Grund für ständige Konflikte zwischen den Eltern, die negative Auswirkungen auf deren Töchter und das Familiengleichgewicht hatten. Eine Intervention durch eine sensible dritte Person hat das Potenzial, Familien zu helfen, die Perspektive anderer zu würdigen und Wege zu finden, das Gleichgewicht wiederherzustellen. Das Calgary Familien-Assessment-Modell (Wright and Leahey 1994) bot einen theoretischen Zusammenhang zu meiner Exploration der pflegerischen Arbeit mit Familien, die ein Kind mit CF pflegen. In Bezug auf die Verstärkung der Evidenz war es jedoch nötig, diese Studie zu erweitern, um Übereinstimmungen im Erleben einer Reihe von chronischen Krankheiten zu untersuchen.

Zweite Studie

Eine vergleichende Studie zur Unterstützung von Familien bei verschiedenen chronischen Krankheiten

Die leitenden Forschungsfragen waren:

- Welches sind die Auswirkungen der Krankheit des Kindes auf die Funktion der Familie?

- Sind die Probleme für die Familien bei verschiedenen chronischen Krankheiten gleich?

- Worin liegt der Ursprung von Unterschieden, die erkannt werden?

- Wo sind die Lücken in den derzeitigen Versorgungsstrukturen?

- Welche Art von Unterstützung/Intervention würden Familien als hilfreich ansehen?

Die vier Beeinträchtigungen, die untersucht wurden, waren Zystische Fibrose, Asthma, Diabetes mellitus und angeborene Herzerkrankung. Ein Forschungsteam in der Gemeinde mit Interesse an Kinderkrankheiten traf sich – ein Dozent aus dem Bereich Health Visiting, ein pädiatrischer Physiotherapeut, eine Dozentin aus der pädiatrischen Pflege mit Erfahrung im Health Visiting und ich selbst. Die Zustimmung der Ethikkommission lag vor und finanzielle Unterstützung wurde vom Entwicklungsfond der Universität Edinburgh gewährt. Der Zugang zu den Patienten wurde über Berater im örtlichen Kinderkrankenhaus hergestellt. Die Hausärzte wurden informiert, wenn Eltern zustimmten, an der Studie teilzunehmen.

Forschungsmethode

Vier Kinder aus jeder diagnostischen Kategorie wurden mit einbezogen. Kriterien für die Teilnahme waren:

- Alter: 1993 vier Jahre alt – Vorschulkinder wurden akzeptiert

- Geschlecht: männlich und weiblich

- Familien: Es war nicht möglich, wie ursprünglich geplant, allein erziehende Eltern mit einzubeziehen, aber es gab Unterschiede des traditionellen Familienmusters durch den Einbezug von Familien mit einem adoptierten Kind, einer «Patchwork»-Familie, einer aus einer ethnischen Minderheit und einer homosexuellen Familie.

- Schwere der Krankheit: mindestens ein Jahr seit der Diagnose; die Krankheit nicht in der Endphase.

Qualitative Daten wurden mit Hilfe von zwei Interviews gesammelt. Das erste Interview, bei dem Notizen während des Interviews angefertigt wurden, war gewöhnlich mit der Mutter allein. Das zweite fand in der Regel mit beiden Elternteilen statt und wurde auf Kassette aufgenommen. Eine Familie (CF) lehnte ein zweites Interview ab. Der Interviewverlauf bezog sich auf die Begriffe und Interessensbereiche, die sich in der ersten Studie ergeben hatten, wurde aber mehr als eine Erinnerungshilfe, denn als eine strenge Zeitregelung genutzt. Das Ziel war es, einen freien Konversationsfluss in Bezug auf die Pflegeerfahrung zu erreichen.

Die Tonbandaufnahmen wurden transkribiert und unter Anwendung eines Textverarbeitungsprogramms wurden 28 Hauptkategorien durch das Team identifiziert. Diese wurden ausgedruckt und neben den Transkripten der Interviews genutzt, um die Daten während der detaillierten Analyse in einen Zusammenhang zu bringen.

Ergebnisse

Die vollständige Studie ist an anderer Stelle publiziert worden (Whyte 1997; Whyte et al. 1995). In diesem kurzen Bericht werden Ergebnisse präsentiert, die die schwierigen Probleme für Familieninteraktionen darstellen, die durch die Erfahrung, für ein Kind mit chronischer Krankheit zu sorgen, aufkommen können. (Die Namen wurden geändert, um Anonymität zu erhalten).

Zystische Fibrose

Eine Familie schien gut mit ihren zwei Kindern umzugehen, von denen eins CF hatte. Das Interview zeigte dennoch die Belastung, der die Mutter ausgesetzt war. Es gab nur wenig Unterstützung von der Familie und von Freunden. Es schien, dass sie beschlossen hatten, als Paar unabhängig zu sein. Ihre Gefühle bezüglich der Inanspruchnahme einer Hilfsorganisation spiegelten sich in denen früherer Studien wider, z. B. Harrisson (1977).

> Mutter: «*Es stört mich nicht, kleinere Dinge zu tun, wie … Sammeldosen an Läden abgeben und die Dinge, die wir tun, aber ich fühle, dass dies alles an die Oberfläche bringt, und ich kann damit nicht sehr gut umgehen. Ich denke nicht viel darüber nach. Ich mache einfach mit den Dingen weiter, und wenn es ein Problem mit Martin gibt, kümmere ich mich darum, aber ich kann nicht damit umgehen – em – die ganze Zeit daran erinnert zu werden…*»

Die Antwort des Vaters lässt auf ein Bedürfnis schließen, das Kind vor dem Wissen über die Ernsthaftigkeit seines Zustandes zu schützen.

> Vater: «*Wenn ich in diese Dinge mit hineingezogen würde, wäre es nur eine Frage der Zeit, bevor Martin auch mit hineingezogen würde, und er würde möglicherweise verstehen, dass er schlimmer erkrankt ist, als er denkt, und dies könnte negative Auswirkungen auf ihn haben.*»

Die lebensbedrohliche Eigenschaft der CF sorgt für einen bedrückenden Hintergrund des alltäglichen Lebens.

> Mutter: «*…Ich kann damit umgehen, aber ich will nicht das Mitleid der Leute … Ich lebe in der Hoffnung, dass er geheilt wird, und ich kann einfach nicht glauben, dass er eines Tages nicht mehr da sein wird, weil es ihm so gut geht. Ich glaube, er wird alles bekämpfen…*»

Ein gewisses Ausmaß an Verdrängung schien für diese Mutter den Raum zu bieten, den sie benötigte, um mit ihren elterlichen Aufgaben weiterzumachen. Obwohl die Partnerschaft stark erschien, gab es Spannungen, wenn beide Partner die Dinge nicht in der gleichen Art und Weise betrachteten und wenn die Ehefrau versuchte, ihren Mann von den Sorgen, die sie hatte, auszuschließen, weil sie meinte, dass die beruflichen Anspannungen für ihn genug waren, und er nicht auch noch die häuslichen Anspannungen ertragen müsse. Es gab auch die Anregung, dass die unterschiedlichen Wahrnehmungen über die Krankheit ihres Kindes die Unterstützung charakterisierte, die der Partner anbieten konnte.

> Vater: *«Nun, es ist … ich nenne die Dinge beim Namen. Wie Ann vor einigen Minuten sagte, dass sie ihren Jungen immer diese Krankheiten bekämpfen sieht und all diese Sachen … aber ich bin anders. Ich sage – weißt Du, vielleicht tut er das, aber wenn man eine dieser Krankheiten kriegt oder Krankheitserreger oder was auch immer, dann könnte es tödlich sein. Es könnte sein.»*

Das Verständnis der Perspektive des anderen scheint ein kritischer Faktor in der Effektivität zu sein, mit der Partner einander unterstützen können, wenn die normalen Aufgaben und Anforderungen des Elternseins durch eine ernsthafte Krankheit des Kindes intensiviert sind.

Asthma

In einer Familie hatte der Vater selbst Asthma, aber dies schien nicht den beschützenden Einfluss auf die Familienbeziehungen zu haben, den man erwarten könnte.

> Mutter: *«Wenn man bedenkt, dass Asthma eine kleinere Krankheit sein soll, so ist sie ein großes Problem für die Familie. Willie und ich wollten letzte Woche zu Freunden in Perth fahren, aber ich sagte, ich könne Kathy nicht hier lassen, woraufhin Willie eingeschnappt war und sagte, wir sollten Kathy nicht unser Leben bestimmen lassen. Wir hatten ein gutes Sozialleben. Er sagt, ich nutze Ausreden, um nicht gesellig zu sein, aber ich weiß, dass Kathy mich in ihrer Nähe braucht. Meine Schwiegermutter kommt sehr gut mit Kathy aus, aber der Schwiegervater neigt zur Panik, wenn sie einen Hustenanfall hat.»*

Dieses Zitat stellt die zerstörerischen Muster der Interaktion dar, die in einem Familiensystem aufkommen können. Der Vater denkt, die Mutter macht sich zu viel aus der Krankheit. Die Mutter fühlt sich unbestätigt, wenn sie den widersprüchlichen Anforderungen der Krankheit des Kindes und des Ehemanns entgegentritt. Es gibt Anzeichen von gegenseitigen Beschuldigungen zwischen den Partnern. Es mag sein, dass die Mutter-Kind-Dyade besonders eng – sogar intensiv – aufgrund der besonderen Bedürfnisse für die Pflege und Behandlung der Krankheit ist. Mitglieder der erweiterten Familie mögen hilfreich, aber auch verängstigt durch die Verantwortung der Pflege für ein krankes Kind sein.

Diabetes mellitus

Während alle vier Familien beabsichtigten, ein normales Familienleben zu erhalten, stellte der Zustand der Kinder Herausforderungen, die für eine Familie überwältigend waren. Der Vater verglich die Situation, der sie zu der Zeit der Diagnose gegenüber standen, mit den Erfahrungen von heute, drei Wochen nach einem ernsthaften hypoglykämischen Schock.

> Vater: *«Tatsächlich ist die Realität schlimmer als der augenblickliche Schock. Sie sagten, dass es andersherum wäre, aber so ist es gar nicht. Zum Beispiel wurde uns nie gesagt, dass die Tiefen [hypoglykämischen, Anm. d. Ü.] auch Schaden verursachen. Es wurde mir erst letztes Mal, als wir da waren, gesagt... Uns wurde gesagt, dass sie Schäden an ihren Augen haben würde, wenn sie neun ist. Das ist der absolute Horror - zeitweise können wir sie nicht ruhig kriegen... Ich bin nicht überzeugt, dass wir es schaffen. Wir scheinen einfach nicht in der Lage zu sein, es zu schaffen.»*

Diese feine Balance, die ihr Kind gesund erhalten würde, zu erreichen, schien in dieser Phase ein unerreichbares Ziel zu sein. Trotzdem schien dieses Ziel für die meisten Familien, die interviewt wurden, unabhängig von der Diagnose die höchste Priorität zu haben.

Angeborene Herzerkrankung

Eine Mutter sprach von den Schwierigkeiten, die sie während des Zeitraums vor der Diagnose erlebt hatte, als sie als «paranoide Mutter» angesehen wurde. Ihrer Tochter ging es ihr ganzes Leben lang nicht gut, aber der Herzfehler wurde erst vor einem Jahr diagnostiziert. Die Nachricht bezüglich der Diagnose wurde zur gleichen Zeit bekannt gegeben wie der Hinweis, dass das Kind zu einer Operation am offenen Herzen ins Krankenhaus kommen sollte. Der Bericht der Mutter schildert das Erleben der Krise zu dieser Zeit.

> Mutter: *«Sie wollten, dass wir noch ein Jahr warten, weil sie dann größer wäre und besser essen würde, aber ich sagte, dass ich es nicht mehr aushalten könnte. Ich hätte es nicht ertragen können, ich wäre wirklich verrückt geworden... ich konnte nicht schlafen, ich fühlte mich schrecklich... ich fühlte mich die ganze Zeit über schuldig. Ich dachte immer daran, wie oft ich sie wegen ihres Stöhnens geschlagen hatte, und dann kommt dabei heraus, dass sie diese Krankheit hat. Ich dachte daran, wie sie weggebracht wurde und wie das Messer durch ihre Brust schnitt.»*

Die Eltern reagierten nicht synchron, obwohl es nicht klar ist, ob dies Probleme verursacht hätte oder ob es letztendlich ein bestärkender Faktor gewesen wäre.

Mutter: *«Ich habe die ganze Zeit daran gedacht, er schien es verdrängt zu haben. Er sagte mir immer wieder, ich solle mich nicht sorgen. An dem Tag war er wirklich hysterisch, aber ich war sehr ruhig. Es war, als hätte ich mich bis dahin durchgearbeitet.»*

Eltern aller vier Gruppen benannten Lücken in der Versorgung im Sinne von fehlender professioneller Unterstützung durch jemanden, der einen besucht und über die Situation des Kindes Bescheid weiß.

Diskussion

Während diese kleine Studie keine Generalisierung in dem Sinne rechtfertigt, wie es eine statistische Analyse quantitativer Daten tun würde, bietet sie doch einen Einblick in die Auswirkung einer chronischen Erkrankung eines Kindes auf die Fami-lienfunktion. Jede Familie ist einzigartig und einige gewinnen Kraft durch die erfolgreiche Bewältigung der Situation des Kindes. Es gibt dennoch klare Beweise, dass für einige die Erfahrung sehr bedrohlich ist.

Quer durch alle Gruppen war die Konfrontation mit der Diagnose einer chronischen Krankheit ein krisenähnliches Ereignis. Viele Belastungen und Ängste, die die Eltern erlebten, wurden unabhängig von der Diagnose geteilt. Vertrauen wurde als ein wichtiger Faktor für das Gefühl der Eltern, die Anforderungen der Pflege bewältigen zu können, angesehen, aber auch als ein beschränkender Faktor für die Verwandten in ihrer Bereitschaft, praktische Hilfe anzubieten. Entgegen diesen Übereinstimmungen gab es Unterschiede in Bezug auf Art und Umfang der Belastung. Bei der Erfahrung, ein Kind mit einem Herzfehler zu haben, liegt ein Unterschied darin, dass dort eine Stresskonzentration nicht nur in der Konfrontation mit der Diagnose, sondern auch wegen der Operation des Kindes stattfindet. Wie von Alderson (1990) in ihrer Forschung zu Fragen des Einverständnisses zu einer Operation in der Kindheit beschrieben, ist das Einverständnis durch einen Bevollmächtigten eine erschreckende Erfahrung. Das Ausmaß des Stresses, den Eltern von Kindern mit CF und Diabetes erfahren, reflektierte den unerbittlichen Charakter der täglichen Anforderungen an die Behandlung. Ein familiales Ungleichgewicht als Reaktion auf die Bedrohung durch die Krankheit des Kindes wurde jedoch in allen vier Gruppen festgestellt. Keine der Familien wurde zu der Zeit des Interviews regelmäßig von ambulanten Pflegenden besucht. Abgesehen von den Familien der Kinder mit Asthma wurde das Krankenhaus als die Hauptquelle professioneller Unterstützung angesehen.

Elemente der professionellen Unterstützung, die sich in den zwei Studien herausstellten, waren:

- Informationsgabe und Anfreunden

- eine Verbindung zwischen dem Krankenhaus und der Gemeinde zu schaffen

- Eltern in ihren elterlichen Fähigkeiten zu bestätigen
- Eltern zu helfen, die Bedürfnisse gesunder Geschwister anzugehen
- für die Familie da zu sein.

Diese Elemente können als Grundlage genommen werden, um die Arbeit einer ambulanten Kinderkrankenschwester zu beschreiben und durch eine familienbezogene Herangehensweise an die Pflege und die Pflegenden zu untermauern. Die Anwendung des «Denkens in familienbezogener Pflege» in der Praxis wird in der letzten Studie erforscht.

Dritte Studie

Ambulante Kinderkrankenpflege: Ein Aktionsforschungsprojekt

In den ersten zwei Studien wurden die Auswirkungen einer chronischen Krankheit eines Kindes auf die Familien im Detail untersucht. Die Bedrohungen für das Gleichgewicht des Familiensystems, die in der Fallstudie der zystischen Fibrose nachgewiesen wurden, wurden erneut festgestellt, als vier weitere Krankheitsbilder in die Auswahl mit einbezogen wurden. Die Relevanz der Theorie zur familienbezogenen Pflege wurde als eine angemessene professionelle Reaktion auf eine komplexe pflegerische Situation diskutiert. Die nächste offensichtliche Frage war es, herauszufinden, ob die Theorie Informationen für die Praxis bietet oder nicht.

Hintergrund

Die Gelegenheit, diese Annahme zu erforschen, ergab sich im Kontext meines ehrenamtlichen Engagements beim «Edinburgh Sick Children's Trust». Ein Treffen mit dem ambulanten Kinderkrankenpflege-Team wurden 1995 vereinbart, um die Praxis zu untersuchen. Das Team wurde 1968 als ein häuslicher Pflegedienst gegründet (Buchanan 1977). Die Entwicklung des Teams hat in den letzten Jahren durch die wachsende Veränderung der Pflege für kranke Kinder innerhalb der Gemeinde an Einfluss gewonnen. Ein Regierungsbericht (House of Commons Health Committee 1997) führte aus, dass es in England bezüglich der ambulanten Kinderkrankenpflege große Unzulänglichkeiten gab. Die Bereitstellung von ambulanter Kinderkrankenpflege in Schottland wurde nicht begutachtet, aber es ist bekannt, dass sie alles andere als umfassend ist. Neue Ressourcen in Form von

Geldern und Ausbildung sorgen für einen willkommenen Auftrieb in der Entwicklung dieser sich herausbildenden Rolle.

Zu Beginn des Projekts bestand das Team aus vier allgemeinen Kinderkrankenschwestern und drei auf CF, Diabetes mellitus und Kontinenzmanagement spezialisierten Pflegekräften. Die gesamte Fallzahl umfasste 470 Kinder.

Forschungsmethode

In den ersten Besprechungen suchten wir nach einer gemeinsamen Problemlösung der bedeutsamen Bereiche und versuchten dann, Prioritäten festzustellen. Die Gruppe beschloss, an dem breiten Bereich der Pflegeplanung zu arbeiten und grundlegende Informationen zusammenzustellen, wie Eltern die Dienstleistung, die momentan angeboten wird, erleben. Aktionsforschung wurde als ein hilfreicher Weg für eine systematische Annäherung an eine Problemlösung akzeptiert. Eine exzellente Analyse der Aktionsforschung findet sich bei Hart und Bond (1995). Ihre pädagogischen und teilnehmenden Charakteristiken bringen einen zyklischen Prozess mit sich, in dem Forschung, Aktion und Evaluation miteinander verbunden sind. Sie passen hervorragend zu dem Bemühen, die pflegerische Arbeit zu entwickeln. Der Zugang zu den Informanten und die ethischen Aspekte wurden genehmigt, und finanzielle Mittel wurden durch das Qualitätsverbesserungs-Projekt der Stiftung gegeben. Eine vollständigere Beschreibung findet sich bei Whyte et al. (1995). Die Ziele der ersten Phase waren:

- Information über professionelle Unterstützung zu erhalten, die von Familien benötigt wird, die ein krankes Kind zu Hause pflegen

- einen angemessenen Grad an elterlicher Einbeziehung in die Planung und Durchführung der Pflege festzulegen und Wege, wie dies ausgehandelt werden kann, zu beschreiben.

Die erste Phase der Informationsbeschaffung umfasste Interviews mit den Eltern um sich nach ihrem Erleben der angebotenen Dienstleistung zu erkundigen. 26 Patienten mit langfristigen Beschwerden wurden willkürlich aus der Fallzahl ausgewählt, drei bis vier für jede Pflegende. Ein erklärender Brief und eine Eltern-Information wurden zusammen mit einem Einwilligungsformular an die ausgewählten Eltern geschickt. Die Daten des ersten Interviews wurden nicht verwendet, da dieses eine beaufsichtigtes Interview war, welches dem Interviewer gestattete, mit dem Zeitplan vertraut zu werden und ein Feedback bezüglich der Interviewtechnik zu erhalten. Vier Eltern lehnten Interviews ab; 21 Familien wurden in die Studie mit einbezogen. Die Kinder hatten weitreichende chronische Krankheiten, einige inklusive Gehirnschäden.

Der halbstrukturierte Interviewablauf wurde anhand der zweiten Studie entwickelt und vom Team zur Nutzung in diesem Zusammenhang verändert. Der Interviewer war ein neues, den Familien unbekanntes Mitglied im Team. Das erste Interview wurde durchgeführt, um die Nützlichkeit des Interviewablaufs zu prüfen, und galt als Training für den Interviewer. Die meisten Fragen waren offen und lieferten qualitative Daten, aber die Struktur des Ablaufs half, die Interviews fokussiert zu halten. Es wurde entschieden, die Interviews nicht auf Kassette aufzunehmen, vorrangig um die Zeit für die Datenanalyse zu verringern. Es war beabsichtigt, anstatt einer intensiven Analyse der Familienerfahrung aussagekräftige Daten für die Praxis zu erhalten. Die durchschnittlich einstündigen Interviews wurden in den Häusern der Eltern vorgenommen. Alle Befragten waren Mütter, nur zwei Väter und ein Kind nahmen teil.

Datenanalyse

Die Daten wurden aus den Interviewnotizen herausgezogen und in eine Word-Datei entsprechend der Bereiche des Ablaufs eingegeben. Der strukturierte Ansatz führte zu einer leichteren Organisation und schnelleren Analyse, als es normalerweise in qualitativen Forschungen der Fall ist. Dies war wichtig, da die Information so schnell wie möglich an das Team weitergeleitet werden musste.

Zusammenfassung der Ergebnisse

Die Familienerfahrung war charakterisiert durch: Kontinuität der Anforderungen; Besorgnis und Unsicherheit in Bezug auf die Zukunft; Begrenzungen bezüglich Ausflüge und Beschäftigung; Stress und Frustration; Mangel an familiärer Unterstützung und ein Empfinden, dass das Familienleben «auf Eis gelegt war», als das Kind krank war. Positiv waren ein Ausdruck von Vertrauen im Elternsein und in der Unterstützung, die verfügbar war; sich entspannt und unter Kontrolle fühlen.

Versorgungslücken in der Pflege umfassten den Mangel an Koordination, den Bedarf nach Hilfe durch staatliche Zuschüsse und mehr Einrichtungen zur Entlastung, Mangel an Informationen und verfügbarem Zugriff auf Informationen und Dienstleistungen. Der folgende von den Müttern wahrgenommene Bedarf an Unterstützung wurde erkannt:

- Information – physische Pflegebedürfnisse, verfügbare Dienste und Zuschüsse

- familienbezogene Pflege – Hausbesuche und eine Vertrauensbeziehung mit einem Professionellen, der mit dem Zustand des Kindes vertraut ist, der Mutter zuhört, aber auch den Vater mit einbezieht und die Bedürfnisse der anderen Kinder bedenkt

- Koordination – eine Person, die die Pflege koordiniert, bei der aber die Eltern Teil eines zusammenhängenden Teams sind; Einbeziehung in die fortschreitende Planung.

Diese Ergebnisse wurden dem Team vorgelegt mit der Frage, wie dies auf die Pflegeplanung einwirkt.

Handlungsplanung

Das Team befasste sich mit den Problemen, die durch die Studie aufgedeckt wurden, und entwickelte die folgenden Antworten:

- Die Philosophie der Pflege wurde ausgeweitet, um den Familienfokus zu verdeutlichen.

- Die Pflegenden wurden aktiver in der Annahme einer koordinierenden Rolle und in der Initiative zur Bestimmung der geeigneten Dienstleistungen für Familien in ihrer jeweils spezifischen Belastungssituation.

- Modelle familienbezogener Versorgung und familienbezogener Pflege wurden untersucht und eine Dokumentation entwickelt.

Das McGill Modell (Gottlieb und Rowat 1987) mit seiner Betonung auf Familiengesundheit und Zusammenarbeit der Pflegenden mit dem Individuum oder der Familie wurde als passend für die Praxis in der Gemeinde empfunden. Wright und Leaheys Familien-Assessment-Modell (1994) wurde den Anforderungen des Teams angepasst (siehe **Abb. 3** auf S. 172).

Am Ende des ersten Abschnitts der Aktionsforschungsperiode wurde die Rolle der Kinderkrankenschwester verdeutlicht und eine neue Dokumentation wurde erstellt, um einen familienbezogenen Pflegeansatz zu ermöglichen. Mittlerweile gab es eine Reihe von Veränderungen und das Team erhöhte seine Mitgliederzahl. 1999 wurde ein zweiter Durchgang von Interviews mit einer vergleichbaren Patientengruppe als Evaluationsphase innerhalb des Aktionsforschungszyklus durchgeführt. Das Ziel war es, die Auswirkungen der Interventionen zu bestimmen und die Notwendigkeit weiterer Veränderungen in der Praxis zu überprüfen. Die Arbeit an dieser Phase ist noch nicht beendet und die folgenden Schlussfolgerungen sind lediglich vorläufig. Dennoch ist es klar, dass die koordinierende Rolle der ambulanten Pflegekräfte deutlicher von den Eltern wahrgenommen wurde. Es gab auch Anzeichen einer Praxis familienbezogener Pflege, als die Familien die

Familienzusammensetzung
Genogramm zeigt jene, die als Familienmitglieder identifiziert wurden, und die Gesundheitsprobleme der Familienmitglieder

Familienzusammenhang
Umgebung, Wohnsituation, Arbeitsverpflichtungen, ethnische Zugehörigkeit, Schule/Kindertagesstätte des Kindes

Familienentwicklung
aktuelle Veränderungen, z. B. neues Baby, Verlust der Arbeit, Trauerfall

Familieninteraktion
Rollen – Teilen der Aufgaben
Kommunikation
Angst/Befürchtungen
Unterstützungsnetzwerk (Familie und Freunde, Ruhepausen)
Probleme und Erwartungen der Familie

Übereinstimmende Prioritäten
zwischen der Pflegenden und der Familie

Abbildung 3: Familien-Assessment-Blatt

Konzentration auf die Familieneinheit, die zuhörende Rolle der Pflegenden und die Sorge um die Gesundheit aller Familienmitglieder beschrieb. Eine Mutter empfand, dass die gesamte Erfahrung sie zu einer stärkeren, zusammengehörigen Familie gemacht hat. Es gab jedoch einige Anzeichen dafür, dass sich Eltern nicht unterstützt fühlten. Der Bedarf nach entlastenden Pflegeangeboten blieb ein Problem.

Diskussion

Diese Forschung hat offensichtliche Begrenzungen in ihrer kleinen Stichprobe und dem Mangel an Generalisierbarkeit. Dies liegt jedoch im Ursprung der Aktionsforschung, welche unabdingbar kontext-spezifisch und in der Teilnahme der am Veränderungsprozess beteiligten Personen fundiert ist. Sie nimmt die Entwicklung der Pflegepraxis und ihre Interaktionen mit Theorie und Forschung auf.

Schlussfolgerung

Die drei Studien haben – obgleich begrenzt – Ergebnisse hervorgebracht, durch die das Verständnis für den Bedarf nach und die Praxis der familienbezogenen Pflege verdeutlicht wird. Das «Journal of Family Nursing» veröffentlicht viele klinische und forschungsbasierte Artikel, die den Wissensbestand dieses Entwicklungsaspektes der Pflege erweitern. Der Zusammenhang hier ist die chronische Krankheit in der Kindheit, aber die Behauptung lautet, dass Stress innerhalb von Familien in vielen Bereichen der Gesundheitsversorgung vorkommt. Die Stufen der chronischen Krankheit könnten auf jede Altersgruppe angewendet werden und die Anfälligkeit für Krisen existiert, wann immer ein ernsthaftes gesundheitliches Problem vorliegt. Meine These ist, dass Familiengesundheit ein legitimes Anliegen für Pflegende ist und dass das Wissen und die Fähigkeiten der familienbezogenen Pflege ihnen in ihrer Praxis helfen können.

Ich komme nun zum Ende meiner persönlichen Reise in der Erforschung der familienbezogenen Pflege. Es ist jedoch zutiefst befriedigend, zu sehen, dass andere diese Vision aufgegriffen haben und die Dinge voran bringen. Wir haben 1997 ein Netzwerk zur familienbezogenen Pflege mit dem Ziel gegründet, die Praxis, Ausbildung und Forschung in familienbezogener Pflege zu unterstützen. Seither haben wir Workshops und Seminare veranstaltet, ein Ausbildungsvideo produziert, Vorträge auf Konferenzen gehalten und eine Studie über die Ausbildung für die sich entwickelnde Rolle zur Unterstützung von Familien durchgeführt (Burchard O'Sullivan et al. 2000). Eine Doktorarbeit wurde fertiggestellt, und zwei weitere sind an der Universität Edinburgh auf dem Weg. Die Pilotstudie zur WHO Family Health Nurse, die im Norden Schottlands durchgeführt wird, sollte viele nützliche Informationen hervorbringen. Es gibt viele theoretische und praktische Probleme, die als Thema einer systematischen Studie geeignet sind, und ich hoffe, dass in diesem Bereich der Pflege die Praxisforschung und Theorie weiterhin eine konstruktive Interaktion entwickeln werden. Die Theorie, ob familienbezogene Pflege sich als entscheidendes Konzept für die Gesundheitsversorgung von Familien herausstellt, muss durch praxisbasierte Forschung getestet werden.

Literatur

Alderson, P. (1990): Choosing for Children: Parents' Consent for Children. Oxford University Press, Oxford.

Barton, M. E.; Lamb, A.; Magennis, C.; Mallinson, A.; Marshall, L.; Oliver, R.; Reid, P.; Richardson, H.; Walford, C. (1998): Clinical effectiveness in community children's nursing, Clinical Effectiveness in Nursing, 2: 139–144.

Becker, H. S. (1978): The Relevance of Life Histories. In: Denzin, N. K.(ed.): Sociological Methods: A source book. McGraw Book Co, New York.

Buchanan, M. (1977): Paediatric hospital and home care: 2. Easing the parents' problem, Nursing Times, Occasional Paper, March 17, 39–40.

Burchard O'Sullivan, D.; Whyte, D.; Jackson, K. (2000): Supporting Families: How are nursing students being prepared for this developing role across Scotland?, Final report, The National Board for Nursing, Midwifery & Health Visiting for Scotland & General Nursing Council for Scotland (Education) Fund 1983.

Gottlieb, L.; Rowat, K. (1987): The McGill model of nursing: a practice derived model, Advances in Nursing Science 9 (4): 51–61.

Hammersley, M.; Atkinson, P. (1983): Ethnography: Principles in Practice. Tavistock Publications, London.

Harrison, S. (1977): Families in Stress: A Study of the Long-Term Medical Treatment of Children and Parental Stress. Royal College of Nursing, London.

Hart, E.; Bond, M. (1995): Action Research for Health and Social Care: A Guide to Practice, Buckingham: Open University Press.

House of Commons Health Committee (1997): Health Services for Children and Young People in the Community: Home and School – Third Report. The Stationery Office, London.

Mattson; A. (1972): Long-term physical illness in childhood: a challenge to psychosocial adaptation, Pediatrics, 50, 5.

McCollum, A. T.; Gibson, L. E. (1970): Family adaptation to the child with cystic fibrosis, The Journal of Pediatrics, 77, 4: 571–578.

Rolland, J. S. (1994): Families, Illness and Disability: An Integrative Treatment Model. Basic Books, New York.

Whyte, D. A. (1994): Family Nursing: The Case of Cystic Fibrosis. Avebury, Aldershot.

Whyte, D. A. (ed.) (1997): Explorations in Family Nursing. Routledge, London.

Whyte, D. A.; Baggaley, S. E.; Rutter, C. (1995): Chronic illness in childhood: A comparative study of family support across four diagnostic groups, Physiotherapy, 81, 9: 515–520.

World Health Organisation (1999): Health Care in Transition, WHO Newsletter for Nursing and Midwifery, Summer 1999, vol 2 Issue 3.

Wright, L.; Leahey, M. (1984) (1994) and (2000): Nurses and Families: A Guide to Family Assessment and Intervention. F. A. Davis Co., Philadelphia.

Kapitel III

Das Family Health Nurse Konzept
der Weltgesundheitsorganisation

Dieses Kapitel beschreibt die Rolle von Pflegenden im Rahmen der neuen WHO-Strategie *Gesundheit 21*. Nach einer kurzen Darstellung der Strategie wird das Konzept der Family Health Nurse dargestellt, welches die Grundlage für eine länderspezifische Umsetzung in den einzelnen Mitgliedsstaaten bildet.

Neben der Darstellung des Curriculums werden Fallbeispiele vorgestellt, die das Referat Pflege- und Hebammenwesen der WHO als Beispiele innovativer Praxis im Rahmen der primären Gesundheitsversorgung zusammengetragen hat.

Das Family Health Nurse Konzept der Weltgesundheitsorganisation

Andreas Büscher

Pflege im Rahmen der Strategie Gesundheit 21

In diesem Kapitel erfolgt eine Darstellung des Family Health Nurse Konzeptes der WHO (WHO 2000 a). Zum besseren Verständnis wird am Anfang kurz der Hintergrund des Konzeptes dargestellt, der sich durch die neue Strategie *Gesundheit 21* (WHO 1998) ergibt. Abschließend werden einige innovative Praxisbeispiele dargestellt, die einer Zusammenstellung des Referats Pflege- und Hebammenwesen des WHO Regionalbüros Europa entnommen sind (WHO 2000 b).

Gesundheit 21

Die Strategie *Gesundheit 21* wurde während des Treffens des WHO-Regionalkomitees im September 1998 in Kopenhagen verabschiedet. Das Regionalkomitee ist das höchste beschlussfassende Organ der WHO in der Europäischen Region. Vertreter aller 51 Mitgliedsstaaten sind bei diesen Versammlungen anwesend und diskutieren über die durch die WHO zu initiierenden Programme zur Gesundheitspolitik.

Gesundheit 21 ist für die Arbeit des Europäischen Regionalbüros der WHO maßgebend für die Arbeit der nächsten Jahre. Im Jahre 2005 wird eine erste Zwischenbilanz gezogen und die Strategie überprüft.

Oberstes Ziel von *Gesundheit 21* ist es, für alle das volle gesundheitliche Potenzial zu erreichen. Dazu werden zwei Hauptziele verfolgt: Zum einen geht es um «Förderung und Schutz der Gesundheit der Bevölkerung während des gesamten Lebens» und zum anderen um «Verringerung der Inzidenz der wichtigsten Krankheiten und Verletzungen und der damit verbundenen Leiden».

Drei Grundwerte liegen der Strategie zugrunde:

1. Gesundheit als fundamentales Menschenrecht

2. gesundheitliche Chancengleichheit und Solidarität im Handeln zwischen Ländern, zwischen Bevölkerungsgruppen innerhalb der Länder und zwischen Männern und Frauen

3. Partizipation und Verantwortung des Einzelnen wie auch von Gruppen, Gemeinschaften, Institutionen, Organisationen und Sektoren in der gesundheitlichen Entwicklung.

Die WHO formuliert vier Hauptstrategien zur Erreichung der Ziele von *Gesundheit 21*. Die erste besteht darin, den Determinanten von Gesundheit multisektoral zu begegnen. Das bedeutet die Berücksichtigung physischer, ökonomischer, sozialer, kultureller und geschlechtlicher Perspektiven. Multisektoral bedeutet in diesem Zusammenhang, dass nicht nur das Gesundheitswesen entscheidend für das Erreichen von Gesundheit ist, sondern dass auch in anderen gesellschaftlichen Sektoren nach den Auswirkungen auf die Gesundheit gefragt werden muss. Die zweite Strategie fordert ergebnisorientierte Gesundheitsprogramme in den Mitgliedsstaaten sowie Investitionen in die gesundheitliche Entwicklung und die fachliche Versorgung. Die dritte Strategie bezieht sich direkt auf die Rolle der Family Health Nurse. Sie besteht in einer integrierten familienorientierten und gemeindenahen primären Gesundheitsversorgung, die durch ein flexibles und reaktionsfähiges Krankenhaussystem unterstützt wird. Die vierte Strategie bezieht sich auf partizipatorische gesundheitliche Entwicklungsprozesse, die relevante Partner an Wohnorten, Schulen, Arbeitsplätzen und innerhalb der kommunalen Strukturen mit einbeziehen und gemeinsame Entscheidungsfindung, Umsetzung und Verantwortung fördern.

Die Rolle des Regionalbüros für Europa der WHO in der Umsetzung von *Gesundheit 21* wird beschrieben als die eines «Gewissens für Gesundheit», welches das Prinzip von Gesundheit als fundamentalem Menschenrecht verteidigt. Als Gewissen identifiziert die WHO existierende und sich neu ergebende Probleme, die einen Einfluss auf die Gesundheit haben, und sie bringt diese ins öffentliche Bewusstsein. Die WHO fungiert daneben als wesentliches Informationszentrum für Gesundheit und gesundheitliche Entwicklung. Sie fördert die Politik im Sinne von «Gesundheit für alle» und sorgt für eine regelmäßige Aktualisierung. Die WHO sieht ihre Rolle weiterhin darin, aktuelle evidenz-basierte Handlungsstrategien zur Verfügung zu stellen, mit denen in den Mitgliedsstaaten gearbeitet werden kann.

Die folgende Tabelle gibt einen Überblick über die einzelnen Ziele von *Gesundheit 21*:

Ziel 1	Solidarität für die Gesundheit in der Europäischen Region
Ziel 2	gesundheitliche Chancengleichheit
Ziel 3	ein gesunder Lebensanfang
Ziel 4	Gesundheit junger Menschen
Ziel 5	Altern in Gesundheit
Ziel 6	Verbesserung der psychischen Gesundheit
Ziel 7	Verringerung übertragbarer Krankheiten
Ziel 8	Verringerung nichtübertragbarer Krankheiten
Ziel 9	Verringerung von auf Gewalteinwirkung und Unfälle zurückzuführenden Verletzungen
Ziel 10	eine gesunde und sichere natürliche Umwelt
Ziel 11	gesünder leben
Ziel 12	Verringerung der durch Alkohol, Drogen und Tabak verursachten Schäden
Ziel 13	Settings zur Förderung der Gesundheit
Ziel 14	multisektorale Verantwortung für die Gesundheit
Ziel 15	ein integrierter Gesundheitssektor
Ziel 16	qualitätsbewusstes Management der Versorgung
Ziel 17	Finanzierung des Gesundheitswesens und Ressourcenzuweisung
Ziel 18	Qualifizierung von Fachkräften für gesundheitliche Aufgaben
Ziel 19	Forschung und Wissen zur Förderung der Gesundheit
Ziel 20	Mobilisierung von Partnern für gesundheitliche Belange
Ziel 21	Konzepte und Strategien zur «Gesundheit für alle»

Die Family Health Nurse

Das Konzept der Family Health Nurse ist innerhalb von *Gesundheit 21* dem Ziel 18 zugeordnet, der Qualifizierung von Fachkräften für gesundheitliche Aufgaben. Nach der Definition der WHO wird die Family Health Nurse

> *dem einzelnen Menschen und ganzen Familien helfen, mit Krankheit und chronischer Behinderung fertig zu werden und in Stresssituationen zurechtzukommen, indem sie einen großen Teil ihrer Arbeitszeit im Zuhause der Patienten und mit deren Familien verbringt. Diese Pflegefachkräfte können sinnvolle Ratschläge zu Fragen der Lebensweise und verhaltensbedingten Risikofaktoren erteilen und den Familien in gesundheitlichen Anliegen zur Seite stehen. Sie können die gesundheitlichen Probleme schon im Frühstadium erkennen und damit gewährleisten, dass sie auch frühzeitig behandelt werden. Mit ihrem gesundheits- und sozialwissenschaftlichen Ausbildungshintergrund und ihrer Kenntnis anderer für Sozialfragen zuständiger Stellen können sie die Auswirkungen sozioökonomischer Faktoren auf die Gesundheit einer Familie erkennen und die Familie an die richtige zuständige Stelle überweisen. Durch häusliche Pflege können sie eine frühe Entlassung aus dem Krankenhaus erleichtern, sie können als Verbindungsglied zwischen Familie und Hausarzt dienen und an die Stelle des Arztes treten, wenn eindeutig eher pflegerische Sachkenntnis gefordert ist.* (WHO 2000 a, S. 2)

Diese Definition der WHO enthält einige Aspekte, die in einigen Ländern der europäischen WHO-Region bereits zum Aufgabenspektrum von Pflegenden gehören. Neu an dem Konzept ist die Zusammenführung unterschiedlicher Aspekte unter einer Definition und die sich daraus ergebende Weiterbildung.

Die Ausbildung zur Family Health Nurse setzt sich aus sieben Modulen zusammen. Die Ausbildung dauert 40 Wochen und ist als Vollzeitstudium konzipiert, wobei die WHO hier darauf hinweist, dass abhängig von vorhandenen Ressourcen auch andere Konzeptionen denkbar sind.

Zugelassen zur Ausbildung zur Family Health Nurse sind Pflegende, die eine pflegerische Erstausbildung abgeschlossen haben, wie sie in der WHO-Strategie für die Ausbildung von Pflegenden und Hebammen in Europa beschrieben ist (WHO 2000 c). Danach beträgt die Mindestdauer der Ausbildung drei Jahre. Die WHO-Ausbildungsstrategie legt als Zulassungsvoraussetzung für die Erstausbildung die in den Mitgliedsstaaten geltenden Voraussetzungen für die Hochschulzulassung fest und fordert dementsprechend einen Hochschulabschluss als Berufsqualifikation für Pflegende und Hebammen. Ergänzend dazu empfiehlt die WHO zwei Jahre an praktischer Berufserfahrung, bevor die Ausbildung zur Family Health Nurse angetreten wird.

Die Hauptelemente der Rolle der Family Health Nurse sind der WHO-Strategie für die Ausbildung von Pflegenden und Hebammen in Europa *Pflegende und Hebammen für Gesundheit* entnommen (WHO 2000 c). Danach haben Pflegefachkräfte im Allgemeinen und die Family Health Nurse im Besonderen folgende praktische Tätigkeiten zu erbringen:

- Sie erbringen Pflege- und Versorgungsleistungen. Dabei betrachten sie den Patienten umfassend als Individuum und als untrennbares Glied der Familie, der Gemeinschaft und der Kultur, in der er oder sie lebt. Sie leisten eine hochwertige, ethisch vertretbare, umfassende, kontinuierliche und persönliche Versorgung, die sich auf eine Vertrauensbeziehung gründet.

- Sie sind Entscheidungsträger. Sie ermitteln die relevanten, gesundheits- oder krankheitsbezogenen Bedürfnisse oder Probleme und entscheiden, welche Interventionen ethisch vertretbar und kostenwirksam durchgeführt werden sollten, um eine ganzheitliche und hochwertige Versorgung zu erzielen.

- Sie besitzen Kommunikationsfähigkeit. Dadurch sind sie im Stande, durch wirksame Zusammenarbeit gesunde Lebensweisen zu fördern. Sie erläutern, lehren und befürworten bestimmte Entscheidungen, wodurch sie den einzelnen Menschen und die Gemeinschaft dazu motivieren und befähigen, ihre Gesundheit zu schützen und zu stärken.

- Sie sind Meinungsbildner. Sie haben das Vertrauen der Menschen, mit denen sie arbeiten, gewonnen, können die individuellen und gesellschaftlichen gesundheitlichen Bedürfnisse erkennen und miteinander vereinbaren, das individuelle und gemeinschaftliche Handeln erleichtern oder im Namen einzelner Personen und Gemeinschaften Maßnahmen anregen.

- Sie können als Manager verfügbare Daten sachgerecht nutzen und mit Einzelpersonen und Organisationen innerhalb und außerhalb des Gesundheitswesens harmonisch zusammenarbeiten. Sie erschließen und koordinieren die verfügbaren Ressourcen, die gebraucht werden, um den Bedürfnissen von Patienten und Gemeinschaften gerecht zu werden.

Das Curriculum für die Family Health Nurse will neben diesen Kernqualifikationen Kompetenzen vermitteln, die es den ausgebildeten Family Health Nurses ermöglichen, wirksam und effizient:

- den Gesundheitszustand und die gesundheitlichen Bedürfnisse von Einzelpersonen und Familien im Rahmen ihrer Kulturen und Gemeinschaften zu erkennen und zu beurteilen

- auf der Grundlage von ethischen Grundsätzen Entscheidungen zu treffen

- innerhalb ihres Verantwortungsbereiches die Betreuung der Familien zu planen, anzuregen und zu leisten

- die Gesundheit von Einzelnen, Familien und Bevölkerungsgruppen zu fördern

- für Einzelne, Familien und Bevölkerungsgruppen ihr Wissen im Hinblick auf die unterschiedlichsten Lehr- und Lernstrategien einzusetzen

- verschiedene Kommunikationsmethoden zu nutzen und zu evaluieren

- sich an der Krankheitsprävention zu beteiligen

- die Pflege zu koordinieren und zu managen, was auch für den Teil der Arbeit gilt, den sie an andere Laien und Fachkräfte übertragen haben

- ihre Praxis systematisch zu dokumentieren

- klinische, forschungsbasierte und statistische Informationen für die Planung der Versorgung und die Prioritätensetzung im Hinblick auf gesundheits- und krankheitsbezogene Tätigkeiten zu schaffen, zu handhaben und zu nutzen

- die einzelnen Menschen und Familien zu unterstützen, so dass sie im Stande sind, auf ihre Gesundheit bezogene Entscheidungen selbstbestimmt zu beeinflussen und sich an diesem Prozess zu beteiligen

- Standards festzulegen und die Wirksamkeit von Tätigkeiten im Rahmen der Familiengesundheitspflege zu beurteilen

- unabhängig und als Mitglied eines Teams zu arbeiten

- sich an der Prioritätensetzung im Hinblick auf gesundheits- und krankheitsbezogene Tätigkeiten zu beteiligen

- mit Veränderungen umzugehen und diese aktiv voranzutreiben

- zu Kollegen eine gute Arbeitsbeziehung zu pflegen und sich in einer stützenden kollegialen Rolle zu bewähren

- sich nachweislich für ein lebenslanges Lernen und eine laufende berufliche Weiterentwicklung zu engagieren.

Das Curriculum besteht aus sieben Modulen, die mit Ausnahme des ersten Moduls alle einen Praxisanteil enthalten. Die Umsetzung der einzelnen Module ist an Konzepte der Erwachsenenbildung gebunden. Sie orientiert sich an Pflegeszenarios und einer problemorientierten Herangehensweise. Für die praktischen Anteile der Ausbildung zur Family Health Nurse ist eine kontinuierliche Anleitung und Supervision durch erfahrene Family Health Nurses vorgesehen. In den meisten WHO-Mitgliedsstaaten wird es in der Anfangszeit Übergangslösungen geben müssen, da diese praxiserfahrenen Pflegefachkräfte derzeit nicht zur Verfügung stehen. Für diese Übergangszeit werden Lehrgänge konzipiert, die erfahrene Pflegefachkräfte aus der ambulanten Pflege für diese Aufgaben qualifizieren.

Das WHO-Konzept empfiehlt, pro Ausbildungskurs zur Family Health Nurse maximal 30 Auszubildende aufzunehmen. Das Verhältnis von Auszubildenden und Lehrenden wird mit 10:1 als ideal angesehen. Als Ort der theoretischen Ausbildung sieht die WHO Universitäten oder Fachhochschulen vor. Dementsprechend erhalten die Auszubildenden nach erfolgreichem Abschluss den postgradualen akademischen Titel «Family Health Nurse».

Das Curriculum zur Family Health Nurse

Im Folgenden werden die einzelnen Module des Curriculums vorgestellt. Die WHO-Vorgabe enthält eine Themenübersicht für den jeweiligen Lehrplan des Moduls. Die Themenangaben der Lehrpläne sind sehr umfassend. Innerhalb der Mitgliedsstaaten müssen die Rahmenvorgaben inhaltlich ausgefüllt werden. Die WHO empfiehlt zu jedem Modul, sich sowohl auf vorhandene WHO-Dokumente zu beziehen als auch vorhandene nationale und internationale Literatur zu verwenden. Die inhaltliche Ausgestaltung vor den jeweils gegebenen Verhältnissen innerhalb der einzelnen Mitgliedsstaaten ist die Hauptaufgabe, die zur Umsetzung des Konzepts und Curriculums zur Family Health Nurse geleistet werden muss.

Die hier vorliegende Darstellung gibt daher nur einen Überblick. Innerhalb der Mitgliedsstaaten muss eine Entscheidung darüber getroffen werden, ob und wenn ja wie das Family Health Nurse Konzept umgesetzt werden soll. Erst dann kann detailliert der vorliegende Lehrplan anhand der jeweiligen nationalen Erfordernisse konkretisiert werden.

Modul 1:
Einführungsmodul Family Health Nurse

Für dieses Modul ist ein Zeitumfang von zwei Wochen vorgesehen. Das Modul besteht ausschließlich aus theoretischen Anteilen. Die Studierenden werden in die wichtigsten Begriffe des Konzepts der Family Health Nurse eingeführt.

Inhaltlich wird mit Pflegeszenarios gearbeitet. Den Studierenden soll verdeutlicht werden, welche Kompetenzen durch das Curriculum vermittelt werden. Bezugnehmend auf die WHO-Strategie *Gesundheit 21* wird die Bedeutung der einzelnen Lebensphasen, die entscheidend für die gesundheitlichen Bedürfnisse und Problemstellungen sind, dargestellt. Weitere Aspekte des Einführungsmoduls bestehen in der Andragogik als sachgerechter Lehr- und Lernstrategie für Studierende und erwachsene Klienten, Problemlösungsfähigkeiten, Teamarbeit sowie Diskussion als Form der konstruktiven Herausforderung. Abgerundet wird das

Einführungsmodul durch Einheiten zum analytischen und kritischen Denken im Zusammenhang mit der Praxis der familienorientierten Pflege.

Als Lehr- und Lernstrategien werden in diesem Modul Vorlesungen, Fallstudien, Seminare, Gruppenarbeiten, Rollenspiele sowie Debatten und Diskussionen vorgeschlagen. Zur Beurteilung des Einführungsmoduls soll eine schriftliche Arbeit zu zwei von den Studierenden ausgewählten Konzepten des Lehrplans angefertigt werden und eine Modulabschlussprüfung durchgeführt werden, die beide zu je 50 % in die Benotung einfließen.

Modul 2:
Pflege 1 – Arbeit mit Familien

Dieses Modul hat einen Umfang von zehn Wochen, von denen 40 % in der Praxis durchgeführt werden sollen. Die Studierenden sollen sich in diesem Modul verschiedene Inhalte erarbeiten, die einen Einfluss auf die Praxis der Familiengesundheitspflege haben. Dazu sieht der Lehrplan die folgenden Inhalte vor:

Der Begriff der Familie soll verdeutlicht werden, indem die Studierenden sich mit Definitionen, Dynamik und Rollen der Familie befassen sowie die Beziehungen untereinander betrachten. Der Unterschied in der Betrachtungsweise der Familie als Klient und der Betrachtungsweise der Familie als Kontext der Pflege wird behandelt (siehe dazu den Beitrag von Susanne Kean in diesem Buch, S. 47 ff). Den Studierenden werden unterschiedliche Familientheorien vorgestellt, und sie werden in das Rahmenkonzept des Family Health Nursing eingeführt. Gesundheit als Gleichgewicht und Pflege als Befähigung von Menschen zur Bewältigung von Lebenssituationen sind die Kernaussagen des Rahmenkonzepts. Neben dem Rahmenkonzept werden den Studierenden Rolle, Aufgaben, Funktionen der Family Health Nurse sowie ihre beruflichen, rechtlichen und ethischen Perspektiven näher gebracht.

Das Zuhause bzw. die Häuslichkeit als der Ort, an dem die Pflege erbracht wird, erfährt in diesem Modul besondere Beachtung. Hinzu kommen Einheiten zum Familien-Assessment, Familientherapie, Entwicklungstheorien von Kindern, Erwachsenen und älteren Menschen, Beratungsansätze und Beratungspraxis sowie Konzepte der Gesundheitserziehung und -förderung.

Weitere Stichworte im Lehrplan sind: Risikoabschätzung, Infektionsbekämpfung, Notfallmanagement, therapeutische Interventionen bei Lebenskrisen, kurative und rehabilitative Pflege bei akuten und chronischen Krankheiten, Einschätzung der Bedürfnisse Einzelner gegenüber denjenigen der Familie und Gemeinschaft, Befähigung der Familie zum selbstbestimmten Handeln, Rechte der Familie und partnerschaftliche Zusammenarbeit mit Familien.

Zur Beurteilung dieses Moduls ist neben einer schriftlichen Arbeit und einer Modulabschlussprüfung, die beide mit je 30 % bewertet werden, eine praktische Beurteilung vorgesehen, die zu 40 % in die Gesamtbeurteilung einfließt.

Modul 3:
Entscheidungsfindung

Dieses Modul ist für einen Zeitraum von vier Wochen konzipiert, von denen 10 % in der Praxis durchgeführt werden sollen. Das Modul soll den Studierenden dabei helfen, Prozesse und Typologien von Entscheidungsfindungsprozessen kennen zu lernen und ihre Kenntnisse auf diesem Gebiet zu erweitern. Dazu sollen sie sich ihrer vorhandenen persönlichen und fachlichen Kenntnisse bedienen und ihr reflexives Denken weiterentwickeln.

Der Lehrplan sieht eine Beschäftigung mit Theorien, Prozessen und Fertigkeiten der Entscheidungsfindung vor. Therapeutische und fachliche Begründung von Diagnosen gehören ebenso dazu wie Fragen rechenschaftspflichtiger Verantwortung und Autonomie. Die Studierenden sollen kritisches Denken in der Praxis lernen, Verhandlungsfertigkeiten entwickeln, pflegerische Aufgaben einordnen und auch rationieren können. Schließlich geht es um die Beschäftigung mit strategischer Entscheidungsfindung und rechtlichen Aspekten.

Die Beurteilung erfolgt analog zum Vorgehen in Modul 2, wobei hier kritisch anzumerken ist, dass eine 40-prozentige Gewichtung der Praxisbeurteilung bei nur 10 % Praxisphase ein Ungleichgewicht darstellt.

Modul 4:
Informationsmanagement und Forschung

Dieses Modul erstreckt sich über sechs Wochen, von denen 10 % in der Praxis durchgeführt werden. Inhaltlich geht es um eine Weiterentwicklung des vorhandenen Wissens und Könnens zu Fragen des Informationsmanagements und der Forschung. Dabei geht es im Besonderen um das Lernen anhand von Studien und Forschungsresultaten, die das Wissen im Bereich der Familiengesundheitspflege erweitern.

Der Lehrplan sieht nach einer Einführung zu Quellen bzw. Arten von Information, Wissen und Forschungsresultaten eine Beschäftigung mit kritischem Denken, kritischer Beurteilung und Hinterfragung der Praxis vor. Es folgt eine Einführung in den Forschungsprozess und eine Übersicht über die wesentlichen Forschungsmethoden. Dazu kommen Grundlagen der Statistik, Informationsmanagement und Informationstechnologie, nationale und lokale Informationssysteme, die Beschäftigung mit minimalen Datensätzen, ethische Fragen sowie Lern- und Motivationstheorien. Abschließend geht es in diesem Modul um Zielformulierung sowie die Ausarbeitung und Evaluation von Lehrmethoden.

Als Lehr- und Lernstrategien sind hier erstmals durch Studierende geleitete Seminare vorgesehen. Die Beurteilung des Moduls erfolgt wie in den Modulen 2 und 3.

Modul 5:
Pflege 2 – Arbeit mit Bevölkerungsgruppen

Dieses Modul umfasst einen Zeitraum von zehn Wochen, von denen 40 % in der Praxis stattfinden. Anhand der sozialen Determinanten von Gesundheit sollen die Studierenden ihr Wissen und ihr Verständnis für die Ermittlung und Erfüllung der Bedürfnisse der Gemeinschaft, in der sie leben und arbeiten, vertiefen. Dazu sollen statistische Daten und inhaltliche Konzepte zum Verständnis der Gemeinschaft verbunden und eingesetzt werden.

Der Lehrplan beginnt mit einer Einführung in die wesentlichen Konzepte und Vorgehensweisen im Bereich Public Health. Es folgen Einheiten zu Systemen der Gesundheitsversorgung im primären, sekundären und tertiären Bereich, Definitionen von Gesundheit, Krankheit und Behinderung, Epidemiologie, Pharmakologie, Diskriminierung, benachteiligten Gruppen, Armut sowie Ausbildung und Beschäftigung. Die Studierenden sollen lernen, eine Einschätzung der Gemeindesituation vornehmen zu können und Kenntnisse zu gemeindebasierten Interventionen vermittelt bekommen. Die Beurteilung erfolgt analog zu den Modulen 2 bis 4.

Modul 6:
Ressourcenmanagement

In diesem vierwöchigen Modul geht es um Managementaspekte, die einen Einfluss auf die zu leistende Pflege und die Rolle der Family Health Nurse haben. Das Modul hat einen Praxisanteil von 10 %.

Theorien und Prozesse des Managements stehen am Beginn des Lehrplans in diesem Modul. Konkretisiert werden diese Grundlagen an Fragen der Budgetkontrolle und des Zeitmanagements. Die Studierenden erhalten einen Überblick über gesetzliche, freiwillige und private Organisationen und Dienste und sollen in die Lage versetzt werden, die unterschiedlichen Dienste im Sinne der Familiengesundheitspflege zu organisieren und zu koordinieren. Konkrete Fragen zum

Pflegemanagement und zu Qualitätssicherungssystemen runden den Lehrplan in diesem Modul ab.

Modul 7:
Führungsaufgaben und interdisziplinäres Arbeiten

Dieses abschließende Modul erstreckt sich über vier Wochen und enthält einen Praxisanteil von 10 %. Die Studierenden lernen die Bedeutung der Teamarbeit kennen und befassen sich mit dem komplexen Charakter organisatorischer Prozesse. Die Veränderung und der Wandel innerhalb von Organisationen wird dabei besonders betrachtet.

Der Lehrplan vermittelt zu Beginn Grundlagen zu Theorien, Typologien, Prozessen und Fertigkeiten von Führung und Leitung. Es folgen Grundsätze von Teamarbeit sowie die verschiedenen Rollen, Aufgaben und Funktionen verschiedener Akteure innerhalb von Teams. Fragen der Delegation von Arbeitsaufgaben, der Supervision und des Monitoring vervollständigen zusammen mit rechtlichen und beruflichen Fragen den Lehrplan in diesem Modul.

Die Beurteilung in den Modulen 6 und 7 erfolgt analog zu der Beurteilung in den anderen Modulen.

Beispiele innovativer Praxis

Im folgenden werden drei Beispiele aus dem *Portfolio innovativer Praxis in der primären Gesundheitsversorgung durch Pflegende und Hebammen* (WHO 2000 b) dargestellt. Die Beispiele kommen aus Polen, Portugal und Slowenien. Sie sind der WHO durch Vertreterinnen dieser Länder zur Verfügung gestellt worden und sind für den Abdruck in diesem Buch ins Deutsche übersetzt worden. Diese Beispiele sind ausgewählt worden, um darzustellen, dass das Konzept der Family Health Nurse nicht als ein starres Schema betrachtet werden kann, welches direkt übertragen werden kann. Das Konzept muss an die Verhältnisse in den einzelnen Ländern angepasst werden, um hier wirkungsvoll den entsprechenden Problemlagen begegnen zu können.

Die folgenden drei Beispiele wurden ausgesucht, weil sie einen jeweils anderen Schwerpunkt haben. Das polnische Beispiel zeigt, dass es mit der Einführung neuer Aus- und Weiterbildungsgänge in den pflegerischen Berufen nicht getan ist, sondern dass die neuen Kompetenzen in das jeweilige System integriert werden und zum jeweiligen System passen müssen. Das portugiesische Beispiel wurde ausgesucht, weil es verdeutlicht, dass familienorientierte Pflege auch bedeuten kann, an einer Verbesserung der kommunalen Lebensverhältnisse zu arbeiten, ohne die Interventionen innerhalb des familiären Rahmens sehr schnell an ihre Grenze kommen. Das slowenische Beispiel enthält viele der direkt im Family Health Nurse Konzept zugrunde gelegten Aspekte und ist aus diesem Grund hier aufgenommen worden.

Beispiel 1: Polen

Vertragsabschlüsse für pflegerische Dienstleistungen in der primären Gesundheitsversorgung

Hintergrund

1994 startete das polnische Ministerium für Gesundheit und Soziales ein Programm zur Reform der primären Gesundheitsversorgung. Es wurden strategische Ziele formuliert, die Fähigkeiten derjenigen Personen, die die primäre Gesundheitsversorgung leisten sollten, wurden definiert, und die notwendigen finanziellen Fragen und das Management für diesen Prozess wurden festgelegt.

Die wesentlichen Ziele der Reform waren die Verbesserung des Zugangs zu gesundheitlichen Dienstleistungen und die Sicherstellung einer qualitativ hochwertigen Versorgung auf der ersten Ebene des Kontakts mit dem institutionalisierten Gesundheitswesen. Neben der Implementierung verschiedenster Maßnahmen zur Einführung einer Familienarzt-Praxis in Polen wurden Anstrengungen zur Entwicklung der Pflege in der primären Gesundheitsversorgung unternommen.

Beschreibung

Innerhalb des übergeordneten Kontextes der Reform der primären Gesundheitsversorgung wurde durch die Abteilung der leitenden Pflegekraft auf Regierungsebene das Pflege-Entwicklungs-Programm initiiert, welches eingebettet war in die Strategie des Ministeriums für Gesundheit und Soziales und finanziert wurde durch das Phare Programm der Europäischen Gemeinschaft.

Die Anfangsphase der Implementierung wurde von den folgenden Zielen bestimmt:

- Der Bereich der Praxis einer Family Nurse sollte entwickelt werden.
- Standards in der Ausbildung von Pflegenden und Hebammen in der primären Gesundheitsversorgung sollten definiert werden.

- Curricula und Ausbildungshilfsmittel sollten entwickelt werden.

- Ein Ausbildungsprogramm für Pflegende und Hebammen in der Gemeinde und Familie sollte eingeführt werden.

- Arbeitsbeschreibungen für Pflegende und Hebammen sollten entwickelt werden.

- Neue organisatorische und finanzielle Regelungen für pflegerische Dienste in der primären Gesundheitsversorgung sollten entwickelt werden.

Die vorbereitenden Arbeiten für die möglichen Vertragsabschlüsse zu pflegerischen Dienstleistungen befassten sich mit:

- der Ausarbeitung von Plänen, die die Pflege in das neue Modell der primären Gesundheitsversorgung einordnen

- der Entwicklung von Tarifsystemen für Pflegende und Hebammen ähnlich derer für Ärzte

- der Entwicklung einer Zusammenstellung grundlegender pflegerischer Leistungen in der primären Gesundheitsversorgung

- der Entwicklung und Einführung eines Pilotsystems zur Einschätzung der Qualität der pflegerischen Dienstleistungen

- der Entwicklung von Standards zur Pflegepraxis innerhalb der primären Gesundheitsversorgung.

Als ein Ergebnis der Maßnahmen zwischen 1994 und 1997 sind neue Curricula zur Pflegeausbildung entwickelt worden, und etwa 5000 Pflegende und Hebammen haben ein intensives Ausbildungsprogramm zur Erlangung neuer Fähigkeiten im Bereich der Gemeinde- und Familienpflege durchlaufen.

Die Ausbildung von Managern und Entscheidungsträgern innerhalb des Gesundheitswesens ist als höchste Priorität identifiziert worden, um eine starke infrastrukturelle Unterstützung für die Veränderungen im Gesundheitswesen sicherzustellen. Zirka 1000 aktuelle und potenzielle leitende Personen des Gesundheitswesens haben an Ausbildungsprogrammen des Ministeriums für Gesundheit und Soziales teilgenommen. Die Ausbildung fand in zwei- bis dreitägigen Seminaren und in Workshops statt.

Zu Beginn des Jahres 1994 wurden die ersten Verträge für Dentaldienste entwickelt, gefolgt von Verträgen für Familienärzte und andere spezialisierte Dienste. Nach der Evaluation dieser Initiativen initiierte die leitende Pflegekraft auf Regierungsebene ein Programm zum Vertragsabschluss für pflegerische Dienste.

Es wurden Verträge für Gemeinde- und Familienpflege mit dem folgenden Ziel entwickelt:

- Der Bereich und die Verfügbarkeit von gesundheitlichen Dienstleistungen durch Pflegende sollten ausgeweitet werden.
- Die öffentliche Wahrnehmung von Pflegenden sollte gefördert und ihre Position innerhalb des multidisziplinären Teams sollte gestärkt werden.
- Eine unabhängigere Pflegepraxis sollte ermöglicht werden.
- Pflegenden sollten finanzielle Anreize verschafft werden.
- Eine effektive Inanspruchnahme pflegerischer Fähigkeiten sollte sichergestellt werden.

Die ersten Verträge für Pflegende in der primären Gesundheitsversorgung wurden in den Bezirken von Pila und Sawalki im Mai 1996 abgeschlossen, gefolgt von Krakau und Chelm. Seit der Einführung von Pflegeverträgen hat es eine Reihe von neuen Regelungen zur Beschäftigung von Pflegenden und Hebammen gegeben. Diese umfassen:

- individuelle Verträge mit 131 Pflegenden
- Teamverträge mit 25 Pflegediensten
- die Beschäftigung von Pflegenden in den Praxen der Familienärzte. (Es wurden Verträge mit 180 Ärzten abgeschlossen.)

Die folgenden administrativen Einrichtungen können Verträge zu pflegerischen Diensten abschließen:

- Bezirksregierungen und ihre Vertretungen
- lokale kommunale oder ländliche Behörden
- Direktoren unabhängiger Gesundheitseinrichtungen.

Die überwiegende Mehrheit der Verträge, die bis heute abgeschlossen worden sind, wurden für kommunale pflegerische Dienstleistungen abgeschlossen (91 %). Andere pflegerische Dienstleistungen, für die Verträge gemacht wurden, umfassen: pflegerische Versorgung in der Schule, gynäkologische Pflege, Krankheitsverhütung, Immunisierung und Impfung, Gesundheitsförderung und chirurgische Pflege.

Der Bereich der Pflege, der in der Häuslichkeit und in pflegerischen Einrichtungen erbracht wird, ist bestimmt durch:

* die wesentlichen Prioritäten innerhalb der Strategien zur Gesundheitsförderung und Krankheitsprävention

* Pflegepläne

* Aufgaben, die aus dem Behandlungsprozess resultieren

* Kooperation und Einbeziehung in Aufgaben, die institutionelle und nichtinstitutionelle soziale und Wohlfahrtsdienste betreffen

* lokale organisatorische Regelungen.

Die Arbeitsplatzbeschreibungen der Verträge für Gemeinde- und Familienpflegende sind auf der Grundlage eines Dokuments des Ministeriums für Gesundheit und Soziales mit dem Titel *Praxis und Zuständigkeiten von Gemeinde-/Familienpflegenden* entwickelt worden.

Evaluation

Im Jahr nach der Einführung der Pflegeverträge wurden der Prozess und das Ergebnis des neuen Verfahrens durch das Ministerium für Gesundheit und Soziales evaluiert. Es wurde eine Umfrage unter den leitenden Pflegenden der Bezirke durchgeführt, die die folgenden interessanten Resultate hervorbrachte:

a) In vielen Teilen Polens wurden Verträge für pflegerische Dienstleistungen eingeführt und eine zunehmende Anzahl von Pflegenden und Hebammen arbeiten unter neuen Beschäftigungs- und tariflichen Regelungen. Bis heute
   * sind in 19 Bezirken (das sind 39 % aller Bezirke) Verträge abgeschlossen worden
   * sind in 22 Bezirken (45 % aller Bezirke) umfangreiche Vorbereitungen (Verhandlungen oder ökonomische Analysen) auf den Weg gebracht worden, bevor es zum Abschluss von Pflegeverträgen kommen soll
   * haben sechs Bezirke (12 % aller Bezirke) keine unmittelbaren Pläne, in den Vertragsprozess einzusteigen.

b) Innerhalb der pflegerischen Berufsgruppe gibt es bedeutsame Unterstützung für die neuen Regelungen, obwohl die Pflegenden sich in der Präferenz für individuelle Verträge (bislang 35 % aller Verträge) und einer Beschäftigung in der Praxis eines Familienarztes (65 % aller Verträge) unterscheiden.

c) Trotz Schwierigkeiten zu Beginn der Vertragsabschlüsse und Befürchtungen bezüglich dieser neuen Form der Beschäftigung, hat sich herausgestellt, dass die neue Regelung finanziell lohnenswerter ist als die konventionelle Vollzeitbeschäftigung.

d) Überall, wo Vertragsabschlüsse für pflegerische Dienstleistungen eingeführt wurden, besteht das Ziel in einer Verbesserung der Verfügbarkeit von Diensten, einer Ausdehnung ihres Tätigkeitsbereichs und ihrer Qualität besonders in der häuslichen Umgebung der Patienten.

e) Die neuen Vertragsregelungen haben Veränderungen in der Pflegepraxis bewirkt, weil
   • die Aufgaben und Verantwortlichkeiten der Pflegenden klarer definiert sind
   • die Position der Pflegenden innerhalb der Teams und der Gesellschaft gestärkt wurde
   • den Pflegenden größere finanzielle Anreize geboten wurden.

Kosten

Die Kosten für die Verträge für pflegerische Dienstleistungen in der primären Gesundheitsversorgung sind bestimmt durch die Anzahl der Patienten verbunden mit der Anzahl und Art der erbachten Dienstleistungen (auf einer Basis pro Person und einer Gebühr für eine Dienstleistung).

Diskussion

Ähnlich wie in anderen Staaten in Zentral- und Osteuropa ist die Pflege traditionell ein Frauenberuf gewesen. Daraus folgt in der Konsequenz, dass die Pflege alle Charakteristiken besitzt, die einen Frauenberuf kennzeichnen: geringe Bezahlung, geringer Status, schlechte Arbeitsbedingungen, wenige Förderungsmöglichkeiten und eine schlechte Ausbildung. Obwohl das Internationale Arbeitsamt (IAA) empfohlen hat, dass die Bezahlung hoch genug sein sollte, um den Pflegeberuf attraktiv zu machen und ihn vergleichbar mit anderen Berufsgruppen zu gestalten, die ähnliche oder gleiche Verantwortungsbereiche haben, hat sich kein Staat in Zentral- und Osteuropa an diese Empfehlungen gehalten. Die Rekrutierung und der Verbleib von Pflegenden ist ein schwerwiegendes Problem in diesen Ländern, welches durch die Arbeitsbedingungen, die geringe Bezahlung und das Image der Pflegenden verschärft wird.

Verträge für Pflegende und Hebammen in der Gemeinde- oder Familienarbeit bedeuten eine radikale Abkehr von konventionellen Beschäftigungspraktiken und organisatorischen Regelungen. Diese Initiative bedeutet eine Chance, den Bereich der Pflege in der primären Gesundheitsversorgung zu beschreiben, wichtige Standards zu etablieren, zu beobachten und zu verstärken und diese mit Qualifikationen, Verantwortlichkeiten und Erfahrung in Einklang zu bringen.

Der Schritt, pflegerische Dienstleistungen in der primären Gesundheitsversorgung auf einer Vertragsbasis anzubieten, ist begleitet durch rigorose Anstrengungen zur Standardisierung von Trainings- und Ausbildungsanforderungen und zur Schaffung einer starken Gruppe von Managern, die diese neuen Entwicklungen überblicken können.

Die Kompetenzen, die für eine erfolgreiche Implementierung von Verträgen für pflegerische Dienstleistungen in der primären Versorgung erforderlich sind, umfassen:

- Wissen und Fähigkeiten zur autonomen professionellen Entscheidungsfindung

- Bewusstsein über spezifische gesetzliche Beschränkungen der Pflegepraxis

- Bewusstsein über die Maßnahmen, die erforderlich sind, um die Belastung durch die Haftungsverantwortung abzumildern, wie beispielsweise Schutz für angestellte Beschäftigte oder unabhängig Praktizierende durch eine Haftpflichtversicherung

- Fähigkeiten, die Versorgung von Klienten mit multiplen Gesundheitsbedürfnissen in der Kommune zu managen

- Fähigkeiten zur Arbeit in einer Vielzahl von Gruppen unter Anwendung einer Reihe von Strategien zur Förderung von Gesundheitsdiensten und der Gesundheit ganzer Bevölkerungsgruppen

- Fähigkeiten im Risikomanagement

- Verhandlungsfähigkeiten, die sicherstellen, dass die Pflege als eine Profession mit ihrem eigenen Recht anerkannt ist, dass finanzielle Anreize in Übereinstimmung mit den Bedürfnissen des Pflegepersonals stehen und dass die Pflegenden eine gute Arbeit für ihr Geld leisten

- größeres Bewusstsein für die Gesundheitspolitik und die gesamte politische Tagesordnung

- effektive Führungsfähigkeiten, um die Gesundheitsreformbestrebungen beeinflussen und die Interessen von Pflegenden und Hebammen in allen wichtigen Entscheidungsgremien und bei Verwaltern der Gesundheitsausgaben artikulieren zu können

- gute Kommunikationsfähigkeiten, um sowohl die öffentliche Wahrnehmung der Pflege als auch die Zusammenarbeit mit anderen Anbietern in der Gesundheitsversorgung zu verbessern.

Beispiel 2: Portugal

Interventionen in der Kommune durch ein multisektorales Team: Ein Interventionsprojekt in Santa Maria de Corroios

Hintergrund

Die Lebenserwartung zum Zeitpunkt der Geburt ist für beide Geschlechter in Portugal stetig angewachsen, bis hin zu 75,1 Jahren im Jahr 1994. Die Gesundheit von Müttern und Kindern hat sich ebenfalls bedeutend verbessert, obwohl Portugal hinsichtlich dieser Indikatoren unter dem europäischen Durchschnitt liegt.

Die beiden Haupttodesursachen sind cerebro-vaskuläre Krankheiten und maligne Neubildungen. Die Inzidenz ischämischer Herzerkrankungen ist genauso hoch wie in anderen südeuropäischen Ländern.

Verkehrsunfälle tragen in einem signifikanten Maß zur allgemeinen Mortalitätsrate bei. Das Problem ist besonders bedeutsam, weil die schwersten Verkehrsunfälle mit Todesfolge vorwiegend junge Erwachsene betreffen.

Infektionskrankheiten wie Tuberkulose sind in den letzten Jahren angestiegen, genauso wie HIV-Infektionen, AIDS und Hepatitis B. Drogenabhängigkeit ist ein wachsendes soziales Problem besonders unter jungen Menschen. Junge Menschen sind ebenfalls Opfer von Gesundheitsproblemen, die mit Fragen des Lebensstils verbunden sind, wie Rauchen und Alkohol. Der Tabakkonsum liegt deutlich über dem europäischen Durchschnitt. Einige der wesentlichen Prioritäten im nationalen Gesundheitswesen sind:

- Förderung gleicher Gesundheitsdienstleistungen und deren Zugänglichkeit

- Verbesserung der Qualität der Versorgung

- Förderung der Kontinuität in der Versorgung

- Entwicklung menschlicher Ressourcen für die Gesundheit

- Verbesserung des Zusammenspiels der primären und sekundären Gesundheitsversorgung

- Erhöhung der Anzahl der extramuralen Versorgung

- Entwicklung von Gesundheitsschutz und Gesundheitsförderung

- Verstärkung der Interventionskapazität von öffentlichen Gesundheitsdiensten

- Verstärkung der Prävention von HIV-Infektionen und der Behandlung und Unterstützung von HIV-infizierten Menschen und ihrer Familien.

Beschreibung

1994 wurde eine interdisziplinäre, multisektorale Intervention gestartet, die sich an die Bevölkerung eines besonders benachteiligten Bezirks von Santa Marta de Corroios richtete, einer vorstädtischen Gegend in der Region der Setubal-Höhe. Die Bewohner von 134 nicht lizensierten Häusern (nicht fertiggestellte Häuser aus Beton und Steinen, die ohne Erlaubnis gebaut wurden) sind zu 93 % schwarzer Hautfarbe. Sie haben arme Viertel um Lissabon verlassen, um bessere Lebensbedingungen zu finden.

Die meisten Häuser in dieser Gegend haben nur zwei Räume und werden durchschnittlich von sechs Menschen bewohnt. Die Abwasserversorgung ist schlecht, und die schmalen Wege um die Häuser sind voll von Müll, wodurch Insekten und Ratten angezogen werden.

Es gibt in diesem Gebiet eine hohe Inzidenz von Krankheiten wie Gastroenteritis, Tuberkulose, Pneumonie, Bronchialasthma, chronische Bronchitis und Hepatitis B. Schlechte Ernährung und Unterernährung tragen zu den verschiedenen Krankheiten bei und verlangsamen die Entwicklung der Kinder und ihrer schulischen Leistungen.

Seit 1993 engagieren sich zwei Pflegekräfte des lokalen Gesundheitszentrums in der Entwicklung informeller, nicht struktureller Kontakte zu diesen Familien, indem sie ihnen Informationen geben und sie ermutigen, die Verantwortung für ihre Gesundheit zu übernehmen und die lokalen Gesundheitseinrichtungen in Anspruch zu nehmen.

Die Initiativen der Pflegenden waren allein trotzdem nicht ausreichend, um wesentliche Gesundheitsbedürfnisse der lokalen Bevölkerung anzugehen, wie beispielsweise die Verbesserung des Impfschutzes der Kinder, die Untersuchung von Kindern und schwangeren Frauen, die Beratung zur Familienplanung und das Angebot von Gesundheitsdiensten in einer strukturierteren Form. Der unsichere Immigrantenstatus vieler Familien, verbunden mit ihrem niedrigen Ausbildungsstand, schien der geringen Inanspruchnahme der lokalen Gesundheitseinrichtungen zu Grunde zu liegen.

Der Bedarf an einer Intervention durch ein multisektorales Team zur Verbesserung der gesundheitlichen und sozialen Situation war offensichtlich. Die Partner in diesem interdisziplinären Team waren:

- das Gesundheitszentrum von Seixal/Amora (die leitende Pflegekraft, die Pflegekraft, die zuständig für das Schulgesundheitsprogramm war, andere Pflegende des Gesundheitszentrums und ein Arzt des öffentlichen Gesundheitsdienstes)

- die zuständigen Administrationsbehörden von Seixal

- zwei Lehrer der örtlichen Schule

- ein Sozialarbeiter vom lokalen Sozialbüro

- Mitglieder der lokalen Gemeinde.

Die wesentlichen Ziele und Anliegen des Personals des Gesundheitszentrums waren:

- Impfschutz für 95 % der Kinder zwischen null und sechs Jahren

- Überwachung des Gesundheitszustands aller Kinder zwischen null und sechs Jahren

- Identifikation der schwangeren Frauen, die keinen Kontakt zu gesundheitlichen Diensten haben, und ihre Ermutigung, sich an das Gesundheitszentrum zu wenden

- Beschäftigung mit den Bedürfnissen zur Familienplanung von Frauen und Paaren

- Identifikation von familiären Arrangements, in denen Kinder benachteiligt sind (besonders für Kinder zwischen null und fünf Jahren mit Eltern, die einer Arbeit nachgehen).

Die wesentlichen Ziele und Anliegen der Administration waren:

- Verbesserung der Abwasserversorgung

- Probleme im Zusammenhang mit elektrischen Installationen

- Maßnahmen wie das Aufstellen von Schildern zur Reduzierung von Verkehrsunfällen

- Einbeziehung junger Menschen in die Reinigung der örtlichen Umgebung

- Unterstützung der örtlichen Schule darin, jedem Schüler eine warme Mahlzeit pro Tag anbieten zu können

- Vorhaltung von Bade- und Duscheinrichtungen in der Schule, um die Gesundheit und Hygiene der Schüler zu fördern.

Die Schule, die Gemeinde und das Sozialbüro nahmen an diesen Aktivitäten teil und arbeiteten mit den anderen Partnern zusammen.

Zeitplan

Das Projekt begann 1994 und lief bis 1999. Das Interventionsprojekt sollte enden, wenn die Familien in neue Häuser umgezogen sind, die gerade gebaut werden. Viele der Aktivitäten, die durch die Mitarbeiter des Gesundheitszentrums durchgeführt wurden, werden in die allgemeinen Aktivitäten integriert.

Evaluation

Die Ergebnisse der Interventionsevaluation zeigen, dass viele Ziele erreicht wurden. 1994 wurden 98 % der Kinder zwischen null und sechs Jahren geimpft. Kinder zwischen elf und dreizehn Jahren wurden gegen Hepatitis B geimpft. Das Gesundheitszentrum oder ein privater Arzt haben die Gesundheitsüberwachung der Kinder zwischen null und sechs durchgeführt. Hausbesuche wurden bei den schwangeren Frauen durchgeführt, die die Dienste des Gesundheitszentrums nicht in Anspruch genommen haben oder sich nicht an dem Programm zur Müttergesundheit beteiligt haben. Hausbesuche wurden auch bei den Familien durchgeführt, in denen die Kinder, die die vorgesehenen Impfungen nicht erhalten haben, um die Eltern zu motivieren und zu ermutigen, ihre Kinder impfen zu lassen. Die gesundheitlichen Ausbildungs- und Informationsbedürfnisse wurden identifiziert.

Gemeindemitglieder führten eine Einschätzung von Kinder benachteiligenden familiären Arrangements arbeitender Paare durch. Geschwister kümmerten sich in 18 % der Fälle um die null- bis sechsjährigen, 27 % wurden durch eine Tagesmutter versorgt, die in der Regel nur eine geringe Ausbildung oder geringe Möglichkeiten hatte, und 55 % blieben bei Nachbarn, Großmutter oder anderen Verwandten.

Es wurde eine Veranstaltung zu Hepatitis B und ihrer Prävention durchgeführt. Die kommunale Administration und die Schule sorgten für eine warme Mittagsmahlzeit und eine Zwischenmahlzeit der Kinder in der Schule. Die für die Mutter- und Kindversorgung verantwortlichen Pflegekräfte des Gesundheitszentrums legten ihre Priorität auf die Beobachtung und weiterführende Programme für die Bevölkerung in der Projektregion.

1995 wurden Bade- und Duscheinrichtungen in der Grundschule fertiggestellt. Die Qualität der Umwelt wurde verbessert mit Hilfe der Gemeinde und durch bessere Abfallbeseitigung. Gesundheitliche Interventionen für Teenager wurden geplant. Die Dienste zur Überwachung der Gesundheit von Müttern und Familienplanung wurden verbessert. Eine Reihe von Teilprojekten wurde durch die finanzielle Unterstützung des Sozialbüros initiiert, um die Qualifikationen der Tagesmütter und die Aktivitäten für Kinder, die in ihrer Obhut stehen, zu verbessern. 1996 führten die Pflegenden des Gesundheitszentrums Impfungen gegen Hepatitis B bei Jugendlichen zwischen 14 und 18 Jahren durch.

Kosten

Die Gesamtkosten der Implementierung dieser Initiative wurden bislang noch nicht berechnet. Die teilnehmenden Organisationen haben die verschiedenen Aspekte des Programms aus ihrem eigenen Budget finanziert.

Diskussion

Die WHO-Definition von Gesundheit als einem Status vollkommenen physischen, psychischen und sozialen Wohlbefindens erkennt an, dass umfassende multisektorale Herangehensweisen erforderlich sind, um den Bestimmungsfaktoren für Gesundheit zu begegnen. Die Wichtigkeit der Teamarbeit und gesundheitlicher Allianzen für eine effektive primäre Gesundheitsversorgung ist ein wiederkehrendes Thema in den politischen Stellungnahmen seit der Erklärung von Alma-Ata gewesen und die Ottawa-Charta zur Gesundheitsförderung beschreibt verschiedene Strategien und Prozesse, um sicherzustellen, dass alle Sektoren innerhalb der Kommune zusammenarbeiten, um ein gesundheitsförderliches Umfeld zu schaffen.

Die Wichtigkeit der kommunalen Beteiligung in der Gesundheitsförderung ist ein Herzstück der Herangehensweise der WHO zur primären Gesundheitsversorgung. Sie impliziert, dass die Menschen vor Ort ihre Gesundheitsbedürfnisse identifizieren und die staatlichen und freiwilligen Organisationen als Ressourcen handeln, um Veränderungen und Verbesserungen im Gesundheitszustand zu erreichen.

Das Interventionsprojekt in Santa Marta de Corroios ist ein Beispiel, wie Pflegende die unberücksichtigten Bedürfnisse von Menschen, die in einer benachteiligten Region leben, identifizieren und versuchen, in Zusammenarbeit mit anderen Professionellen und Organisationen diesen Bedürfnisse gerecht zu werden.

Die Anstrengungen des Teams richten sich auf:

- Sicherstellung von Diensten, die es den Nutzern ermöglichen, in einer für sie akzeptablen Weise genutzt zu werden

- Befähigung der Menschen, Entscheidungen über einen gesunden Lebensstil zu treffen und Ermutigung, krankheitspräventive Dienste in Anspruch zu nehmen

- Verbesserung der Umwelt und Schaffung einer Infrastruktur für das öffentliche Gesundheitswesen.

Die positiven Aspekte dieses Beispiels sind:

- Dienste, die auf einer Bedarfsfeststellung beruhen

- ein multisektorales Team, das mit gemeinsamen Zielen und Anliegen arbeitet

- eine gemeinsame ganzheitliche Philosophie

- Ermutigung lokaler Bewohner, an Programmen teilzunehmen, die auf die Verbesserung der Umwelt und die Gesundheitsförderung ausgerichtet sind

- eine positive Herangehensweise an die kommunale Entwicklung.

Die Kompetenzen, die für Pflegende erforderlich sind, um erfolgreich eine solche Initiative durchzuführen, sind:

- Wissen um die lokale Population und bestehende gefährdende Faktoren (Armut, schlechte Umwelt- und Wohnbedingungen)

- Wissen über Epidemiologie

- Wissen um adäquate Einschätzungsmethoden zur Gesundheit und zu sozialen Bedürfnissen

- Wissen um eine Reihe von adäquaten Interventionsstrategien, um die Ziele der «Gesundheit für alle» zu erreichen

- Fähigkeiten zur umfassenden Einschätzung von gesundheitlichen und darauf bezogenen Bedürfnissen

- Fähigkeiten, den Lebenszyklus als Herangehensweise an Gesundheitsförderung, Krankheitsprävention und eine Versorgung, die sofortigen und späteren Nutzen für die Gesundheit hat, einzusetzen

- Kommunikations- und Verhandlungsfähigkeiten

- Interpersonelle Fähigkeiten

- die Fähigkeit, mit anderen Professionellen, Organisationen und Klientengruppen kooperativ zusammenzuarbeiten

- Fähigkeiten zur Forschung und Beurteilung

- eine flexible Herangehensweise, um eine effektive und auf Bedürfnisse reagierende Versorgung sicherzustellen

- Vertrauen, die Leitung in einem interprofessionellen und multisektoralen Team übernehmen zu können
- Engagement, eine qualitativ hochwertige Versorgung anzubieten
- Engagement, Beispiele guter Praxis mit anderen auszutauschen.

Beispiel 3: Slowenien

Familienorientierte pflegerische Dienstleistungen

Hintergrund

Die slowenische Gesundheitspolitik betont besonders die Gesundheitsförderung, gesunde Lebensweisen, gesunde Lebensumfeldbedingungen und eine angemessene Gesundheitsversorgung, die sowohl auf Gesundheitserhaltung als auch auf die Krankheitsheilung gerichtet ist.

Gemeindepflegekräfte leiten und haben Verantwortung für Gesundheitshilfskräfte in der Pflege von kranken Menschen in städtischen Gebieten. Pflegefachkräfte sind verantwortlich für Gesundheitsförderung, Krankheitsprävention und Gesundheitserziehung. Pflegefachkräfte und Hebammen versorgen auch schwangere Frauen vor und nach der Geburt. Mütter und Neugeborene werden sieben Mal innerhalb des ersten Monats nach der Geburt und viermal danach im ersten Jahr besucht.

Gemeindepflegekräfte in kombinierter Funktion (Mutter und Kind-Versorgung und Pflege kranker Menschen) verbringen zwei Drittel ihrer Zeit mit Müttern und Kindern und ein Drittel mit der Pflege kranker Menschen. Gemeindepflegekräfte arbeiten unabhängig in der Planung und Durchführung der Pflege.

Pflegefachkräfte müssen ein neunmonatiges Praktikum absolvieren, gefolgt von der staatlichen Prüfung, bevor sie unabhängig arbeiten können.

Beschreibung

Umfassende familienorientierte Pflege wurde eingeführt anstelle des traditionellen Modells spezialisierter Pflegender für bestimmte Klientengruppen wie z. B. Kinder, schwangere Frauen und Tuberkulose-Patienten. Das hauptsächliche Ziel der neuen Initiative ist es, der gesamten Familie eine ganzheitliche Pflege zukommen zu lassen.

Aufgrund ihres Wissens über Familien und den breiteren sozioökonomischen Kontext, sind Gemeindepflegende die angemessene Gruppe des Gesundheitswesens zur Planung und Erbringung kosteneffektiver Dienste für die Bedürfnisse der Klienten, pflegender Angehöriger und anderer Familienmitglieder. Die Aktivitäten der Pflegenden umfassen Gesundheitsförderung und präventive Pflege, Pflege während der Schwangerschaft und nach der Geburt, Pflege kranker Menschen und Gesundheitserziehung.

Im Allgemeinen läuft ein Besuch in Familien folgendermaßen ab:

- einmaliger Besuch bei einer schwangeren Frau, wenn sie eine reguläre vorgeburtliche Versorgung durch ein Krankenhaus oder eine andere Gesundheitseinrichtung in Anspruch nimmt

- zwei Besuche nach der Geburt

- zwei Besuche bei den Neugeborenen

- ein Besuch pro Jahr bei Kindern im Alter bis zu zwei Jahren

- ein Besuch pro Jahr bei Kindern im Alter bis zu drei Jahren

- zwei Besuche pro Jahr bei Menschen mit Behinderungen

- zwei Besuche pro Jahr bei älteren Menschen

- zwei Besuche im Jahr bei chronischen Gesundheitsbeeinträchtigungen.

Der Plan der Besuche wird flexibel gehandhabt und die Anzahl der Besuche kann erhöht werden, wenn es erforderlich wird. Die häusliche Pflege kranker Menschen ist ähnlich organisiert, je nach Bedarf der Betroffenen.

Kosten

Die ungefähren Kosten eines Hausbesuchs betragen 27 US-Dollar. Die Höhe variiert je nach Entfernung von der Pflegeeinrichtung. Die Dienste sind etwas billiger, wenn sie durch Pflegehilfskräfte erbracht werden.

Evaluation

Der ermittelte Nutzen der neuen Herangehensweise mit Hilfe von Gemeindepflegediensten ist folgender:

- eine höhere Anzahl von Neugeborenen, die gestillt werden

- weniger Kinder, die an einer schlechten Ernährung leiden

- besserer Impfschutz

- verbesserte familiäre Harmonie

- effektivere Rehabilitation chronisch kranker Menschen

- frühere Entlassung aus dem Krankenhaus.

Insgesamt werden die Dienste als kosteneffektiv angesehen, weil mehr Menschen gesund bleiben, sich einer höheren Lebensqualität erfreuen und gesündere ältere Menschen weniger Unterstützung benötigen.

Diskussion

Das Modell umfassender pflegerischer Dienstleistungen begegnet dem Bedarf nach ganzheitlichen und kosteneffektiven Gesundheitsdienstleistungen für Familien. Es erkennt die Tatsache an, dass die gesamte Familie betroffen ist, wenn ein Familienmitglied krank ist, und dass die meisten Menschen eine Kontinuität der Versorgung und der versorgenden Person bevorzugen.

Die Pflegende ist innerhalb dieses Modells die Schlüsselfigur, die die Bedürfnisse des Individuums und der anderen Familienmitglieder einschätzt, verfügbare Ressourcen identifiziert und Familien durch das komplexe Labyrinth der unterschiedlichen Dienste leitet. Pflege in diesem Zusammenhang konzentriert sich auf Prävention, Edukation und langfristige Interventionen, die zu einer maximalen Selbständigkeit und gesunderen Lebensweisen führen.

Die positiven Aspekte dieses Beispiels sind:

- die Konzentration auf eine an den Bedürfnissen orientierte Pflege

- die Betonung einer ganzheitlichen Gesundheitsversorgung für Individuen und Familien

- die Betonung der Prävention und Reduzierung von Gesundheitsrisiken, der Reduzierung und Eliminierung von Krankheiten und der Rehabilitation.

Die Kompetenzen, die Pflegende benötigen, um eine solche Initiative durchzuführen, umfassen:

- Wissen um die wesentlichen gesundheitlichen Herausforderungen in der entsprechenden Gemeinde

- Wissen um die Faktoren, die die Gesundheit von Individuen und Familien beeinflussen

- Wissen um die Pflegebedürfnisse von Menschen in den verschiedenen Lebensphasen und in verschiedenen Gruppen

- Wissen um die Bandbreite kosteneffektiver, angemessener und akzeptabler Strategien zur Gesundheitsförderung

- Wissen um die Bandbreite der kommunalen Ressourcen und die Wege, um sie in Anspruch zu nehmen

- Fähigkeiten in der Gesundheitseinschätzung

- Fähigkeiten, den jeweiligen «Fall» zu finden: die Fähigkeit, andere in der Familie, die ebenfalls Dienste benötigen könnten, zu identifizieren und nicht nur diejenigen, die den Dienst in Anspruch nehmen

- Fähigkeiten zur Erstellung eines angemessenen Pflegeplans basierend auf der Einschätzung des Bedarfs und in der Koordination der notwendigen Ressourcen und Dienste, die dem Klienten von Nutzen sein können

- Fähigkeiten, ein kosteneffektives Versorgungsangebot zu machen

- Kommunikationsfähigkeiten

- interpersonelle Fähigkeiten

- Konfliktlösungsfähigkeiten

- Fähigkeiten, die Lernbedürfnisse der Klienten und ihrer Familien identifizieren zu können und eine diesen Bedürfnissen und den Wertvorstellungen der Klienten angemessene Anleitung durchführen zu können

- die Fähigkeit, mit anderen Professionellen und Organisationen zusammenarbeiten zu können

- die Konzentration auf das Individuum im Kontext der Familie und Gemeinde

- Engagement in der Unterstützung des Klienten, zu einem optimalen Niveau an Gesundheit und Unabhängigkeit zurückzukehren

- Engagement, die Klienten zu befähigen

- Engagement, zu einem Gesundheitsteam beizutragen, das kosteneffektive Dienstleistungen anbietet.

Schluss

Während der 2. WHO-Ministerkonferenz zum Pflege- und Hebammenwesen vom 15.–17. Juni 2000 in München wurde die Erklärung von München «Pflegende und Hebammen – Ein Plus für Gesundheit» verabschiedet (Pflege aktuell 7–8/2000). Die damalige Bundesgesundheitsministerin Andrea Fischer und der WHO-Regionaldirektor für Europa, Dr. Marc Danzon, unterschrieben die Erklärung stellvertretend für die Gesundheitsminister der europäischen WHO-Region. In dieser Erklärung enthalten ist die eindringliche Bitte an alle einschlägigen Behörden in der Europäischen Region der WHO, ihre Maßnahmen zur Stärkung des Pflege- und Hebammenwesens zu beschleunigen. Unter anderem soll das geschehen, indem nach Möglichkeiten gesucht wird, in der Gemeinde familienorientierte Pflege- und Hebammenprogramme und -dienste, darunter gegebenenfalls auch für die Familiengesundheitspflege zu schaffen und zu unterstützen. In diesem Kontext spielt das Konzept der Family Health Nurse eine wichtige Rolle.

Der Regionaldirektor wird in der Erklärung aufgefordert, dem WHO-Regional-komitee regelmäßig über die Umsetzung der Erklärung zu berichten und im Jahr 2002 eine Tagung zum Sachstand der Umsetzung durchzuführen. Bis dahin wird es Aufgabe des Referats Pflege- und Hebammenwesen der WHO Europa und der für die Pflege Verantwortlichen in den Mitgliedsstaaten sein, an der Implementierung des Konzepts zu arbeiten. Gedacht ist dabei an die Gründung eines internationalen Netzwerks der Piloteinrichtungen, die das Konzept umsetzen. Dieses Netzwerk soll dazu dienen, Erfahrungen, die in unterschiedlichen Mitgliedsstaaten gemacht wurden, zu evaluieren. Die in diesem Kapitel dargestellten Praxisbeispiele zeigen einige Aspekte auf, die bei der Umsetzung des Konzepts in den Mitgliedsstaaten bedacht werden sollten. Die Umsetzung des Konzepts in Deutschland ist Gegenstand von Kapitel IV.

Literatur

Pflege aktuell (2000): Sonderbeilage 7–8/2000: Zweite WHO-Ministerkonferenz Pflege- und Hebammenwesen München 15.–17. Juni 2000, 54. Jahrgang, 417–424.

WHO Regional Office for Europe (1997): Nursing in Europe: A Resource for Better Health, WHO Regional Publications, European Series No. 74, Kopenhagen.

WHO Regional Office for Europe (1998): Health 21: An Introduction to the Health for All Policy FrameWork for the WHO European Region, Kopenhagen.

WHO Regional Office for Europe (2000 a): Die Familiengesundheitsschwester. Kontext, Rahmenkonzept und Curriculum, EUR/00/5019309/13, Kopenhagen.

WHO Regional Office for Europe (2000 b): Portfolio of Innovative Practice in Primary Health Care Nursing and Midwifery, EUR/00/5019309/16, Kopenhagen.

WHO Regional Office for Europe (2000 c): Pflegende und Hebammen für Gesundheit. Eine WHO-Strategie für die Ausbildung von Pflegenden und Hebammen in Europa, EUR/00/5019309/15, Kopenhagen.

Kapitel IV

Familienbezogene Pflege in Deutschland

In diesem Kapitel werden bereits bestehende Entwicklungen zur familienbezogenen Pflege in Deutschland aufgezeigt. Der erste Beitrag befasst sich mit der Geschichte der Gesundheitsförderung in der ambulanten Pflege. Anhand der geschichtlichen Entwicklung wird die heutige Ausgangslage für familienbezogene Pflege deutlich. Der zweite Beitrag bezieht sich auf familienbezogene Pflege als Bildungsinhalt an Hochschulen und in der Fort- und Weiterbildung. Im dritten Beitrag wird der Frage nachgegangen, wie das Family Health Nurse Konzept der WHO in Deutschland umgesetzt werden kann und welche Aspekte dabei zu berücksichtigen sind. Der dritte Beitrag enthält ein Interview mit der WHO Regionalbeauftragten für das Pflege- und Hebammenwesen, Frau Fawcett-Henesy, die den Prozess der Umsetzung des Konzeptes aus WHO-Sicht schildert.

Zur Geschichte der Gesundheits-förderung in der ambulanten Pflege

Mathilde Hackmann

Einleitung

Die Geschichte der ambulanten Pflege in Deutschland ist bis heute nicht geschrieben. Es kann sich daher im Folgenden auch nur um eine vorläufige Darstellung der Geschichte der Gesundheitsförderung in der ambulanten Pflege handeln. Der Begriff Gesundheitsförderung soll in den folgenden Ausführungen im weitesten Sinne verwendet werden und orientiert sich an der Begriffsbestimmung, die die WHO in der Ottawa-Charta geprägt hat: «Gesundheitsförderung zielt auf einen Prozess, allen Menschen ein höheres Maß an Selbstbestimmung über ihre Gesundheit zu ermöglichen und sie dadurch zur Stärkung ihrer Gesundheit zu befähigen.» (WHO 1998) Es sind damit sowohl Ansätze gemeint, die gezielt einzelne Pflegebedürftige und ihre Angehörigen in den Blick nehmen als auch Ansätze, die eher auf die Bevölkerung bezogen sind. Nach einer kurzen Darstellung der ambulanten Pflege bis Mitte des 20. Jahrhunderts wird das Konzept Sozialstation etwas genauer dargestellt. Zum Schluss sollen die Auswirkungen der Pflegeversicherung auf die Gesundheitsförderung in der ambulanten Pflege skizziert werden.

Ambulante Pflege bis 1945

Die Versorgung kranker Menschen in ihrer eigenen Häuslichkeit hat es wohl zu allen Zeiten gegeben. Bis zur Entwicklung der naturwissenschaftlich orientierten modernen Medizin und damit des Bedeutungszuwachses von Krankenanstalten wurden kranke und pflegebedürftige Menschen weitgehend zu Hause versorgt. Im 17. Jahrhundert begründete Vinzenz von Paul in Frankreich die Organisation der Barmherzigen Schwestern, die Kranke in ihren eigenen Wohnungen betreuten (Seidler 1980). Ein weiterer Meilenstein in der Entwicklung einer organisierten ambulanten Pflege war die Gründung des Diakonissenamtes im 19. Jahrhundert durch Theodor Fliedner in Kaiserswerth (Sticker 1989). In den Städten und Gemeinden erfolgte die ambulante Pflege häufig im Rahmen der Armenfürsorge, die seit 1871 im Deutschen Reich ausschließlich als Gemeindeaufgabe definiert wurde (Schwanitz 1990). Auch die im letzten Jahrhundert verwendeten Bezeichnungen «Gemeindepflege» und «Gemeindekrankenpflege» sind vermutlich auf das 19. Jahrhundert zurückzuführen, da die ambulant tätigen Pflegekräfte den politischen bzw. kirchlichen Gemeinden zugeordnet waren. Anfang des 20. Jahrhunderts wurde die ambulante Pflege hauptsächlich durch Diakonissen und Ordensschwestern in den Kirchengemeinden wahrgenommen, die durch die sich entwickelnden Wohlfahrtsverbände auch auf Reichsebene vertreten waren. Neben der religiös motivierten Pflege gab es aber noch die Privatpflege. So war auch Agnes Karll, eine der Begründerinnen der Berufsorganisation der Krankenpflegerinnen Deutschlands, einige Jahre als Privatpflegerin tätig (Sticker 1984). Inwieweit Gesundheitsförderung in der ambulanten Pflege erfolgte, ist nicht bekannt. In Bezug auf die von Fliedner begründete Diakonissenpflege kommt Herold (1990, S. 339) zu dem Schluss, dass die Schwestern «aber die Zusammenhänge von Armut, Krankheit und sozialem Verhalten oft nicht durchschauen» konnten. Es muss daher davon ausgegangen werden, dass Gesundheitsförderung eher an der Einzelperson, die gepflegt wurde, ansetzte, aber sich kaum auf das Umfeld des gepflegten Menschen bezog.

Während der Zeit des Nationalsozialismus bekam die ambulante Pflege eine ganz neue Bedeutung. Die neu eingeführte NS-Gemeindeschwester sollte das nationalsozialistische Gedankengut in die Bevölkerung bringen (Steppe 1996), und der Schwerpunkt der Arbeit sollte auf der Förderung der Volksgesundheit liegen. Die *Dienstanweisung für NS-Gemeindeschwestern* (Hilgenfeldt & Wagner o. J.) enthält nähere Angaben auch zu den gesundheitsfördernden Aufgaben. Insgesamt muss jedoch bedacht werden, dass zahlenmäßig die Gemeindepflegestationen kirchlicher Träger weiterhin überwogen und die Diakonissen und Ordensschwestern unverändert weiter arbeiteten (Sachße & Tennstedt 1992, Hansen 1991). Inwieweit tatsächlich gesundheitsfördernde Aspekte in die tägliche Arbeit der Gemeindeschwestern integriert waren und in welcher Form, müsste daher in einzelnen regionalen Studien noch genauer untersucht werden.

Ambulante Pflege nach dem Zweiten Weltkrieg

Die nationalsozialistisch nicht eingebundenen Gemeindeschwestern der kirchlichen Wohlfahrtsverbände konnten nach dem Zweiten Weltkrieg in den westlichen Besatzungszonen in traditioneller Weise weiter arbeiten.

Während der fünfziger Jahre kam es jedoch zu einem Mangel an Gemeinde-schwestern. Das Berufsbild war wenig attraktiv, und durch den allgemeinen Fort-schritt in der Medizin lag das gesellschaftliche Interesse eher bei einem Ausbau der stationären Versorgung kranker Menschen (Herold 1990). Politische Entschei-dungsträger kümmerten sich daher auch nicht um die ambulante Pflege.

Die Mutterhäuser reagierten auf den Mangel an ausgebildetem Personal mit dem Einsatz von Krankenpflegehelferinnen und ungelernten Kräften in der Ge-meindepflege (Herold 1990, Elster 2000). So schlugen die Delegierten des Agnes Karll-Verbandes (AKV) Anfang der sechziger Jahre vor, «hilfsbereite Hausfrauen mit in die Gemeindepflegearbeit einzubeziehen» (Elster 2000, S. 164). Es gab jedoch gleichzeitig auch die Tendenz innerhalb des AKV, das Berufsbild der Gemeindepflege attraktiver zu gestalten. Bereits Ende der fünfziger Jahre gab es Überlegungen, einen dreimonatigen Fortbildungskurs für Gemeindeschwestern einzurichten. Die Inhalte sollten auch Gesundheitsfürsorge und Gesundheits-erziehung umfassen sowie Praktika im Gesundheitsamt, Jugendamt und in der Mütterberatung. Diese Fortbildung konnte allerdings erst sieben Jahre später realisiert werden und wurde schon 1969 auf ein halbes Jahr verlängert, ebenso er-folgte eine inhaltliche Erweiterung um Aspekte der Gemeinwesenarbeit, Soziolo-gie, Psychologie der Familien und der Gemeinde (Elster 2000). Allerdings konnte der Fachkräftemangel auch durch diese Maßnahmen nicht gestoppt werden.

Erschwerend kommt noch hinzu, dass weder im Krankenpflegegesetz von 1957 noch von 1965 die Gemeindepflege erwähnt wird. Pflegende in der Ausbildung hatten daher kaum die Möglichkeit, die ambulante Pflege kennen zu lernen. Es wurde zwar verschiedentlich gefordert, die Gemeindepflege auch in die Erstaus-bildung einzubeziehen, so z. B. auf einer Arbeitstagung für Unterrichtsschwestern der Schwesternschule der Universität Heidelberg (Deutsche Schwesternzeitung 1968), aber die Integration entsprechender Praktika in die pflegerische Erstaus-bildung war eher die Ausnahme und wurde erst 1985 im Krankenpflegegesetz festgelegt.

Die Arbeit der Gemeindeschwestern war bis in die secher Jahre noch mit der Arbeit des Öffentlichen Gesundheitsdienstes, d. h. der Gesundheitsämter ver-bunden. Die Gesundheitsämter, die 1934 neu strukturiert und ausgebaut worden waren, nahmen die präventiven Aufgaben, z. B. Schulgesundheitspflege, Tuber-kulosefürsorge und die Schwangerenfürsorge wahr (Sachße & Tennstedt 1992). Teilweise waren die Gemeindeschwestern in diese Vorsorgeuntersuchungen eingebunden. So beschreibt Weber (1981), dass sie in ihrer Tätigkeit als Ge-meindeschwester noch an Schuluntersuchungen, Mütterberatung und Röntgen-reihenuntersuchungen teilgenommen hat. Auch findet sich in der Deutschen Schwesternzeitung von Mai 1950 ein Entwurf für ein Tagebuch für Gemeinde-schwestern, in dem als Tätigkeiten auch Säuglingsfürsorge, Schulkinderfürsorge, Tuberkulosefürsorge und Krüppelfürsorge aufgelistet sind (Schriftleitung Deutsche Schwesternzeitung 1950). In den Gesundheitsämtern waren so genannte Gesundheitspflegerinnen für die Gesundheitsfürsorge tätig. Bis in die sechziger Jahre hatten diese sowohl eine Ausbildung als Fürsorger/-innen als auch eine pflegerische Qualifikation. Mit der Veränderung der Ausbildung von Sozialarbeiter/-innen jedoch waren diese weniger geeignet, Aufgaben der Gesundheitsfürsorge zu übernehmen (Elster 2000). Es kann vermutet werden, dass es bis zu dieser Zeit Überschneidungen in der Tätigkeit von Gesundheitspfleger/-innen und Gemeindeschwestern gab.

Der oben beschriebene Personalmangel in der ambulanten Pflege war wahrscheinlich einer der Gründe, warum die Zusammenarbeit mit den Gesundheitsämtern dann kontinuierlich abnahm. Ein weiterer wichtiger Grund für die Abnahme der Zusammenarbeit ist allerdings durch gesetzliche Veränderungen bedingt. Die Gesundheitsfürsorge, die bis Ende der zwanziger Jahre überwiegend in kommunaler Verantwortung organisiert war, wurde erst ab 1929 ansatzweise zur Leistung der Gesetzlichen Krankenversicherung (Labisch & Tennstedt 1991a). In den sechziger Jahren wurden noch mehr präventive Aufgaben vom Bereich des Öffentlichen Gesundheitsdienstes in den Bereich der niedergelassenen Ärzte verlagert, so z.B. die entsprechenden Untersuchungen nach dem Jugendarbeitsschutzgesetz, die Schwangerenvorsorge und die Vorsorgeuntersuchungen bei Kindern (Labisch & Tennstedt 1991b).

Elster (2000) betont in ihrer Geschichte des Agnes Karll-Verbandes, dass der Verband immer stark daran interessiert war, Gesundheitserziehung und -fürsorge als Aufgabe der Gemeindeschwester anzusehen. Die Tätigkeiten wurden ihrer Ansicht nach jedoch nie in die Gemeindepflege integriert, da die Basis für diese Aufgaben in der Erstausbildung nicht vermittelt wurde und die Zeit fehlte, da andere Aufgaben, bei Einrichtungsträgern häufig auch kirchliche Verpflichtungen, vorrangig waren. Außerdem waren Beratungsleistungen nie in der Gebührenordnung vorgesehen.

Das Konzept Sozialstation

Ende der sechziger Jahre wurden dann wegen des Mangels an Gemeindeschwestern die kirchlichen Wohlfahrtsverbände aktiv, indem auf Bundes- und Landesebene Referentinnen eingestellt wurden, die die noch vorhandenen Gemeindeschwestern schulen sollten (Herold 1990). Es zeichnete sich jedoch ab, dass sich zukünftig aufgrund der demografischen Entwicklung ein steigender Bedarf an ambulanter Pflege zeigen würde (Grunow et al. 1980). In Rheinland-Pfalz wurde von der damaligen CDU-Regierung in Zusammenarbeit mit den Wohlfahrtsverbänden das Konzept *Sozialstation*, das eine Bündelung verschiedener Dienste vorsah, entwickelt und ab 1970 umgesetzt. Ziel war es, mit möglichst geringem finanziellem Aufwand in einer neuen Organisationsform die pflegerische Versorgung der Bevölkerung zu gewährleisten sowie eine Mobilisierung von Nachbarschaftshilfe zu erreichen (Herold 1990). Nach und nach entschieden sich weitere Bundesländer für dieses Modell, teilweise auch mit der Zielsetzung, durch den Ausbau von ambulanten Diensten im Sozial- und Gesundheitswesen Kosten einzusparen (Nds. MBl. 1976, Heinemann-Koch et al. 1985). Als Kernaufgaben sollten die Krankenpflege, Haus- und Familienpflege und Altenpflege in einem bestimmten Versorgungsgebiet für die Bevölkerung abgedeckt werden. Ebenfalls gehörte die «Aufklärung und Schulung der Bevölkerung in häuslicher Krankenpflege» sowie «die Mobilisierung der Nachbarschaftshilfe» zum Kernangebot (Nds. MBl. 1976). Durch die finanzielle Förderung der Sozialstationen durch die Länder und Kommunen gelang es in den meisten Bundesländern, ein flächendeckendes Netz von Sozialstationen aufzubauen, die häufig aus dem Zusammenschluss mehrerer ehemaliger Gemeindepflegestationen entstanden.

Die einzelnen Konzepte waren ähnlich, obwohl es auch unterschiedliche Ansätze gab. So waren es bei den Wohlfahrtsverbänden der Deutsche Paritätische Wohlfahrtsverband und die Arbeiterwohlfahrt, die sich von Anfang an für eine recht «umfassende Konzeption unter Einschluss psychosozialer Betreuung» (Heinemann-Koch et al. 1985, S. 92) eingesetzt hatten, dieses aber aufgrund von Finanzierungsproblemen nicht umsetzen konnten. In den Bundesländern Berlin, Bremen und Hessen wurden ebenfalls umfassendere Konzepte diskutiert (Grunow et al. 1980).

Im Zuge der Einrichtung von Sozialstationen kam es gleichzeitig zu einem Professionalisierungsschub in der Pflege. Die oben beschriebenen Anfänge der Fort- und Weiterbildung für Gemeindeschwestern wurden weiter ausgebaut. So entstand z. B. die Weiterbildung zur Fachkrankenschwester/zum Fachkrankenpfleger in der Gemeindekrankenpflege als staatlich anerkannte Weiterbildung in Niedersachsen im Jahre 1975. Gesundheitserziehung, Gesundheitsvorsorge, Beratung, pädagogische Inhalte waren vorgesehen und wurden unterrichtet, die oben erwähnten Praktika wurden durchgeführt.

Es gibt keine bundesweite Erhebung zur Anzahl der so weitergebildeten Fachpflegekräfte in der ambulanten Pflege. Lediglich Brunen (1999) gibt die Anzahl der Teilnehmer/-innen an, die innerhalb der Arbeitsgemeinschaft für Gemeindekrankenpflege, bzw. Bundesarbeitsgemeinschaft die Anerkennung als Fachkrankenschwester/Fachkrankenpfleger in der Gemeindekrankenpflege erhielten. Von 1970 bis 1996 waren dies 2535 Personen (Brunen 1999, S. 638). Es ist zwar zu bedenken, dass von einigen Weiterbildungsstätten keine Zahlen vorlagen und dass vermutlich außerdem nicht alle Weiterbildungsstätten in der Arbeitsgemeinschaft organisiert waren, aber es wird doch deutlich, dass es sich um eine relativ kleine Zahl von Fachpflegekräften handelt. Vergleicht man die Zahl der so weitergebildeten Pflegekräfte mit der Anzahl der ambulanten Pflegeeinrichtungen von

11 730 (BMA 1998), so ist statistisch vermutlich weniger als eine Fachkrankenschwester/ein Fachkrankenpfleger in einer Einrichtung vertreten. Da außerdem davon auszugehen ist, dass viele dieser Fachpflegekräfte leitende Funktionen übernehmen, fallen sie für die eigentliche Pflege- und Beratungstätigkeit eher aus. Die erlernten Kompetenzen zur Gesundheitsförderung können daher nur bedingt genutzt werden.

Zeitgleich mit der Entwicklung der Sozialstationen gab es eine ansatzweise Diskussion zu Gesundheitsförderung in der ambulanten Pflege. Die Bundesvereinigung für Gesundheitserziehung richtete 1981 eine Informationstagung zu «Gesundheitserziehung in der ambulanten Pflege» aus (Bundesvereinigung für Gesundheitserziehung 1981). Hier wurden unterschiedliche Sichtweisen deutlich. Sabo (1981) sah die Aufgaben der ambulanten Pflege am ehesten in der tertiären Prävention, d. h. in der Unterstützung einzelner Patienten im Umgang mit ihrer Krankheit und der Verhütung weiterer Komplikationen. Ein völlig anderer Ansatz wurde von Henneböhl (1981) dargestellt, die ein Modellprojekt des Landes Hessen beschrieb. Im Odenwaldkreis konnte ein Zentrum Gemeinschaftshilfe errichtet werden, dessen Leistungsspektrum mit Angeboten wie Kursen für werdende Mütter und Väter, Vorträgen zu altersgerechter Ernährung, Koch- und Tanzkursen für Ältere weit über das Angebot einer Sozialstation hinausging. Durch die Finanzierung dieser zusätzlichen Leistungen konnte das Angebot nach und nach ausgebaut werden. Erwähnenswert ist auch, dass aufgrund des guten Kontaktes mit der Bevölkerung in der Anfangszeit relativ schnell eine systematische Bedarfsanalyse zur Gesundheitsvorsorge in der Region erstellt werden konnte. Weber (1981) sah insgesamt für die ambulante Pflege das Problem, dass Beratung und Anleitung von vielen Pflegenden nicht als originär pflegerische Tätigkeiten angesehen wurden, außerdem sei das Personal schon überlastet und die Beratungsaufgaben würden auch nicht finanziert. In der Podiumsdiskussion wurde herausgestellt, dass zwar Gesundheitserziehung in die tägliche Pflege integriert ist, aber noch zu wenig mit anderen Gruppen, z. B. Selbsthilfegruppen kooperiert wird und die Aus- und Weiterbildung der Mitarbeiter/-innen noch zu wenige Aspekte der Gesundheitserziehung vermittelt.

Vermutlich hat es bundesweit an mehreren Orten Modelle zur Integration von Gesundheitsvorsorge in die Arbeit der Sozialstationen gegeben. So beschreibt Graser (1988) das Gesundheitsvorsorgeprojekt der Sozialstation Wilhelmshilfe in Göppingen-Ursenwang, das dem Konzept von Henneböhl (1981) ähnlich ist.

Im Zuge der Errichtung der Sozialstationen gab es zahlreiche wissenschaftliche Untersuchungen in den Einrichtungen (z. B. Grunow et al. 1980, Heinemann-Koch et al. 1985). Im Vordergrund des Interesses standen jedoch eindeutig finanzielle und organisatorische Fragen. Wenn auch die Inhalte der ambulanten Pflege näher betrachtet werden, so ist es schwierig, anhand der Studiendesigns gesundheitsfördernde und -beratende Aufgaben zu identifizieren.

So stellt eine der frühen Untersuchungen fest: «Die beratenden Aufgaben sind jedoch stets als integrierter Bestandteil der Kernaufgaben zu sehen.» (Heye et al. 1979, S. 17). Eine spätere Untersuchung der Hamburger Sozialstationen (Damkowski et al. 1988) kommt zu dem Schluss, dass Beratungsangebote in den Sozialstationen zwar integriert sind, sich aber beschränken auf Information, Vermittlung, Kurse in häuslicher Krankenpflege und die Beratung und Gesprächskreise für pflegende Angehörige. Leider gehen alle diese Studien kaum auf die Einzelleistungen ein, und wenn, dann in der Systematik irgendwelcher Vergütungsgrundlagen, nach denen die Leistungen von den Krankenkassen refinanziert werden, so z. B. auch die Einteilung in «Grundpflege» und «Behandlungspflege» (Heye et al. 1979, S. 23). Was die Pflegenden konkret in ihrer Arbeit mit den Pflegebedürftigen und deren Angehörigen tun, wird in diesen Studien nicht untersucht. Lediglich Heinemann-Koch et al. (1985) beschreiben den Tagesablauf einer Krankenschwester, die von einer der Autorinnen auf ihrer Tour begleitet wurde. Eine inhaltliche Analyse der beobachteten Abläufe erfolgt jedoch lediglich im Hinblick auf die Arbeitsorganisation und Beziehungsaspekte zu den zu versorgenden Menschen, und das auch eher oberflächlich.

Abschließend kann festgestellt werden, dass die Voraussetzungen, gesundheitsfördernde Aspekte in die tägliche Arbeit der Sozialstationen zu integrieren, vom Konzept her vorhanden waren. Inwieweit das aber tatsächlich erfolgte, war sehr unterschiedlich, wie in den oben genannten Beispielen beschrieben.

Der Mangel an aussagekräftiger Literatur zu den pflegerischen Inhalten der Arbeit in den Sozialstationen ist auffällig. Hier ist noch ein großer Forschungsbedarf. So könnte es z. B. sinnvoll sein, interne gesammelte Daten der Sozialstationen auszuwerten. Mir ist aus meiner eigenen beruflichen Tätigkeit bekannt, dass in einigen Regionen Niedersachsens die Sozialstationen über Jahre Daten zu den so genannten «nichtabrechenbaren Leistungen» erhoben, um gegenüber den Kommunen die finanziellen Zuschüsse zu rechtfertigen. Mit Einführung der Pflegeversicherung und einer veränderten Finanzierung erübrigte sich diese Datenerhebung. Eine systematische Analyse dieser Daten wäre sicherlich aufschlussreich, um Näheres zu gesundheitsfördernden Aspekten zu erfahren.

Die Einführung der Pflegeversicherung

Mit der Einführung der Pflegeversicherung (BGBl. I 1994) veränderten sich die Rahmenbedingungen der bisher staatlich geförderten, über den Versorgungsauftrag definierten Sozialstationen erheblich. Von den meisten Bundesländern wurde die finanzielle Förderung drastisch reduziert. Ehemals staatlich anerkannte Sozialstationen wurden nun den ambulanten Pflegediensten in privater Trägerschaft gleichgestellt. Diese waren zunehmend seit Anfang der achtziger Jahre entstanden, da die Sozialstationen dem Bedarf an Pflegeleistungen nicht nachkommen konnten (Moers 1997). Die zunehmend erforderliche Orientierung der ambulanten Dienste an Marktkriterien führte dazu, dass auch die ehemals auf Versorgungsgebiete festgelegten Sozialstationen den Gemeindebezug aufgaben (vgl. auch Garms-Homolová & Schaeffer 1992, Moers 1997). Auch Rosenbrock (1997) stellt fest, dass die typische Gemeindeschwester, die den Überblick über die Gesundheit der von ihr betreuten Bevölkerung hatte, kaum noch existiert. Es kann also festgestellt werden, dass mit der Einführung der Pflegeversicherung die auf das Gemeinwesen bezogenen Aufgaben, auch was gesundheitsfördernde Aspekte angeht, stark an Bedeutung verloren.

Auf der anderen Seite hat die Pflegeversicherung erstmalig einen eigenständigen Bereich der Pflege definiert. Auch wenn Pflegebedürftigkeit und die Pflegeleistungen recht eng definiert sind (vgl. § 14 PflegeVG und die Ausführungsbestimmungen zur Pflegeversicherung), sieht das Gesetz auch zahlreiche Leistungen im Beratungsbereich vor. Inwieweit dieser Spielraum für Gesundheitsförderung genutzt wird, muss noch näher untersucht werden.

Leider ist festzustellen, dass bei der Einführung der Pflegeversicherung auch in der fachlichen Diskussion zunächst Finanzierungsfragen und organisatorische Themen überwogen. Ein Blick in die Fachzeitschriften für den ambulanten Bereich Mitte der neunziger Jahre macht das deutlich. Beratungsaufgaben und gesundheitsfördernde Aspekte der Pflege wurden nach 1994 zunächst eher unter Marketingaspekten diskutiert.

Im Bereich der Weiterbildungen zur Fachkrankenschwester/zum Fachkrankenpfleger für ambulante Pflege/Gemeindekrankenpflege ist ebenfalls eine wenig erfreuliche Tendenz festzustellen. Die in der Bundesarbeitsgemeinschaft der Weiterbildungsstätten für Pflegefachkräfte im ambulanten Bereich organisierten Weiterbildungsstätten sowie drei weitere von Brunen (2000) aufgelistete Weiterbildungsstätten wurden von mir im Juni 2000 gefragt, ob sie die Fachweiterbildung zur Zeit anbieten. Lediglich drei der zehn angeschriebenen Weiterbildungsstätten bieten die Fachweiterbildung zur Zeit an, bei den anderen wurde sie entweder ganz eingestellt oder wird mangels Nachfrage zur Zeit nicht angeboten. Einige der Weiterbildungsstätten bieten statt dessen die Weiterbildung zur leitenden Pflegefachkraft nach § 80 PflegeVG, häufig mit einer kürzeren Lehrgangsdauer als die Fachweiterbildung, an. Die Inhalte der Weiterbildungen für leitende Pflegefachkräfte sind aber grundsätzlich eher auf Betriebswirtschaft und Management bezogen. Die Kombination der Fachweiterbildung mit der Qualifikation, den ambulanten Pflegedienst zu leiten, konnte zwar in Niedersachsen mit der Veränderung der «Weiterbildungs- und Prüfungsordnung zur Fachkrankenschwester, Fachkinderkrankenschwester, zum Fachkrankenpfleger, Fachkinderkrankenpfleger in der ambulanten Krankenpflege (Gemeindekrankenpflege)» (Nds. MBl. 1995) erreicht werden, scheint aber bundesweit eher die Ausnahme zu sein. Da auch die derzeit existierenden Erstausbildungen in der Krankenpflege bzw. Kinderkrankenpflege aufgrund der veralteten gesetzlichen Bestimmungen zu wenig Kompetenzen für die Gesundheitsförderung vermitteln, fehlen die fachlichen Qualifikationen. Die Ausbildungen in der Altenpflege bieten hier eventuell die besseren Voraussetzungen, da die Curricula weniger krankheitsbezogen aufgebaut sind und die Praxiseinsätze in ambulanten Pflegeeinrichtungen weniger stiefmütterlich behandelt werden als in der Kranken- und Kinderkrankenpflegeausbildung.

Zusammenfassung

Insgesamt kann festgestellt werden, dass sich durchgehend in der Geschichte der ambulanten Pflege auch Ansatzpunkte für Gesundheitsförderung zeigen. Die oben beschriebenen Modelle zur Gesundheitsförderung im Rahmen der Sozialstationen sind Beispiele für eine eher auf das Gemeinwesen bezogene Gesundheitsförderung. Zur Gesundheitsförderung bei einzelnen Pflegebedürftigen und deren Angehörigen liegen keine Forschungsergebnisse vor, es zeigt sich hier ein eklatanter Forschungsmangel bezogen auf die Inhalte ambulanter Pflege, wie er auch für den Bereich des Managements in der ambulanten Pflege schon von Wittneben (1998) festgestellt wurde. Es kann aufgrund der Literatur vermutet werden, dass Gesundheitsförderung bezogen auf Pflegebedürftige und Angehörige erfolgte, wie und in welchem Umfang und vor allen Dingen mit welcher Effektivität, ist aber bis heute unklar. Unbestritten ist jedoch, dass Gesundheitsförderung am ehesten dann stattfindet, wenn auch entsprechende Rahmenbedingungen vorhanden sind und die Pflegekräfte auf gesundheitsfördernde Aufgaben vorbereitet sind.

Literatur

Brunen, H. (1999): Fort- und Weiterbildung für die ambulante Pflege. In: Herold E. E. (Hrsg.): Ambulante Pflege – die Pflege Gesunder und Kranker in der Gemeinde Band 3 (631–665), Schlütersche, Hannover.

Bundesgesetzblatt I (zit.: BGBl.) (1994): Gesetz zur sozialen Absicherung des Risikos der Pflegebedürftigkeit (Pflege-Versicherungsgesetz – PflegeVG) vom 26. Mai 1994, S. 1973, Bonn.

Bundesministerium für Arbeit und Sozialordnung (zit.: BMA) (1998): Bericht über die Entwicklung der Pflegeversicherung seit ihrer Einführung am 1. Januar 1995, Bonn.

Bundesvereinigung für Gesundheitserziehung e. V. (1981): Gesundheitserziehung in der ambulanten Pflege – Bericht über die Informationstagung vom 17.–19. Juni 1981 in Trier. Bundesvereinigung für Gesundheitserziehung e. V., Bonn.

Damkowski, W.; Görres, S.; Luckey, K. (1988): Sozialstationen: Konzept und Praxis eines Modells ambulanter Versorgung. Campus Verlag, Frankfurt, New York.

Deutsche Schwesternzeitung (1968): Gemeindepflege in der Aus- und Fortbildung der Schwester, Deutsche Schwesternzeitung 21 (8): 395–397.

Elster, R. (2000): Der Agnes Karll-Verband und sein Einfluss auf die Entwicklung der Krankenpflege in Deutschland – Ein Beitrag zur Geschichte der Pflegeberufe und eines Berufsverbandes, hrsg. v. Deutschen Berufsverband für Pflegeberufe Mabuse Verlag, Frankfurt a. M.

Garms-Homolová, V.; Schaeffer, D. (1992): Versorgung alter Menschen: Sozialstationen zwischen wachsendem Bedarf und Restriktionen. Lambertus, Freiburg im Breisgau.

Graser, P. (1988): Die gesunde Gemeinde - Das Gesundheitsvorsorgeprojekt der Sozialstation Wilhelmshilfe in Göppingen-Ursenwang. Deutsche Krankenpflegezeitschrift 41 (8): 589–591.

Grunow, D.; Hegner, F.; Lempert, J. (1980): Sozialstationen – Analysen und Materialien zur Neuorganisation ambulanter Sozial- und Gesundheitsdienste. Kleine, Bielefeld.

Hansen, E. (1991): Wohlfahrtspolitik im NS-Staat – Motivationen, Konflikte und Machtstrukturen im «Sozialismus der Tat» des Dritten Reiches. Maro-Verlag, Augsburg.

Heinemann-Koch, M.; de Rijke, J.; Schachtner, C. (1985): Alltag im Alter: über Hilfsbedürftigkeit und Sozialstationen. Campus, Frankfurt, New York.

Henneböhl, H. (1981): Gesundheitserziehung im Rahmen der ambulanten Pflege in einem Landkreis, dargestellt am Modell Zweckverband «Zentrum Gemeinschaftshilfe im Odenwald-Kreis». In: Bundesvereinigung für Gesundheitserziehung e.V. (Hrsg.): Gesundheitserziehung in der ambulanten Pflege – Bericht über die Informationstagung vom 17.–19. Juni 1981 in Trier (27–32). Bundesvereinigung für Gesundheitserziehung e.V., Bonn.

Herold, E. (1990): Tendenzen in der Gemeindekrankenpflege von 1949 bis 1989, Deutsche Krankenpflegezeitschrift 43 (5): 339–344.

Heye, W.; Speil, W.; Zierau, J. (1979): Wirksamkeitsanalyse zum Programm «Sozialstationen in Niedersachsen» 1. Zwischenbericht Untersuchungsstand 30. 11. 78. Vervielfältigtes Manuskript, Institut für Regionale Bildungsplanung – Arbeitsgruppe Standortforschung, Hannover.

Hilgenfeldt, Erich & Wagner, Gerhard (o. J.): Dienstanweisung für NS-Gemeindeschwestern. Nordrhein-Westfälisches Staatsarchiv Münster: Gauleitung Westf.-Nord Gauamt für Volkswohlfahrt Nr. 508.

Labisch, A.; Tennstedt, F. (1991a): Prävention und Prophylaxe als Handlungsfelder der Gesundheitspolitik im deutschen Reich (1871–1945). In: Elkeles, T.; Niehoff, J.U.; Rosenbrock, R.; Schneider, F. (Hrsg.): Prävention und Prophylaxe. Theorie und Praxis eines gesundheitlichen Grundmotivs in zwei deutschen Staaten 1949-1990 (13–28). Edition Sigma, Berlin.

Labisch, A.; Tennstedt, F. (1991b): Prävention und Prophylaxe als Handlungsfelder der Gesundheitspolitik in der Frühgeschichte der Bundesrepublik Deutschland (1949 bis ca. 1965). In: Elkeles, T.; Niehoff, J.U.; Rosenbrock, R.; Schneider, F. (Hrsg.): Prävention und Prophylaxe. Theorie und Praxis eines gesundheitlichen Grundmotivs in zwei deutschen Staaten 1949–1990 (129–158). Edition Sigma, Berlin.

Moers, M. (1997): Ambulante Pflege in Deutschland – auf dem Weg zur Gemeinwesenorientierung? Pflege 10 (2): 102–112.

Niedersächsisches Ministerialblatt (zit.: Nds. Mbl.) (1976): Empfehlungen zur Einrichtung von Sozialstationen in Niedersachsen. RdErl. d. MS v. 14. 6. 1976 – I/4 – 201831. Niedersächsisches Ministerialblatt Nr. 28/1976 S. 1138.

Niedersächsisches Ministerialblatt (zit.: Nds. Mbl.) (1995): Änderung der Weiterbildungs- und Prüfungsordnung zur Fachkrankenschwester, Fachkinderkrankenschwester, zum Fachkrankenpfleger und Fachkinderkrankenpfleger in der ambulanten Krankenpflege (Gemeindekrankenpflege). RdErl. d. MS v. 23. 10. 1995 407.241053/02 – VORIS 21064 00 00 50 019. Niedersächsisches Ministerialblatt Nr. 42/1995 S. 1284.

Rosenbrock, R. (1997): Gemeindenahe Pflege aus Sicht von Public Health, Arbeitsgruppe Public Health WZB Papers P 97-203. Wissenschaftszentrum Berlin für Sozialforschung, Berlin.

Sabo, P. (1981): Gesundheitserziehung in der ambulanten Pflege. In: Bundesvereinigung für Gesundheitserziehung e. V. (Hrsg.): Gesundheitserziehung in der ambulanten Pflege – Bericht über die Informationstagung vom 17.–19. Juni 1981 in Trier (11–20). Bundesvereinigung für Gesundheitserziehung e. V., Bonn.

Sachße, C.; Tennstedt, F. (1992): Der Wohlfahrtsstaat im Nationalsozialismus – Geschichte der Armenfürsorge in Deutschland Band 3. Verlag W. Kohlhammer, Stuttgart, Berlin, Köln.

Schriftleitung Deutsche Schwesternzeitung (1950): Entwurf für Tagebuch und Jahresbericht der Gemeindeschwester, Deutsche Schwesternzeitung 3 (5): 112–113.

Schwanitz, H. (1990): Krankheit – Armut – Alter. Gesundheitsfürsorge und Medizinalwesen in Münster während des 19. Jahrhunderts. Quellen und Forschungen zur Geschichte der Stadt Münster, Neue Folge 14. Band. Aschendorfsche Verlagsbuchhandlung, Münster.

Seidler, E. (1980): Berufskunde I: Geschichte der Pflege des kranken Menschen. 5. Aufl., Verlag W. Kohlhammer, Stuttgart, Berlin, Köln, Mainz.

Steppe, H. (1996): Krankenpflege ab 1933. In: Steppe, H. (Hrsg.): Krankenpflege im Nationalsozialismus. 8. Aufl. (61–85), Mabuse-Verlag, Frankfurt a. M.

Sticker, A. (1984): Agnes Karll – Die Reformerin der deutschen Krankenpflege. 3. Aufl., Verlag W. Kohlhammer, Stuttgart, Berlin, Köln, Mainz.

Sticker, A. (1989): Theodor und Friederike Fliedner. R. Brockhaus Bildbiographien, R. Brockhaus Verlag, Wuppertal, Zürich.

Weber, E. (1981): Gesundheitserziehung und Gemeindekrankenpflege. In: Bundesvereinigung für Gesundheitserziehung e. V. (Hrsg.): Gesundheitserziehung in der ambulanten Pflege – Bericht über die Informationstagung vom 17.–19. Juni 1981 in Trier (21–26). Bundesvereinigung für Gesundheitserziehung e. V., Bonn.

Weltgesundheitsorganisation (1998): Glossar Gesundheitsförderung. Verlag für Gesundheitsförderung G. Conrad, Hamburg.

Wittneben, K. (1998): Einführung in Forschungsgegenstände und Forschungsansätze der Pflege. In: Wittneben, K. (Hrsg.): Forschungsansätze für das Berufsfeld Pflege (1–15), Georg Thieme Verlag, Stuttgart, New York.

Familien- und gemeindeorientierte Pflege als Bildungsinhalt

Andreas Büscher

Einleitung

Nach der Darstellung des Rahmenkonzepts der WHO für die Ausbildung zur Family Health Nurse befasst sich dieser Beitrag mit der derzeit in Deutschland bestehenden Aus- und Fortbildungssituation zur familienorientierten Pflege. Eine Ausbildung wie sie im WHO-Konzept beschrieben ist, gibt es derzeit in Deutschland nicht. Es gibt allerdings erste Initiativen im Fortbildungsbereich zur Vermittlung relevanter Aspekte familienorientierter Pflege. Im Folgenden wird ein kurzer Einblick in die Fortbildung «Familienzentrierte Pflege» am ObiG (Organisation und Bildung im Gesundheitswesen) in Essen gegeben.

Seitens der WHO wird vorgeschlagen, das Curriculum zur Family Health Nurse im Hochschulbereich umzusetzen. Entsprechende Programme dazu fehlen derzeit noch. Der zweite Teil des Kapitels gibt ein Interview mit Wilfried Schnepp wieder. In dem Interview geht es um strukturelle und inhaltliche Fragen bezüglich der Umsetzung familienorientierter Pflege im Hochschulbereich.

Familienbezogene Pflege als Fortbildung

Es handelt sich bei dem Kurs am ObiG in Essen um eine eintägige Fortbildungsveranstaltung mit sechs Unterrichtsstunden. Die Fortbildung beginnt mit einem Einblick in relevante theoretische Hintergründe des Family Nursing. Dazu wird als Erstes der Begriff der Familie problematisiert. Wie im ersten Kapitel dieses Buches beschrieben, ist es sowohl angesichts definitorischer Probleme als auch durch gesellschaftliche Veränderungen schwierig, ein einheitliches Familienbild zu erhalten. Es wird deutlich gemacht, dass die Auffassung von Familie als Gebilde zweier Erwachsener mit klar definierbaren Rollen nur noch in abnehmendem Maße geeignet ist, den Begriff Familie zu beschreiben. Nachdem die Beschäftigung mit dem Begriff der Familie erweitert wurde durch eine Beschreibung sozialer Netzwerke, erhalten die Teilnehmer der Fortbildung eine Einführung in die Systemtheorie unter besonderer Berücksichtigung der Familiensystemtheorie. Dabei wird besonderer Wert auf die Tatsache gelegt, dass die Krankheit eines Familienmitglieds immer auch Auswirkungen auf die Familie als Ganzes hat.

Bevor das Family Health Nurse Konzept der WHO vorgestellt wird, wird auf demografische Einflussfaktoren eingegangen. Neben dem bekannten Anstieg älterer Menschen gegenüber den jüngeren wird in diesem Teil darauf hingewiesen, dass die Zunahme chronischer Krankheiten bislang und wohl auch in Zukunft in erster Linie eine Aufgabe ist, die durch die Familien oder sozialen Netzwerke, in denen die Betroffenen leben, bewältigt wird. Nach der Vorstellung des WHO-Konzepts geht es um die Frage, welche Faktoren die Entwicklung hin zur familienorientierten Pflege in Deutschland bislang behindert haben. Dazu werden genannt: die deutliche Konzentration pflegerischer Leistungen auf den Krankenhausbereich, die Sichtweise, Patientenprobleme zu stark als individuelle medizinische Probleme zu betrachten und die Struktur des Gesundheitswesens, die eben mehr auf diese individualisierte Sichtweise ausgerichtet ist.

Rückmeldungen an die Seminarleitung dieser Fortbildung deuten darauf hin, dass es als vorrangiges Problem bei der Umsetzung familienorientierter Ansätze in die Pflegepraxis ein Finanzierungsproblem gibt. Teilnehmer berichten davon, die Familie stärker in den Pflegeprozess einbezogen zu haben, jedoch dafür keinerlei Refinanzierung zu erhalten und deshalb diesen Aspekt in ihrer Praxis nicht weiterzuverfolgen.

Familienbezogene Pflege im Hochschulbereich

Dr. Wilfried Schnepp hat am Institut für Pflegewissenschaft der Universität Witten/Herdecke den Auftrag, bei der Entwicklung eines Lehrstuhls für familienorientierte und gemeindenahe Pflege zu beraten. Er hat an der Universität Utrecht/Niederlande zur familialen Sorge russlanddeutscher Spätaussiedler geforscht und seine Dissertation verfasst. Seinen Master-Degree hat er sich an der Universität Wales erworben, ebenfalls mit einem familienorientierten Thema. Wilfried Schnepp hat vielfältige Arbeiten in Deutschland zum Thema familienorientierter Pflege initiiert und betreut.

Andreas Büscher (A. B.):
Warum wirst du als Experte für familienorientierte Pflege im Hochschulbereich angesehen?

Wilfried Schnepp (W. S.):

Das ist eine gute Frage. Wahrscheinlich weil man die Expertise von anderen zugeordnet bekommt, ohne dass man sich selber darüber klar ist, warum man als Experte gilt. Was mich sicher von anderen in der Pflegewissenschaft unterscheidet, ist, und ich rede jetzt bewusst über Pflegewissenschaft, dass ich mich seit mittlerweile sechs Jahren kontinuierlich mit Themen befasse, die wir heute einem familienorientierten Pflegeansatz zuordnen würden. Als ich mit Themen angefangen habe, die eher unter den Bereich «Angehörigenpflege» oder auch Krankheitserleben in Familien fielen, da habe ich immer nach einem Konzept gesucht oder nach einem Rahmen, in den diese Arbeiten besser integriert werden konnten, damit sie nicht so zusammenhanglos nebeneinander stehen. Mir war klar, dass wenn wir «Angehörigenpflege» betreiben, diese konzeptionell anders angedockt sein muss als z. B. in anderen Wissenschaften, die sich auch damit befassen. Ich war eigentlich auf der Suche nach diesem Rahmen, der dann auch die Linien vorgeben kann für Forschung und Projektarbeiten, als ich immer mehr zu der Einsicht gekommen bin, dass Family Nursing am ehesten den Rahmen bieten kann, in dem man solche Fragen bearbeiten kann, d. h. dass wir nicht isolierte Angehörigenpflege machen, dass wir nicht isoliert irgendwo das Krankheitserleben von A und B, die in einem verwandtschaftlichen Verhältnis zueinander stehen, bearbeiten, sondern dass wir einen anderen theoretischen Kontext haben oder uns erarbeiten, indem wir uns mit familienorientierter Pflege befassen. Wobei ich auch weiß, dass familienorientierte Pflege, so wie ich es im Moment in Deutschland verstehe, anders ist, als das, was zum Beispiel in Großbritannien geschieht, wo man ganz stark aus der Kinderkrankenpflege gekommen ist, und auch anders ist als in Finnland, wo man ganz stark aus dem Public Health Bereich gekommen ist. Wir haben da in Deutschland eine andere Herkunft. Was ich jetzt in Finnland gesehen habe ist, dass die Fragen, die dort bearbeitet werden auch nicht immer so klar und eindeutig familienorientiert sind. Und das in einem Institut, das seit 20 Jahren zur familienorientierten Pflege arbeitet. Deutlich wird das z. B. an Arbeiten, die sich mit Trauer oder Humor oder Ähnlichem befassen.

Dann gibt es sicherlich in der klassischen familienorientierten Pflege den Schwerpunkt, den wir bislang hier nicht haben, wie beispielsweise Gewalt in der Familie, diese ganzen Phänomene mit negativen Auswirkungen, die man natürlich in Familien vorfindet.

A. B.

Was sind für dich die Gründe, dass familienorientierte Pflege im Hochschulbereich angesiedelt sein sollte?

W. S.

Da gibt es eine ganz einfache Antwort. Der Hochschulbereich ist der privilegierteste Ausbildungsbereich, den wir in unserer Gesellschaft haben. Wenn du in diesem Bereich arbeitest, dann kannst du zu dem Thema forschen, du kannst theoretische Arbeiten entwickeln und du kannst vor allem – und das ist wirklich der ausschlaggebende Punkt – Doktorarbeiten betreuen, d. h. man muss Wissenschaftlerinnen und Wissenschaftlern die Gelegenheit geben, sich in diesem kontextuellen Rahmen zu etablieren und Schwerpunkte zu entwickeln. Ich bin absolut der Meinung, dass die Phase der generalistischen Pflegewissenschaft in Deutschland vorbei ist. Die Tatsache, dass wir landauf, landab Professoren haben, die sich Pflegewissenschaftler nennen, wäre so in anderen Wissenschaften nicht denkbar. Das mag noch an einer Fachhochschule gehen, wo man ja auch z. B. die Professur für Medizin hat, aber an einer Universität geht das nicht. Wir haben ein Feld, das nennen wir Pflegewissenschaft und in diesem Feld muss es mehrere Schwerpunkte geben, die über Lehrstühle und alles, was dazugehört, abgedeckt werden. Die Hochschule ist der privilegierteste Bereich der Lehre und Forschung.

A. B.

Was wären für dich Kernelemente im Rahmen eines Master-Programms zur familienorientierten Pflege?

W. S.

Wenn du Master-Programm sagst, dann grenzt du das ab gegenüber dem Bachelor und das macht es schwierig, weil ich im Moment in Deutschland nicht sehe, wie man das leisten könnte. In einschlägigen Studiengängen, z. B. Bachelor- und Master-Studiengänge in den USA, die auf Familie fokussieren, wird immer eine, wie ich sage, sehr künstliche Abgrenzung getroffen, indem sie sagen, dass du im Bachelor die Fähigkeit erlernst, die Familie als Kontext wahrzunehmen, in dem Pflege stattfindet und ab dem Masters die Familie als die Einheit der Pflege betrachtet wird. Das finde ich künstlich. Ich finde, dass man in den Studiengängen beide Richtungen bearbeiten und die Vor- und Nachteile sehen muss. Beiden Richtungen liegt die Annahme zugrunde, dass Krankheit und der sich daraus ergebende Hilfebedarf, aber auch dem vorausgehend schon das Gesundheitsverständnis und die Strategien, sich gesund zu halten, nie eine individuelle Angelegenheit sind. Sie finden immer im Rahmen einer sozialen Eingebundenheit statt – immer. Aber der Ausgangspunkt ist immer das Individuum. Wir müssen ganz klar sehen – und das ist ein Schwerpunkt, den wir nicht haben –, dass in den USA die Family Nurse ganz stark familientherapeutische Aufgaben hat. Wenn man das in Deutschland macht, verändert man das Berufsbild und man muss sich fragen, ob das wünschenswert ist. Wenn man das in Deutschland macht, bekommt man automatisch Schwierigkeiten mit all den eingetragenen therapeutischen Vereinigungen, Akkreditierungen und, und, und. Ich sehe das auch nicht als Gebot der Stunde. Ich finde das sehr viel günstiger, dass man das hier anbietet, damit alle wissen, worum es geht, und dass man das andere ganz in Ruhe entwickeln kann. Aber es kann nicht der Schwerpunkt sein, von dem wir ausgehen.

A. B.

Du sagst, dass du diese Trennung künstlich findest, was sind aber dann die Dinge, die in einem Studiengang vermittelt werden sollen?

W. S.

Es gehören beide Blickrichtungen dazu und man kann sie aufeinander aufbauen. Man muss nur herausfinden, zu welchen Konsequenzen das Ganze führt. Wenn ich die Familie als Unit of Care fokussiere, kann das spannend sein, aber ich würde das nicht in dieser Stufenform tun, sondern ich finde, es muss von der jeweiligen Fragestellung abhängen. Und das muss man curricular stärker gestalten. Und ich denke, für uns ist es im Moment und in unserer Situation sehr viel wichtiger zu sagen Krankheitserleben, Krankheitsbewältigung, die Bereitstellung informeller Hilfen, wenn in einer Familie dieser Bedarf besteht oder diese Bedürfnisse vorhanden sind. Also vermutlich würden jetzt andere Experten familienorientierter Pflege sagen, ich bin sehr viel mehr auf der Ebene der Familie als Kontext, in dem etwas stattfindet. Wobei man hier auch sehr differenziert verschiedene Beziehungen untersuchen kann. Aber das ist, so glaube ich, das, womit wir anfangen sollten, weil wir dann auch eher verstanden werden von außen. Ich kann mich erinnern, Hilde Steppe hat einmal auf einer Tagung scharf kritisiert, dass behauptet wird, dass in einer Definition, von dem was Pflege ist oder sein soll, benannt wird, dass man die Bedürfnisse, die aufgrund von Krankheit entstehen, bei Individuen, Familien und Gemeinden (Communities) feststellen soll. Da hat sie die Hände über dem Kopf zusammengeschlagen und gesagt, es ist niemals die Aufgabe der Krankenschwester, die Bedürfnisse der Community festzustellen. In Amerika ist es das sehr wohl. Das heißt, dass sie das aus der deutschen Perspektive gar nicht hat erkennen können, wo da die Arbeit liegen könnte. Natürlich werden wir uns auch mit solchen Fragen befassen müssen, z. B. in einem Projekt wie Gesundheitsstadt XY, da geht es um ganz andere Fragen, und natürlich ist das eine Chance, dass man diese versorgungstypischen Fragen aufbaut ausgehend von den Bedürfnissen von Familien. Das darf aber nicht der primäre Fokus sein. Der Grundsatz, von dem wir ausgehen sollten, muss sein, dass es geteiltes Erleben ist, geteilte Erfahrung, geteilte Handlung, dass es hochkomplexe Systeme sind, die auf den Hilfebedarf und die veränderten Bedürfnisse reagieren müssen und dass einzelne Familien daraufhin selber zu veränderten Bedürfnislagen kommen. Aber es ist auch sicherlich so, dass mir das aufgrund der jahrelangen Arbeit deutlich wird, in welche Richtung das gehen kann und ich behaupte auch, dass wir die Fokussierung auf Angehörigenpflege längst schon überwunden haben, dass das zwar immer noch ein Thema ist, mit dem wir arbeiten, aber dass wir uns viel stärker in anderen kontextuellen Rahmen bewegen.

A. B.

Durch die Ansiedlung im Hochschulbereich gibt es eine enge Verbindung zur Forschung, die beeinflusst, was in der Lehre geschieht. Wo siehst du prioritäre Forschungsinhalte?

W. S.

Was ist prioritär? Es gibt zwei Notwendigkeiten: einmal das, was wir tun müssen, weil es initiiert wurde, weil das Projekte sind, in die man sich auch aus praktischen Gründen hineinbegibt, auch wenn man sie nicht als prioritär für die Lehre versteht. Dann gibt es Sachen, von denen ich sagen würde, dass man sie wünschenswerterweise bearbeiten sollte, um sein Profil klar zu bekommen. Ob wir das hinbekommen, das ist eine ganz andere Frage. Das hat mit Ressourcen zu tun, das hat damit zu tun, ob man verschiedene Leute dazu begeistern kann, dies zum Thema ihrer Arbeiten zu machen. Was ich mir wünsche ist, dass weitergearbeitet wird, an dem, was man hier Angehörigenpflege nennen würde, aber andere Gruppen und andere Fragestellungen mit aufnimmt. Ich denke nicht, dass wir den gerontologischen Bias weiterverfolgen sollten, Frauen mittleren Lebensalters, die ihre alt gewordenen Eltern pflegen. Das sagt Frau Jansen, eine Gerontologin, ja selber, das wäre ein hidden bias. Ich finde wir sollten uns dringendst mit der Situation von Familien auseinandersetzen, die mehrfach behinderte Kinder versorgen. Wir wissen da nur sehr, sehr wenig, welche Angebote aus wirklich pflegerischem Kompetenzbereich eine Hilfe sein könnten. Ich bin genauso der Meinung, dass wir uns mit der Situation von Kindern befassen müssen, die in Familien mit chronisch kranken Eltern automatisch Aufgaben übernehmen, die man dem Bereich informeller Hilfeleistungen zuordnen würde. Wir wissen nur sehr wenig darüber, welche Auswirkungen das auf die Kinder hat. Wir wissen nicht, welche Formen informeller Unterstützung beispielsweise diese Kinder mobilisieren, wir wissen nur sehr wenig, welche Auswirkungen das auf die Entwicklung der Kinder hat, z. B. die schulische Entwicklung. Also der Bereich Familie, in der ein Kind versorgt wird, der sollte aufgenommen werden, der Bereich «Kinder pflegen ihre chronisch kranken Eltern oder sind darin stark involviert», der sollte aufgenommen werden. Eine dritte Gruppe, die wir mit aufnehmen sollten, ist die kritische Versorgung zu Hause. Immer mehr Wohnzimmer gleichen einer Intensivstation und wir wissen wenig, welche Auswirkungen das auf die Familiendynamik hat. Ich habe das in meinen eigenen Forschungen gesehen, wenn man in ein Wohnzimmer kommt, dann steht da ein Beatmungsgerät, ein Sauerstoffgerät, ein Monitor und dann steht da eine Mutter, die ein Kleinkind zu Hause versorgt, und es war für mich kaum noch ein Unterschied zu einer Krankenschwester zu erkennen. Diese Mutter war ständig am Kontrollieren und am Adaptieren, und das sind Dinge, mit denen wir uns stärker befassen müssen. Ein weiterer Bereich, der enorm wichtig ist und den man nie vergessen darf, das ist die Kombination zwischen gesellschaftlichen Regulativen wie z. B. der Pflegeversicherung und den daraus abgeleiteten Hilfen, die angeboten werden, und den Auswirkungen auf die Familien selber. Und in dem Zusammenhang muss man auch den Mut haben, zu neuen Versorgungsideen zu kommen oder zu neuen Finanzierungsideen.

Aber das sind eben Angebote oder Möglichkeiten, die da sind, die ja meistens als gegeben hingenommen werden, weil sie nicht sofort veränderbar sind von den Menschen, die betroffen sind. Ich glaube, was wir in Deutschland brauchen, ist viel mehr Mut zum Experimentieren und Ausprobieren und das zu begleiten und zu schauen, was die Effekte auf die Familien sind. Wir haben ganz vieles nicht, wie z. B., was in den Niederlanden in den meisten großen Städten Standard ist, die nächtliche Versorgung von verwirrten Menschen oder Menschen, die an Parkinson leiden, d. h. ich kann in Holland meine Großmutter, die nachts wandert, weshalb keiner mehr schlafen kann und kaum noch seinen Aufgaben nachkommen kann, dreimal in der Woche abends in diese Einrichtung bringen und morgens kann ich sie ausgeschlafen wieder abholen. Das sind Sachen, wo wir experimentieren müssen. Das ist der Bereich: Pflegebedarf, informelle Hilfen, Familien, Angehörigenpflege, aber auch darüber hinaus und besonders neue Zielgruppen. Ein weiterer Bereich, den ich sehe und an dem ich ganz klar weiterarbeiten möchte und den ich auch als meine primäre Herkunft verstehe, das ist der Bereich chronische Krankheiten, das Erleben chronischer Krankheiten. Aber das eben nicht auf den einen chronisch Kranken reduziert, sondern im Kontext seiner Familie, und wenn ich hier Familie sage, dann meine ich die Gruppe, der er sich zugehörig fühlt. Natürlich ist es legitim und auch wichtig zu wissen, wie ein Mensch es erlebt, wenn er MS hat, aber unsere Grundannahme ist ja, dass nicht nur er dieses MS-Geschehen erlebt, sondern auch sein Ehepartner, seine Kinder, die Eltern, die vielleicht damit umgehen müssen, und dass man stärker die Familie in diesen Forschungen zu chronisch Kranken berücksichtigt.

Eine Zielgruppe, von der ich bislang noch nicht gesprochen habe und die mir aufgrund meiner eigenen Arbeit am Herzen liegt, das sind Immigrantenfamilien und zwar besonders in der ersten Phase ihres Aufenthaltes in Deutschland. Wenn ich Immigranten sage, dann meine ich nicht privilegierte EU-Immigranten wie z. B. im Hochschulbereich, die von einer Universität an die andere wandern, wozu ich auch durchaus selbst gezählt werden kann. Die haben andere Bedingungen. Nein, ich meine Flüchtlingsfamilien. Ich meine Familien, die aus bitterarmen Ländern kommen mit der Hoffnung auf eine neue Existenz. Ich meine Familien, die häufig unfreiwillige Trennungen bewältigen müssen. Familien, die nicht wissen, wie unser Gesundheitssystem funktioniert. Familien, die häufig eine ganz andere Auffassung zu den Aufgaben von Krankenschwestern haben, und ich möchte das wirklich gern stärker in diesem Immigrationszusammenhang verstanden wissen und ganz bewusst nicht diesem Ansatz folgen, der in der Pflegewissenschaft in Deutschland dominiert, dass alles eine Kulturfrage ist. Und ich denke, dass diese Gruppe – und erste studentische Arbeiten, die das aufgreifen, zeigen das auch – dass diese Gruppe hier durchaus auch ein Zuhause finden kann.

A. B.

Siehst du einen Zusammenhang zwischen familienorientierter und gemeindenaher Pflege und wenn ja, wie sieht der aus?

W. S.

Ja, es gibt ganz klar einen Zusammenhang. Natürlich kann man die beiden Bereiche getrennt voneinander untersuchen und das sollte man auch tun, aber es gibt ganz besonders auf der Ebene der Versorgungsfragen eine starke Kopplung. Die Familie ist die Einheit, mit der wir uns beschäftigen, der Mensch, der dieser Gruppe angehört, d. h. wir weiten unseren Horizont vom Individuum auf die Familie, aber die Familie lebt ja eben dort, was wir mit Community bestimmen und dort müssen wir so ansetzen, dass wir für die Menschen schnell erreichbar sind, müssen sehen, dass die Angebote wirklich Hilfen sind, dass sie sinnvoll sind und nicht zusätzliche Bedrohungen. Was wir im Moment in Deutschland haben ist ja, dass wir aufgrund der Veränderung in der häuslichen Pflege, Freigabe des Marktes mit ja nur ganz minimalen Kontrollmöglichkeiten, dass die Pflegenden durch diese ganze Umorientierung gar keinen Gemeindebezug mehr haben. Wenn ich morgens aus dem Haus gehe, sehe ich vier verschiedene Autos von vier verschiedenen ambulanten Pflegediensten und ich weiß, dass die ausschwärmen über die ganze Stadt. Keiner von denen kann sagen, wann ist Schützenfest, welche Apotheken bieten welche Informationsveranstaltungen an. Sie können nichts an Hilfen aus dem bereits vorhandenen Netz mobilisieren, um die Familien zu unterstützen, weil sie es nicht wissen. Sie spielen Krankenhaus im Wohnzimmer und sie sind nicht mehr auf die Gemeinde orientiert, wo die Familie lebt.

A. B.

Glaubst du, dass es bestimmte Dinge gibt, die man in einem Studiengang lernen muss, beispielsweise Genogramme, Einschätzungsinstrumente?

W. S.

Es gibt ja verschiedene Family Assessments, und natürlich muss man sich damit auseinandersetzen. Wir lernen aber generell, Assessment zu betreiben oder die Instrumente kritisch zu beurteilen, und dazu werden auch die Family Assessments gehören. Natürlich kann es eine Hilfe sein, wenn ich ein Genogramm erstelle, um die Dynamik in einer Familie etwas transparenter zu bekommen oder aber, was die Genogramme ja auch können, Ressourcen aufzuzeigen, mit denen ich dann arbeiten kann in einer Familie - das machen sie ganz stark. Somit ist das Genogramm für mich ein Instrument wie andere auch und es wird Situationen geben, wo ich sie einsetze und es gibt Situationen, in denen es nicht erforderlich sein wird. Man sollte es als ein Instrument handhaben, aber immer in Bezug zur eigenen Fragestellung, und die Fragestellung einer Krankenschwester sollte vielleicht doch eine andere sein als die eines Familientherapeuten.

A. B.
Vielen Dank für das Gespräch.

Schlussfolgerungen

Die vorangegangenen Ausführungen zeigen, dass es in der deutschen Pflegelandschaft durchaus Ansätze familienbezogener Pflege gibt. Bislang keine Erwähnung gefunden haben die durch mehrere Bildungseinrichtungen angebotenen Weiterbildungen zur Fachkraft für die ambulante Pflege, die teilweise in verschiedenen Bundesländern staatlich anerkannt sind. Diese Weiterbildungen sehen sich angesichts der Einführung der Pflegeversicherung einerseits und der inhaltlichen Diskussion über familienbezogene Pflege andererseits zwei Problemstellungen ausgesetzt.

Die Einführung der Pflegeversicherung hat dazu geführt, dass neue Weiterbildungsangebote entwickelt werden mussten, die Pflegende zur leitenden Pflegefachkraft im Rahmen eines ambulanten Pflegedienstes qualifizieren. Diese Weiterbildungen legen den Schwerpunkt auf den Erwerb von Leitungs- und Planungskompetenz innerhalb der ambulanten Pflege und fokussieren weniger die inhaltlichen Notwendigkeiten und Problemstellungen. Es ist dabei durchaus zu einigen Missverständnissen dahingehend gekommen, dass Pflegekräften, die eine Weiterbildung zur Fachkraft für die ambulante Pflege absolviert haben die Anerkennung als leitende Pflegefachkraft eines ambulanten Pflegedienstes durch die Pflegekassen versagt worden ist. Es ist in diesem Zusammenhang als nachrangig zu diskutieren, ob diese Vorgehensweise gerechtfertigt erscheint. Sie ist bis auf weiteres als eine Tatsache zu betrachten. Die bisherigen Weiterbildungen genügen Formalkriterien des Pflegeversicherungsrechts nicht.

Die durch die Diskussion um familienbezogene Pflege ausgelöste Problemstellung bezieht sich darauf, dass es inhaltliche Unterschiede zur bisherigen Weiterbildung zur Fachkraft für die ambulante Pflege gibt. Das WHO-Konzept für die Family Health Nurse und auch die in diesem Kapitel dargestellten bestehenden Überlegungen zur familienbezogenen Pflege in Deutschland gehen von einer anderen inhaltlichen Grundannahme aus, nämlich der, dass Pflegende in ihrer alltäglichen Arbeit nicht mehr nur auf die Dyade «Pflegekraft – Pflegebedürftiger/ Patient» fokussieren, sondern ihre Perspektive ausweiten auf die sozialen Bedingungen und Gegebenheiten, in die Pflegebedürftigkeit eingebettet ist. Dieser Aspekt wird in den dem Autor bekannten Konzepten zur Weiterbildung zur Fachkraft für die ambulante Pflege nur randständig oder gar nicht betrachtet. Aus diesem Grund sind diese Weiterbildungskonzepte im Rahmen dieses Buches nicht weiter besprochen worden. Anzustrebende Schritte im Prozess der politischen Umsetzung des Konzepts der Family Health Nurse sind Gegenstand des nächsten Beitrags.

Die politische Umsetzung des Family Health Nurse Konzeptes der WHO

Andreas Büscher, Wilfried Schnepp

In diesem Kapitel geht es um die politische Umsetzung des Family Health Nurse Konzeptes in Deutschland. Es werden sowohl inhaltliche als auch strukturelle Aspekte aufgezeigt, die bei dieser Umsetzung beachtet werden müssen. Nach der Betrachtung der Situation in Deutschland wird der Blick nochmals über die Grenzen hinaus geworfen. Die Regionalbeauftragte für das Pflege- und Hebammenwesen der WHO Europa, Frau Ainna Fawcett-Henesy, hat sich bereit erklärt, aus ihrer Sicht die Umsetzung des Family Health Nurse Konzepts darzustellen. Das Interview mit ihr rundet dieses Kapitel ab.

Die Pflegeversicherung

Durch die Einführung der Pflegeversicherung 1995 ist ein 20-jähriger Diskussionsprozess über die Absicherung des Risikos der Pflegebedürftigkeit in Deutschland zu einem vorläufigen Abschluss gebracht worden. Die verschiedenen Positionen zur Pflegeversicherung sollen hier nicht nachgezeichnet werden, sondern können an anderer Stelle nachgelesen werden (Meyer 1996). Trotz vielfältiger Kritik, der sich die Pflegeversicherung von Beginn an ausgesetzt sah, bleibt festzuhalten, dass sie den Pflegeberufen einen immens wichtigen Platz in der Sicherstellung der pflegerischen Versorgung einräumt. Klie und Schmidt (2000) führen dazu aus, dass die Pflegeversicherung den Pflegeberufen im Rahmen der Sozialpolitik «…erstmals eine eigenständige Position im Leistungserbringungsrecht sowohl in der Begutachtung als auch in der Verantwortung für Pflegeprozesse und in Institutionen…» gibt. In der konkreten Umsetzung bedeutet das, dass pflegerische Leistungen unabhängig von ärztlicher Verordnung erbracht werden können und dass die Pflegeberufe eine Schlüsselstellung bei der Sicherstellung der Qualität der

häuslichen Versorgung durch die Pflegeeinsätze nach § 37 Absatz 3 SGB XI zuge-
sprochen bekommen haben. Igl (1999) benennt vier Bereiche, die er als neue Herausforderungen für die Pflegeberufe durch die Pflegeversicherung ansieht:

• die Bewältigung häuslicher Pflegearrangements, in denen Laien, fachlich ange-
  leitete Helfer, Ärzte und Pflegekräfte zusammentreffen können

• den Erwerb der bisher ungeschulten und kaum geübten Kompetenz der Begutachtung bei der Feststellung der Pflegebedürftigkeit

• die fachliche Leitungsverantwortung für Pflegeeinrichtungen und -dienste

• die Qualitätssicherung, bei der den Pflegefachkräften eine entscheidende Rolle
  zukommt.

Groß (1998) verweist auf Kompetenz- und Rollenirritationen, die die neuen
Regelungen des Pflegeversicherungsgesetzes für die Pflegeberufe mit sich gebracht
haben. Sie beschreibt diese Irritationen anhand der Erfahrungen von Pflegenden
bei den Pflegeeinsätzen nach § 37, 3 SGB XI. Die neue Aufgabe macht sich für die
beruflich Pflegenden daran fest, dass sie bislang gelernt haben, Bedürfnisse und
Notwendigkeiten der Pflegebedürftigen festzustellen und dementsprechende
Maßnahmen einzuleiten, wohingegen jetzt gefordert ist, eine Situation einzuschätzen und die Qualität der häuslichen Versorgung zu beurteilen. Pflegende
haben per Gesetz die Deutungsmacht über häusliche Pflegesituationen zugespro-
chen bekommen, fühlen sich aber oft nicht in der Lage, diese Position adäquat
auszugestalten.

Demgegenüber bleibt festzuhalten, dass die für die neuen Aufgaben der Pflegenden zur Verfügung stehenden Ressourcen dem Grundprinzip der Pflegeversicherung als Teilkaskoversicherung entsprechen. Das macht sich fest am sehr eingeschränkten Begriff der Pflegebedürftigkeit nach SGB XI und den gegenüber der
Gesetzlichen Krankenversicherung deutlich begrenzten finanziellen Spielräumen.
So verständlich es im Gesamtgefüge des bundesdeutschen Sozialsystems ist, dass
mit dem eingeschränkten Begriff der Pflegebedürftigkeit dafür gesorgt wurde,
dass der Kreis der Leistungsempfänger und damit die Ausgaben kalkulierbar bleiben, so unverständlich ist es jedoch, dass auch das konkrete Leistungsgeschehen
durch die Leistungskomplexe von vornherein auf bestimmte Bereiche eingeschränkt wurde. Im SGB V findet sich diese Begrenzung durch den Tätigkeits-
katalog für die Häusliche Krankenpflege in noch stärkerem Maß.

Demgegenüber weisen gerontologische und pflegewissenschaftliche Arbeiten
aus dem In- und Ausland darauf hin, dass es sich bei der häuslichen Pflege in
erster Linie um ein Aushandlungsgeschehen zwischen den Beteiligten handelt
(beispielhaft dazu die Beiträge in Braun und Schmidt 1997; Nolan et al. 1999).
Theoretisch betrachtet bleibt das Aushandlungsgeschehen zwar durch die Leis-

tungskomplexe unberührt, aber es ist bedauerlich, dass die zur sozialversicherungsrechtlich Refinanzierung relevanten Bereiche bereits im Vorfeld festgelegt wurden. Dass die für die Feststellung der Pflegebedürftigkeit maßgeblichen Kriterien den vollständigen Bedarf in häuslichen Pflegesituationen erfassen, darf stark bezweifelt werden.

Voraussetzung dafür, dass beruflich Pflegende die Komplexität häuslicher Pflegesituationen adäquat erfassen, ist eine entsprechende Ausbildung. Die derzeit bestehenden Ausbildungen in der Kranken-, Kinderkranken- und Altenpflege tragen den im Pflegeversicherungsgesetz formulierten Zielen durch ihren Hauptschwerpunkt auf der Pflege in Krankenhäusern und stationären Pflegeeinrichtungen nur unzureichend Rechnung.

Die Ausbildung in den Pflegeberufen schafft eine notwendige Voraussetzung, den Anforderungen in verschiedenen Bereichen beruflicher Pflegepraxis gerecht zu werden. Die Ausführungen zum Pflegeversicherungsgesetz haben verdeutlicht, dass die derzeitigen Ausbildungsgänge den Anforderungen in der ambulanten Pflege nicht gerecht werden. Die Pflegeausbildung hinkt also den gesundheits- und sozialpolitischen Vorgaben hinterher.

In jüngster Zeit gibt es einige Initiativen, die Pflegeausbildung angesichts der neuen Rahmenbedingungen zu reformieren und dem Pflegebegriff eine neue inhaltliche Gestalt zu geben (z. B. Robert Bosch Stiftung 2000; Wagner 2001). Die WHO-Ausbildungsstrategie *Pflege und Hebammen für Gesundheit* (WHO 2000) spielt dabei bislang keine Rolle. Die Zeichen der Zeit deuten aber darauf hin, dass sich im Bereich der Pflegeausbildung in mittelbarer Zukunft etwas bewegen wird, was durch das bundeseinheitliche Altenpflegegesetz bestätigt wird. Wichtig wird es dabei sein, die Auszubildenden auf die Anforderungen im stationären und ambulanten Bereich vorzubereiten.

Inhaltliche Voraussetzungen für die Family Health Nurse in Deutschland

Überlegungen zur Umsetzung des Family Health Nurse Konzeptes in Deutschland finden vor dem oben kurz skizzierten Hintergrund statt. Neben den dort dargestellten strukturellen Aspekten müssen die Überlegungen in gleichem Maße von inhaltlichen Überlegungen geprägt sein. Geschieht dies nicht, so ist es sehr schwer, über strukturelle Fragen zu diskutieren.

Die familienorientierte Pflege hat ihren Ausgangspunkt in der Annahme, dass im Falle von Krankheit, Behinderung oder Pflegebedürftigkeit nicht nur die betroffenen Menschen diese Situation bewältigen müssen. Die Beiträge in diesem Buch haben verdeutlicht, dass Familien einen wichtigen Einfluss auf das Gesundheitsverständnis, das Gesundheitsverhalten und das hilfesuchende Verhalten der Familienmitglieder haben.

Ein von Krankheit oder Pflegebedürftigkeit betroffener Mensch hat aufgrund der Pflegebedürftigkeit bestimmte Bedürfnisse und formuliert diese Bedürfnisse an sein Umfeld. Dieses Umfeld kann sehr unterschiedlich aussehen. Es kann sich um direkte Familienmitglieder handeln, es kann sich aber genauso gut um den Freundeskreis oder die Nachbarn handeln. Die geäußerten Bedürfnisse betreffen alle Menschen, die mit dem betroffenen Individuum in mehr oder weniger enger Verbindung stehen. Das Umfeld ist aufgefordert, auf den formulierten Bedarf zu reagieren. Das Ausmaß der zu erbringenden Hilfen ist dabei in starkem Maße abhängig vom Akutheitsgrad des zugrunde liegenden Problems. Die Art des Hilfebedarfs ist stark geprägt durch die Phase im Lebenszyklus in dem er auftritt. Die WHO hat den verschiedenen Gesundheitsbedürfnissen in bestimmten Lebensphasen in ihrer Strategie *Gesundheit 21* Rechnung getragen (WHO 1998). In den verschiedenen Phasen haben Familien unterschiedliche Aufgaben bei der Bewältigung von Krankheit und Pflegebedürftigkeit.

Professionelle Hilfe findet in diesem Kontext nur in bestimmten Zeiträumen statt. Häusliche Pflegesituationen sind dadurch gekennzeichnet, dass der Hilfebedarf in unterschiedlicher Intensität permanent bestehen kann. Die dadurch notwendig werdende lebensweltliche Hilfe versucht, diesem Bedarf gerecht zu werden. Ihre Bedeutung ist eine andere als die der professionellen Hilfe. Aufgabe der professionellen Hilfe in diesem Zusammenhang ist die Unterstützung und Mobilisierung der lebensweltlichen Hilfe. Die Befähigung der Familienmitglieder, mit der Situation zurecht zu kommen, ist die Hauptaufgabe der beruflich Pflegenden in häuslichen Pflegesituationen. Dies geschieht in sehr unterschiedlicher Art und Weise: von der direkten Übernahme einzelner Handlungen, wie dies heute schwerpunktmäßig geschieht, über die Anleitung zur Eigenübernahme dieser Tätigkeiten, Möglichkeiten zum Aussprechen für die Betroffenen, Vermittlung weiterer notwendiger Hilfen bis hin zu gezielter Beratung.

Der Rahmen für die Umsetzung des Konzepts

Überlegungen zur Umsetzung des Family Health Nurse Konzepts müssen sich an den Gegebenheiten des bundesdeutschen Gesundheitswesens orientieren. Zuerst geht es dabei darum, das Curriculum angesichts der deutschen Verhältnisse konkret auszugestalten. Die gesundheitspolitische Leitlinie «ambulant vor stationär» stellt dabei den politischen Rahmen dar. Pflegende brauchen eine entsprechende inhaltlich gebundene Qualifikation, um diesem Anspruch gerecht zu werden.

Gegenüber Großbritannien und beispielsweise Finnland weist das bundesdeutsche Gesundheitswesen Unterschiede auf, die bei der Umsetzung des Konzepts berücksichtigt werden müssen. So ist eine Orientierung am Beispiel der britischen Health Visitors deshalb schwierig, weil es in Deutschland das Prinzip der aufsuchenden Hilfe nicht gibt. Gesundheitliche und pflegerische Dienstleistungen werden hierzulande bereit gehalten und auf Nachfrage zur Verfügung gestellt. Routinemäßige Besuche bei Familien sind bis auf weiteres nicht vorstellbar, und es bleibt die Frage offen, ob sie wirklich sinnvoll wären. Im Gegensatz zu Finnland gibt es in der Bundesrepublik keine flächendeckenden Gesundheitszentren, in denen gesundheitliche Dienstleistungen angeboten werden, und es gibt auch keine Anzeichen von Überlegungen in diese Richtung.

Dementsprechend liegt der Einsatzbereich von Pflegefachkräften mit einer universitären oder außeruniversitären Weiterbildung in den vorhandenen Einrichtungen und Institutionen unseres Gesundheitswesens. Im Einzelnen sind dies ambulante Pflegedienste, Gesundheitsämter, Praxen niedergelassener Ärzte und Ärztinnen sowie Dienste im Rahmen der kommunalen Versorgungsstrukturen und der Kranken- und Pflegekassen.

Die Einführung der Pflegeversicherung mit ihrem normativen Anspruch der gemeinsamen Verantwortung der verschiedenen Akteure zur Sicherstellung der pflegerischen Versorgung hat eine Reihe von Initiativen ausgelöst, zu deren inhaltlicher Weiterentwicklung die Family Health Nurse wesentliche Beiträge leisten kann. Zu nennen sind die durch die im Zuge der Umsetzung der Pflegeversicherung in einigen Bundesländern entstandenen kommunalen Beratungsstellen. Entsprechend weitergebildete Pflegefachkräfte mit ihrem Fokus auf der Familie und dem sozialen Netzwerk der Pflegebedürftigen können hier gezielte Hilfestellungen in häuslichen Pflegesituationen anbieten. In den Gesundheitsämtern erscheint der Aufbau pflegerischer Kompetenz angesichts der zunehmenden pflegerischen Bedarfslagen angezeigt. Vor allem im Sinne interdisziplinärer gemeinsamer Verantwortung können familienbezogene Ansätze hier neue Perspektiven eröffnen.

Viele Pflegekassen haben Stellen für Pflegefachkräfte geschaffen, die die Versicherten adäquat vor dem Hintergrund pflegerischer Problemstellungen beraten und unterstützen können. Die politisch bereits formulierte Forderung nach einer Stärkung der primären Gesundheitsversorgung durch eine stärkere Stellung der Hausärzte erhält durch die Family Health Nurse eine komplementäre Unterstützung. Neben einer guten lokal gebundenen Beziehung zwischen Hausärzten und Patienten können Pflegefachkräfte die Patienten ergänzend in ihrer Alltagsgestaltung unterstützen. Für eine integrierte Versorgung bedarf es eines interdisziplinären Ansatzes.

Es geht nicht darum, mit einem neuen Weiterbildungsansatz in der Pflege sämtliche Bereiche des Gesundheitswesens zu kolonisieren. Es geht aber darum, angesichts der in der Bundesrepublik bestehenden Problemstellungen adäquate Aus- und Weiterbildungen zu konzipieren und interdisziplinäre Ansätze in den

Vordergrund zu rücken. Das WHO Family Health Nurse Konzept kann dazu einen wichtigen Beitrag leisten.

Im Kontext progressiver Pflege

Interview mit Ainna Fawcett-Henesy, Regionalbeauftragte für das Pflege- und Hebammenwesen der Weltgesundheitsorganisation, Regionalbüro für Europa

Das folgende Interview gibt einen Einblick in die Vorstellungen und Zielsetzungen der Weltgesundheitsorganisation zum Family Health Nurse Konzept. Frau Fawcett-Henesy ist maßgeblich für das Konzept und seine Umsetzung verantwortlich. Das Interview wurde im März 2001 im Regionalbüro der WHO in Kopenhagen geführt.

Bei der Strategie *Gesundheit 21,* von der im Interview gesprochen wird, handelt es sich um die im September 1999 durch das Regionalkomitee der WHO Europa verabschiedete Strategie der WHO in Europa in den nächsten Jahren. In der Struktur der WHO umfasst die europäische Region 51 Mitgliedsstaaten von Grönland bis zur Ostküste Russlands und sämtliche neue unabhängige Staaten der ehemaligen Sowjetunion. Das Dokument ist abrufbar auf der Homepage der WHO unter http://www.who.dk. Das Konzept selbst ist in Kapitel III dieses Buches beschrieben.

Andreas Büscher (A. B.):
Warum hat die WHO das Konzept der Family Health Nurse entwickelt?

Ainna Fawcett-Henesy (A. F.-H.):
Das ist eine sehr interessante Frage. Ich glaube, es war im wesentlichen eine Überlegung des vormaligen WHO-Regionaldirektors, der eine lange Erfahrung in Norwegen hatte. Er berichtete häufig davon, über welche enorme Expertise sowohl im Bereich Public Health als auch in der fachlichen Durchführung der Pflege die Pflegenden im ambulanten Bereich verfügten. Er hatte das Gefühl, dass generell in der europäischen Region etwas dahingehend fehlte, dass die Pflegenden zwar über ein gutes fachliches Wissen verfügen, sie dieses aber nicht in den Kontext von Public Health einbrachten. Seine Vision bestand darin, diese Person mit dieser breit angelegten Expertise als eine Person anzusehen, die von Familien angefragt werden kann. Das Konzept ist ebenfalls sehr eng mit der Erklärung von Alma-Ata und ihren Prinzipien wie direkter Zugang für die Bevölkerung, Nähe zur Bevölkerung und das Wissen um die Situation der Menschen verbunden. Ich glaube, es gibt viele Aspekte. Der vormalige Regionaldirektor setzte stark auf den Familienarzt,

und er spürte, dass es eine sehr enge Verbindung zu Menschen gibt, deren Gesundheitszustand sich verschlechtert hat. Die gesamte Philosophie der WHO dreht sich um Prävention und Gesundheitsförderung und deshalb schien es die perfekte Lösung zu sein – eine Ressource, eine Ressource für Gesundheit für die Familie.

A. B.

Welche Erwartungen hast du an die Regierungen in der Region bezüglich des Family Health Nurse Konzepts?

A. F.-H.

Nun, ich denke, dass sie das Konzept bereits gebilligt haben. Die neue Strategie *Gesundheit 21* der WHO Europa hätte niemals das Konzept der Family Health Nurse enthalten, wenn es eine wirkliche Opposition dagegen gegeben hätte. Obwohl ich allerdings zugeben muss, dass sie vielleicht nicht jeden Aspekt der Strategie im Detail betrachtet haben, so glaube ich, dass sie das Konzept insgesamt betrachtet für in Ordnung befunden haben und dass es in den einzelnen Ländern einiger Anpassungen bedarf. Manche mögen auch gedacht haben, dass das Konzept etwas darstellt, das bereits existiert und dass es deshalb keinen großen Unterschied machen würde. Ich denke, das muss als Erstes festgestellt werden.

Zum Zweiten, und das muss immer bedacht werden, reden wir über ein enorm unterschiedliches Europa, in dem es im Norden gut entwickelte Dienste außerhalb des Krankenhausbereichs gibt, die man im Süden und Osten Europas nicht findet. Wir reden also über verschiedene Regierungen in verschiedenen Teilen Europas, die unterschiedlich agieren. Was wir also sagen ist, dass wir das Konzept auf den Weg gebracht haben, aber wir verschließen uns dabei nicht, indem wir behaupten, dass das Konzept erwiesenermaßen in seiner Totalität effektiv ist. Wir wissen, dass Aspekte des Konzepts effektiv sind. Deshalb testen wir es derzeit in 18 ausgewählten Ländern, und wir werden sehen, was wir über dieses Konzept angesichts verschiedener Kontextbedingungen erfahren werden. Weil es sich um ein Pilotprojekt handelt, werden wir einen unterstützenden Rahmen hinsichtlich der gesetzlichen und regulativen Bedingungen haben müssen, der einen direkten Zugang der Patienten zu den Pflegenden ermöglicht. Wenn die Patienten keinen direkten Zugang zur Pflegekraft haben, können die Pflegenden nicht als gesundheitliche Ressource zur Verfügung stehen, und das bedeutet, dass hier die Regierungen etwas tun müssen. Auch in anderen Ländern, in denen bereits ein ähnliches Konzept existiert und jetzt das neue genehmigt werden soll, werden sie an ihren gesetzlichen Bedingungen arbeiten. Der wesentliche Faktor wird aber auf der lokalen Ebene angesiedelt sein. Aus meiner Perspektive kann jedes Land das Modell so verwenden und damit tun und lassen, was es will, wir möchten jedoch das bestehende Modell unterstützen, indem wir durch Untersuchungen aussagekräftige Ergebnisse dazu bekommen, dass es funktioniert. Allerdings ist für mich eines der großen Themen dabei die Ausbildung, weil die Gefahr besteht, dass gesagt wird: «Wir machen das ja alles schon und sehen deshalb keinen großen Gewinn in dem Konzept.» Und warum wird das gesagt? Weil die Pflegenden sich immer noch in einem sehr starren Tätigkeitsrahmen bewegen, die meisten Pflegenden in der gemeindenahen Versorgung bewegen sich in diesem Rahmen, und dieser Rahmen ist sehr eng bezogen auf die fachliche Durchführung der Pflege. Sie fokussieren in der Regel nicht die Familie. Und für mich ist der große Unterschied in diesem Konzept, dass es die Familie fokussiert. Was wir wirklich möchten ist, dass Familien einen besseren Zugang zu gesundheitlichen Dienstleistungen haben, nicht allein der kranke einzelne Mensch oder das Individuum, wenn ein Kind geboren wurde, sondern diejenigen Personen, die in der Vergangenheit von den Pflegenden ignoriert wurden – das ist das, was die Forschung dazu sagt. Die Forschung sagt dazu, wenn wir uns aktuell das Problem anschauen, dann schauen wir nicht auf die Familie. Ich denke, der wesentliche Aspekt des Konzepts dreht sich um Familie und um Gesundheit und natürlich um die Pflegenden. Wir reden aber über enorme konzeptuelle Fragen, eine große Veränderung bezüglich des Tätigkeitsrahmens der Pflegenden.

Ich weiß nicht, ob deine Frage damit beantwortet ist, aber ich glaube, dass alle diese Aspekte von den Regierungen angegangen werden sollten: Ausbildung, Gesetzgebung, Regulierung. Ich denke aber auch, dass es nicht nur um Regierungen geht, es geht auch um Ärzte. Ich meine, eines unserer größten Probleme besteht darin, dass Ärzte kein Interesse daran haben, dass ihre Rolle untergraben wird, und vor uns steht die große Ausbildungsaufgabe, dass wir einmal sagen können: Wir stehen komplementär zu euch, wir untergraben eure Rolle nicht. Wir arbeiten partnerschaftlich zusammen.

A. B.

Was glaubst du, sind die Hindernisse und Schwierigkeiten bei der Einführung des Family Health Nurse Konzepts?

A. F.-H.

Hindernisse bestehen in den Pflegenden selbst. Wenn wir über Hindernisse in einzelnen Ländern, beispielsweise in Großbritannien, reden, muss ich sagen, dass ich große Probleme bei einigen Konferenzen hatte, wo ich angegriffen wurde, weil ich vorgeschlagen hatte, dass die Rolle, die manche Pflegende spielen, nun durch die neue Rolle der Family Health Nurse ersetzt wird. Es ist also die übliche Bedrohung des Berufsstandes. Ich denke, die andere Befürchtung besteht darin, dass diese neue Person ein höheres Ansehen erhalten wird und Pflegende haben Angst, dass sie für wichtiger erachtet wird, weil sie durch diese neue Ausbildung gegangen ist.

Ein anderes Hindernis besteht in den Ausbildern. Wir drängen Pflegende zu einem Paradigmenwechsel, und es scheint so, als hätten wir nicht den gleichen Einfluss auf die Ausbilder und können sie nicht dazu bewegen, eine neue Denkrichtung einzuschlagen. Ein anderes Hindernis hat mit Geld zu tun. Wie du weißt, reden wir über kleinere Fallzahlen, was bedeutet, dass es Begrenzungen bei den zur Verfügung stehenden Arbeitskräften geben wird, z. B. während wir das Family Health Nurse Konzept testen, reden wir über 300 Familien, d. h. jemand anders muss sich um die anderen Familien kümmern, und das kann ein großes Problem werden. Wir reden weiterhin von einer Arbeitskraft, einer Schlüsselperson für die Familie. Wenn du bereits drei oder vier Pflegende hast, die in einer Familie involviert sind, wie kann sichergestellt werden, dass es eine Schlüsselperson gibt, der die anderen den Rücken absichern? Die anderen werden fragen, wie man sie nur als Absicherung bezeichnen kann – sie wollen keine Absicherung, sie wollen gleichberechtigt sein. Es gibt also eine Reihe von Hindernissen, die ich aber lieber als Herausforderungen bezeichne.

Ich denke, ein anderes Problem besteht in der Öffentlichkeit. Wir haben sehr medikalisierte Gesellschaften, in denen die Menschen glauben, dass, wenn sie den Arzt sehen, sie auch die beste Dienstleistung geboten bekommen, und in einigen Ländern glauben sie, dass Pflegende ohnehin nur dazu da sind, um Ärzten zu assistieren. Ein gutes Marketing gegenüber der Öffentlichkeit wird also sehr wichtig sein. Ein weiterer Aspekt besteht in der Verantwortlichkeit. Meines Erachtens besteht ein Hindernis bezüglich der Verantwortlichkeit bei den Pflegenden dahingehend, dass sie nicht in den Beruf hineingewachsen sind mit einem Verständnis davon, dass sie für ihre Praxis verantwortlich sind, dass jemand anders für Fehler verantwortlich ist – und nun werden sie verantwortlich sein müssen hinsichtlich der Ergebnisse bezogen auf die Gesundheit von Familien und Individuen. Das wird ein vollständig anderes Licht auf die Pflegenden werfen, wogegen sie sich vorher darum nicht allzu sehr kümmern mussten. Noch ein weiterer Aspekt besteht in der verfügbaren Evidenz. In ihrem Alltag haben Pflegende sich bislang nicht sehr stark daran beteiligt, und nun sagen wir, ihr müsst euch an entsprechenden Evidenzen orientieren, ihr solltet wissen, was ihr nicht tun solltet. Wir suchen wirklich nach einer Pflegefachkraft, die sich in gewissem Sinne über die bestehenden Rituale erhebt und eine andere Denkrichtung hat. Ich denke, das ist eine enorme Herausforderung, aber andererseits ist es auch eine wunderbare Gelegenheit.

A. B.

Was genau geschieht in den 18 Ländern, in denen die Pilotstudie durchgeführt wird, von der du gerade sprachst?

A. F.-H.

Ich denke, dass wir die vorbereitenden Arbeiten, die für die Pilotstudien erforderlich sind, etwas unterschätzt haben. Aber wenn du aus dem Nichts etwas aufbauen willst, musst du schon begeistert sein und Menschen begeistern können. Du wirst deine Favoriten, deine Cheerleader haben und enthusiastisch arbeiten. Was aber passieren muss ist, dass die infrastrukturellen Fragen geklärt sind, und das dauert in einige Ländern sehr viel länger als in anderen. Wir haben Regeln entworfen, nach denen es eine Steuerungsgruppe geben muss. In dieser Steuerungsgruppe muss ein Arzt vertreten sein, weil wir die Mediziner an unserer Seite brauchen, es muss jemand von einer Verbraucher- oder Betroffenenorganisation dabei sein, weil sie die Empfänger der Dienstleistungen sind. Es müssen Personen mit Planungskompetenz und -befugnis dabei sein, Kostenträger, und das große Problem besteht darin, alle Schlüsselpersonen zusammen zu bekommen. Wenn es nur darum ginge, die Pflegenden zusammen zu bekommen, so wäre das ein relativ einfacher Schritt gewesen. Aber wir müssen die anderen miteinbeziehen. Dann müssen wir sicherstellen, dass die Pflegenden wissen, was eine Pilotstudie ist. Sie müssen verstehen, dass sie überprüft werden, dass sie evaluiert werden, dass sie entsprechende Dokumentationen durchführen müssen, dass es jemanden geben wird, der die Pilotstudie in dem jeweiligen Land leiten wird und dass es Forscher geben wird, die eine objektive Evaluation durchführen. Ganz wichtig ist es, die Ausbilder dabei zu haben, und eine unserer schwachen Stellen in der Kette ist die Einführung des Curriculums insbesondere dort, wo es keine Pflegenden mit einem entsprechenden Ausbildungsniveau gibt, d. h. ohne Universitätsabschluss. Es gibt dort keine Lehrer, es gibt keine Pflegenden für die gemeindenahe Versorgung und so musst du bei Null anfangen. All diese Situationen finden wir vor, aber wir haben jetzt drei oder vier Piloteinrichtungen, die wirkliche Fortschritte machen, und es wird danach sicher andere geben, die ihnen nachfolgen.

A. B.

Was wird die WHO tun, um die Einführung des Family Health Nurse Konzepts zu fördern und zu unterstützen?

A. F.-H.

Ehrlich gesagt, habe ich es zu meiner persönlichen Mission gemacht, aber es muss von den Ländern übernommen werden. Ich meine, es ist sehr schön für uns als WHO, eine multinationale Studie durchzuführen, aber wenn das Konzept nicht von den Ländern übernommen wird, dann ist es nichts wert. Was also die WHO als Erstes getan hat, war die Herstellung aller Materialien zur Unterstützung für die Mitgliedsstaaten. Wir haben einen Evaluationsrahmen entwickelt. Wir haben versucht, alles zu tun. Ich bin selbst in allen Ländern gewesen und habe versucht, die Pilotstudie zu initiieren. Wir haben binationale Projekte zwischen einzelnen

Ländern initiiert, so dass die Pflegenden untereinander über die gesamte Region verbunden sind. Wir haben das Ganze aber auch auf einer sub-regionalen Ebene versucht. Um ein Beispiel zu geben: Wir hoffen, dass wir eine Pilotstudie in Madeira, in Andorra, in Portugal sowie in Spanien haben, und wir versuchen, sie alle zusammen zu bekommen, so dass sie sich untereinander vernetzen können, wo eine gemeinsame Sprache gesprochen wird. Wir sind dabei, ein Family Health Nurse Netzwerk zu gründen, durch das untereinander Verbindungen entstehen können. Innerhalb des nächsten Jahres wird es ein Treffen aller teilnehmenden Länder geben, um von den bisherigen Ergebnissen zu lernen. Die WHO nimmt das Ganze sehr ernst. Es war Bestandteil unseres Budgets, die Pilotstudien zu initiieren. Das Budget gibt die Richtung der WHO bezogen auf ihre Strategie wieder. Das Konzept ist Teil des Arbeitsplans in Genf [dort ist das Hauptquartier der WHO, A. B.], und es wurde uns von dort die Verantwortung übertragen, das Family Health Nurse Konzept zu entwickeln, so dass es von dort aus weltweit angewandt werden kann. Wir arbeiten mit dem ICN [International Council of Nurses – Weltbund der Pflege, A. B.] zusammen. Der ICN hat das erste Virginia Henderson Stipendium vergeben, um sich genau mit der Family Health Nurse zu befassen, und wir hoffen, darüber einiges zu erreichen. Wir ermutigen aber auch die Pflegenden in den einzelnen Pilotstudien, ihre Erfahrungen bei Konferenzen vorzustellen, und wir agieren als ein guter Rückhalt.

A. B.

Welche Reaktionen gab es aus den Mitgliedsstaaten und von den Pflegenden nach der Veröffentlichung des Family Health Nurse Konzepts?

A. F.-H.

Es gab gute und schlechte. Wie ich bereits sagte, einige Pflegende haben zum ersten Mal gesehen, dass sie von der WHO anerkannt werden in der wichtigen Rolle, die sie haben – die wichtige Beschreibung innerhalb von *Gesundheit 21* darüber, was eine Pflegekraft alles tun kann. Und wenn man sich *Gesundheit 21* einmal richtig anschaut, so steht darin, eine Family Health Nurse kann dieses tun und eine Family Health Nurse kann jenes tun. Alles aus dieser Perspektive betrachtet. Nachdem wir das Curriculum erstellt hatten, waren die meisten hoch erfreut. Im Grossen und Ganzen ist das Konzept sehr positiv aufgenommen worden. Aber wie bei allem anderen auch, so sind es die Praktiker, die etwas als wirklich wichtig erachten, wohingegen die Manager im Wesentlichen an der Dienstleistungserbringung interessiert sind. Mir fallen keine negativen Reaktionen aus den Mitgliedsstaaten ein mit Ausnahme der Äußerung von Pflegenden, dass sie all das, was das Konzept beinhaltet, ja bereits in ihrer Praxis tun, und deshalb keine großen Veränderungen erforderlich sind. Dabei wird allerdings vergessen, dass die wahre Veränderung im Denken der Pflegenden stattfinden muss und sich dadurch die Vorteile in den Ländern ergeben. Seitens der Verbraucher wurde es als positiv angesehen. Nichtregierungsorganisationen haben es als gutes Beispiel bezeichnet, beispielsweise hat sich UNICEF geäußert, dass das Konzept ihnen bei ihrer Arbeit helfen wird. Die meisten sind sehr froh über den Fokus auf der Gesundheit.

A. B.

Gibt es noch etwas, was wir noch nicht angesprochen haben?

A. F.-H.

Ich denke nicht, aber wir müssen das Konzept klar darstellen, und wir sollten es im Kontext von progressiver Pflege tun, und ich denke, wenn du darüber schreibst, musst du über die Komplexität der heutigen Gesundheitsversorgung reden, die Kosten der Gesundheitsversorgung, die Familien, die nach Humanität jenseits von fachlicher Versorgung suchen. Die Familie ist die wichtigste Einheit in der Gesellschaft, und wenn man sich Großbritannien ansieht, so gibt es dort ansteigende Kriminalitätsraten, Kinder mit kriminellen Delikten, all das ist assoziiert mit dem enormen Zusammenbruch der Familie. Die Pflegende als die Ressource für Gesundheit ist eine absolut entscheidende Person in diesem Zusammenhang. Sie wird in der Lage sein, sich frühzeitig mit den Dingen zu befassen, die Familien werden sie kennen, und sie wird in der Lage sein, sowohl die Familie im Auge zu haben als auch dem Individuum zu helfen. Ich denke, eine andere Sache sind die sozialen Determinanten von Gesundheit, die Probleme, die mit Armut verbunden sind. Wir wissen heute sehr viel über die Auswirkungen von Armut auf die Menschen, und die Pflegenden, die einen täglichen Kontakt zu diesen Menschen haben, können hier Einfluss nehmen. Ich sehe sie als die Person, die einen engen Kontakt zu den Menschen hat und dadurch die Informationen übersetzen und artikulieren kann gegenüber der Geschäftswelt und zur Beeinflussung politischer Programme. Es geht also nicht nur darum, was die Pflegende mit den Familien tut, es geht darum, was sie mit diesen Informationen macht. Wir haben dabei sehr gut ausgebildete Pflegende vor Augen, nach denen wir suchen. Wir reden auch über Teamarbeit, wir reden darüber, dass nicht eine Person allein die Wünsche von allen befriedigen kann. Die Familien fühlen sich allerdings sicher, wenn sie eine Person haben, die ihnen dabei hilft, ihren Weg durch das Gesundheitssystem zu finden. Es ist also dieser Ressourcen-Aspekt mehr als der Aspekt des Handelns-für und die Stärkung der eigenen Fähigkeiten der Betroffenen, die ich sehe. Was ich versuche ist, das alles nicht nur gegenüber Politikern zu artikulieren, sondern auch gegenüber Pflegenden, um ihnen deutlich zu machen, welches Potenzial in ihnen steckt und dass sie dieses Potenzial nicht verschenken, sondern ergreifen sollen und zusammenarbeiten sollen, denn zu allen Zeiten verbessern wir den Beitrag der Pflege, und das muss von den Pflegenden und Hebammen ausgehen. Es wird nicht durch irgendjemanden geschehen, der den Bedarf formuliert. Es wird positive Auswirkungen auf Pflegende und Hebammen haben und ich habe dabei ein gutes Gefühl. Aber ein wichtiger Aspekt bleibt die Ausbildung. Ausbildung ist nur ein Mittel zum Zweck und kein Zweck an sich. Während ich einige Länder besuchte, hörte ich von Ausbildungsprogrammen, als ob es egal sei, was und wo die Ausgebildeten nach der Ausbildung bleiben. Das war alles, an das gedacht wurde, und das ist eine unserer Schwächen in der Pflegeausbildung, dass wir so losgelöst sind von den Verantwortlichen für die Einrichtungen und Dienste, in denen Pflege betrieben wird. Sie sollten bei jeder Curriculumgruppe dabei sein, wir sollten jedes Jahr eine Überprüfung durchführen, ob wir uns am Bedarf orientiert haben und welche Defizite in der pflegerischen Arbeit bestehen. Und wenn Defizite bestehen, was sagt das dann über die Ausbildung? Es gibt also eine Reihe von Dingen, an die wir hinsichtlich der Pflegeausbildung denken sollten.

A. B.
Vielen Dank für das Gespräch.

Schluss

Die voranstehenden Ausführungen in Verbindung mit dem Interview mit Frau Fawcett-Henesy zeigen einen Weg auf, der bei der Umsetzung des Family Health Nurse Konzepts der WHO eingeschlagen werden sollte. Es geht darum, ein neues Verständnis darüber zu entwickeln, welche Rolle beruflich Pflegende im Gesundheits- und Sozialwesen außerhalb des Krankenhaussektors übernehmen sollen. Das WHO-Konzept nennt dazu eine Reihe von zu vermittelnden Kompetenzen, die dazu angetan sind, dieser Rolle Gestalt zu geben. In der deutschen Pflegelandschaft wird dabei mehr über die Rolle von Pflegenden bei der Bewältigung des demografischen Wandels diskutiert als beispielsweise über die Versorgung Neugeborener oder von Familien mit Kindern. Trotzdem zeigen die dazu im WHO-Konzept und in einigen Beiträgen dieses Buches dargestellten Beispiele Wege auf, wie auch hier Pflegende zu einer besseren Versorgung beitragen können.

Literatur

Braun, Ute; Schmidt, Roland (Hrsg.) (1997): Entwicklung einer lebensweltlichen Pflegekultur. Transfer Verlag, Regensburg.
Entzian, Hildegard; Giercke, Klaus Ingo; Klie, Thomas; Schmidt, Roland (Hrsg.) (2000): Soziale Gerontologie. Forschung und Praxisentwicklung im Pflegewesen und in der Altenarbeit. Mabuse-Verlag, Frankfurt am Main.

Groß, Beate (1998): Welche Veränderung hat die Pflegeversicherung für Pflegekräfte gebracht? In: Evangelische Akademie Loccum (1998): Was hat die Pflegeversicherung für Angehörige gebracht? Loccumer Protokolle, 17/98.

Igl, Gerhard (1999): Die Pflegeversicherung hat die Welt der Pflege verändert – Skizzen zu einigen Grundfragen der Umsetzung der Pflegeversicherung. In: Naegele, G.; Schütz, R. M. (Hrsg.): Soziale Gerontologie und Sozialpolitik für ältere Menschen. Westdeutscher Verlag GmbH, Wiesbaden, S. 317–332.

Klie, Thomas; Schmidt, Roland (2000): Deutsche Pflegepolitik – zwischen Besitzständen und europäischen Impulsen – zugleich ein Beitrag zur Diskussion um die Novellierung von SGB XI und Heimgesetz, in: Entzian, H. et al. (Hrsg.): Soziale Gerontologie. Forschung und Praxisentwicklung im Pflegewesen und in der Altenarbeit. Mabuse-Verlag, Frankfurt am Main.

Meyer, Jörg Alexander (1996): Der Weg zur Pflegeversicherung. Positionen – Akteure – Politikprozesse, Mabuse-Verlag, Frankfurt am Main.

Naegele, Gerhard; Schütz, Rudolf-M. (Hrsg.) (1999): Soziale Gerontologie und Sozialpolitik für ältere Menschen, Westdeutscher Verlag, Wiesbaden.

Nolan, Mike; Grant, Gordon; Keady, John (1999): Supporting family carers: a facilitative model for community nursing practice. In: McIntosh, Jean (Ed.): Research Issues in Community Nursing. Macmillan Press Ltd., Houndmills, Basingstoke, Hampshire and London.

Robert Bosch Stiftung (Hrsg.) (2000): Pflege neu denken. Zur Zukunft der Pflegeausbildung. Schattauer, Stuttgart, New York.

Wagner, Franz (2001): Pflegebildung – neu denken? Pflegebildung – neu handeln? Pflege aktuell 55 (1), 31–33.

WHO Regional Office for Europe (1998): Health 21: an Introduction to the Health for All Policy Framework for the WHO European Region, Kopenhagen.

WHO Regionalbüro für Europa (2000): Pflegende und Hebammen für Gesundheit. Eine WHO-Strategie für die Ausbildung von Pflegenden und Hebammen in Europa. EUR/00/5019309/15, Kopenhagen.

Schluss

Andreas Büscher, Michaela Gehring, Mathilde Hackmann, Susanne Kean

My view you know is that the ultimate destination of all nursing is the nursing of the sick in their own homes… I look to the abolition of all hospitals and workhouse infirmaries. But no use to talk about the year 2000.

(Florence Nightingale to Henry Bonham Carter, June 1867 and quoted by Brian Abel-Smith to the WHO Conference: Health for All by the Year 2000. In: Baly, Monica (1997): As Miss Nightingale Said. Florence Nightingale through Her Sayings – A Victorian Perspective, 2nd edition, London, Bailliere Tindall.)

Ein Arbeitstag einer Family Health Nurse im Jahre 2012 – ein Szenario

7.30 Uhr: Frau Lenz, 35 Jahre, Family Health Nurse in einer norddeutschen Klein-stadt, fährt zu ihrem Arbeitsplatz. Seit zwei Jahren arbeitet sie als eine von insgesamt vier Family Health Nurses im Team am Gesundheitsamt in Gartenstadt.

Die Family Health Nurse-Dienste waren vor einigen Jahren zunehmend an den Gesundheitsämtern eingerichtet worden. Die Veränderung der Finanzierung in den Krankenhäusern, die jetzt fallbezogen abrechneten, hatte zur Folge, dass drastisch Betten abgebaut wurden und Patienten früher entlassen werden mussten. Die existie-renden ambulanten Pflegedienste waren unter ihren Finanzierungsbedingungen und auch inhaltlich nicht in der Lage, zusätzlich neue Aufgaben der Koordinierung, Pfle-geüberleitung und Beratung zu übernehmen. Auch auf politischer Ebene wurde zu-nehmend klarer, dass Gesundheitsleistungen in der Folge zunehmender Privatisie-rung die Bedürfnisse einiger Bevölkerungsgruppen nicht mehr abdeckten. Im Zuge mehrerer politischer Veränderungen kam es dann zu einem Ausbau des öffentlichen Gesundheitsdienstes. Nicht nur wurden die Gesundheitsämter mit neuen Kompeten-zen und erweiterten Finanzierungsmitteln ausgestattet, sondern eben auch verschie-dene Gesundheitsdienste hier angegliedert und gebündelt. Der Bereich der ambulan-ten Pflege erwies sich dabei als besonders erfolgreich, da der Bedarf der Bevölkerung in den meisten Gegenden sehr groß war. Aufgrund differenzierter Bedarfsanalysen war auch deutlich geworden, dass gerade familienbezogene Ansätze zunehmend gefragt waren. Die ehemals in einigen Bundesländern eingerichteten Koordinierungsstellen im Zusammenhang mit der Pflegeversicherung konnten hier ebenfalls mit Erfolg angegliedert werden. In Gartenstadt ist auch die Wohnberatung dem Gesundheitsamt zugeordnet. Damit haben die Pflegenden des ambulanten Dienstes direkt die Möglichkeit, bei Bedarf Familien darauf hinzuweisen.

Die Weiterbildung zur Family Health Nurse wurde aufgrund der ersten Erfahrungen in den Family Health Nurse-Diensten, deren Entwicklung in interdisziplinären Forschungsstudien zwischen Pflege- und Gesundheitswissenschaftler/-innen evaluiert, auf Hochschulebene angesiedelt. Die pflegerische Erstausbildung hatte sich aufgrund der Finanzierungsveränderungen in den Krankenhäusern und berufspolitischer Bemühungen in den Bereich der Hochschulen verschoben, allerdings waren die Ausbildungsinhalte immer noch stark an den traditionellen Pflegeaufgaben orientiert.

Am Arbeitsplatz angekommen, hört Frau Lenz zunächst den Anrufbeantworter ab. Zwei Anrufe sind gespeichert. Eine Kollegin aus der Nachbargemeinde erinnert Frau Lenz an den Termin morgen mit der Bürgermeisterin zur Vorbereitung einer Sitzung zu einem geplanten Siedlungsprojekt. Man möchte bei der Planung von vornherein Sicherheitskriterien für den Schulweg der Kinder einplanen. Frau Lenz macht sich eine Notiz, um abends die vorbereiteten Unterlagen mit den Daten, die sie von den Pflegekräften der Schulen im Umkreis erhalten hat, nochmals zu ordnen. Der zweite Anruf kommt aus dem Krankenhaus. Frau Fellner, 81 Jahre, soll nachdem sie sich von den Folgen eines Schlaganfalls einigermaßen erholt hat, nach Hause entlassen werden. Sie wohnt dort mit ihrem 83-jährigen gehbehinderten Ehemann im ersten Stock eines Mietshauses zusammen. Vor dem Schlaganfall hat sie ihren Mann im Alltag unterstützt. Aufgrund ihres Alters und der neuen Belastung durch die gesundheitliche Situationsveränderung in der nächsten Zeit wird sie mehr Unterstützung benötigen.

Auf Frau Lenz' Terminkalender sind für heute zwei Hausbesuche vorgesehen. Mittags ist eine Besprechung mit einer Pflegestudentin, die gerade einen Praxiseinsatz im Family Health Nurse-Dienst absolviert. Nachmittags hat sie eine Unterrichtseinheit zu «Family Nursing» in der nahegelegenen Fachhochschule zu geben. Frau Lenz macht sich direkt auf den Weg zu den beiden Hausbesuchen.

Der erste Hausbesuch erfolgt bei Familie Petersen. Bei dem jetzt 10-jährigen Sohn Joachim wurde vor einem Jahr ein Diabetes mellitus diagnostiziert. Seitdem betreut Frau Lenz die Familie. Vor einiger Zeit meldete sich die Mutter des Jungen, dass Joachim die Blutzuckerkontrollen verweigert und auch die Insulinanpassung in der Schule und während seiner Freizeitgestaltung mit Freunden nicht durchführt. Der Hausarzt hat festgestellt, dass sich der HbA1c-Wert nicht mehr im akzeptablen Bereich bewegt. Die Therapieverweigerung von Joachim hat außerdem Auswirkun-

gen auf alle Familienmitglieder. Frau Lenz hatte nach einem Gespräch mit der Mutter sowie mit Joachim einen gemeinsamen Termin in den Ferien mit allen Familienmitgliedern verabredet, der nun heute stattfindet. Im Gespräch bekommt jedes Mitglied der Familie die Möglichkeit, die eigene Sicht der Problematik darzustellen, während Frau Lenz die Moderation übernimmt. Im Laufe des Gespräches kristallisieren sich die verschiedenen Sichtweisen und die Interaktionen innerhalb der Familie sehr deutlich heraus. Als Ergebnis des Gespräches ergeben sich für Frau Lenz mehrere Aufgaben. Im Einvernehmen mit den Familienmitgliedern werden folgende Maßnahmen geplant: 1. Termin mit einer diabetischen Schwerpunktpraxis zur Schulung, an der alle Familienmitglieder teilnehmen, 2. Frau Lenz vermittelt Kontakte zum Deutschen Diabetiker Bund und zur örtlichen Selbsthilfegruppe, die auch in der Freizeitgestaltung jugendlicher Diabetiker aktiv tätig ist. Der Vorschlag von Frau Lenz, mit der Pflegefachkraft von Joachims Schule und seinen Lehrer/-innen Kontakt aufzunehmen, wird von Joachim abgelehnt. Daher verfolgt Frau Lenz diesen Vorschlag zur Zeit nicht weiter.

Der zweite Hausbesuch erfolgt aufgrund eines Anrufes der Gemeindehebamme, die ihr von Familie Müller mit einem 10 Tage alten Neugeborenen berichtet. Zu Beginn habe es Stillschwierigkeiten gegeben, die nun behoben seien. Dennoch sei die Mutter im Umgang mit ihrem erstgeborenen Kind etwas unsicher. Frau Lenz hatte diesen Termin mit Frau und Herrn Müller gemeinsam vereinbart. Als Family Health Nurse gehört es auch zu Frau Lenz' Aufgabenbereich, Familien mit Neugeborenen nach Erstversorgung durch die Hebamme zu übernehmen. Weitere Tätigkeiten sind z. B. die Darbietung allgemeiner Informationen bezüglich der Entwicklungsstadien des Kindes, der praktischen Tätigkeit im Umgang mit dem Säugling und Information über gesundheitsfördernde Maßnahmen. Sie liefert zusätzlich Informationen über Angebote des Gesundheitsamtes und der angegliederten Dienste. Abschließend klärt Frau Lenz mit Familie Müller ab, ob sie bei einem der folgenden Besuche einen Sozialpädagogikstudenten mitbringen darf, der zur Zeit ein Praktikum im Gesundheitsamt absolviert.

Nach dem Termin mit der Pflegestudentin und der Unterrichtseinheit in der Fachhochschule begibt sich Frau Lenz ins örtliche Krankenhaus, um die Pflegeüberleitung von Frau Fellner vorzubereiten.

Für die Zeit des Krankenhausaufenthaltes von Frau Fellner hat Frau Lenz die Einschaltung eines Pflegedienstes veranlasst, der sich um Herrn Fellner kümmert. Für die Entlassung von Frau Fellner benötigt Frau Lenz genaue Informationen über ihren Zustand, damit sie sich ein Bild über die in der häuslichen Situation notwendigen Unterstützungsleistungen machen kann. Wieder in ihrem Büro tätigt sie noch einige Anrufe und bereitet das morgige Gespräch zum Siedlungsprojekt mit der Bürgermeisterin vor.

So oder ähnlich könnten sich die Aufgaben einer Family Health Nurse in Deutschland in zehn Jahren darstellen. In dem Szenario finden sich alle von der WHO beschriebenen vier Interventionsebenen (primäre Prävention, sekundäre Prävention, tertiäre Prävention und die direkte Pflege in Krisenzeiten) wieder (vgl. auch Kap. III). Die im Szenario beschriebene Organisationsstruktur wäre sogar in der derzeitigen Struktur des deutschen Gesundheits- und Sozialsystems denkbar.

Kapitel I dieses Buches beschreibt die theoretischen Grundlagen des Family Health Nursing. Es konnte gezeigt werden, auf welchen Grundlagen Family Nursing Konzepte beruhen und in welchem Kontext sie entwickelt wurden. Ebenfalls wurde der aktuelle Stand der internationalen Diskussion dargestellt, so dass hier eine recht umfassende Darstellung von Family Nursing vorliegt.

In Kapitel II finden sich Beispiele, wie das Prinzip des Family Nursing in der konkreten Pflegepraxis umgesetzt werden kann und letztlich die Lebensqualität der betroffenen Familien verbessert. Ebenfalls wurde gezeigt, wie Family Nursing als Rahmen für Forschungsprojekte zu nutzen ist.

Kapitel III erläutert das Family Health Nurse Konzept der WHO, das aufgrund internationaler Erfahrungen mit familienbezogenen Ansätzen erstellt wurde. Die beschriebenen Beispiele einer familienbezogenen Pflegepraxis zeigen deutlich das breite Spektrum der Tätigkeiten, die eine Family Health Nurse ausführen kann und die unterschiedlichen Bedingungen, unter denen diese Pflegenden praktisch arbeiten. Ansätze zu einer familienbezogenen Sichtweise von Pflege in Deutschland werden in Kapitel IV dargestellt. Festzustellen bleibt allerdings, dass es sich hier um erste Anfänge handelt. Es kann ebenfalls festgestellt werden, dass die im ehemaligen Konzept der Sozialstation vorgesehenen gemeinwesenorientierten Aufgaben der Pflegenden mit der Einführung der Pflegeversicherung stark eingeschränkt wurden.

Abschließend ist festzuhalten, dass auch in Deutschland die Einführung familienbezogener Pflegekonzepte erforderlich ist. So stellt schon der Fünfte Familienbericht (1995) fest, dass zur Gesunderhaltung von Familien spezielle Angebote erforderlich sind, die an der Alltagswelt von Familien ansetzen. Die Family Health Nurse könnte hier eine sinnvolle Möglichkeit sein.

Es bleibt zu diskutieren, inwieweit das WHO-Konzept komplett umgesetzt werden kann. Die Umsetzung hängt nicht zuletzt auch ab von Bildungsfragen und von der Finanzierung von Leistungen. Jedoch wird die Pflegebildung zur Zeit intensiv diskutiert, und das bei Fertigstellung dieses Buches gerade ergangene Urteil des Bundesverfassungsgerichtes zur Verfassungswidrigkeit des Beitragssystems der Pflegeversicherung wird vermutlich Auswirkungen auf die anderen Sozialsysteme in Deutschland haben.

Literatur

Bundesministerium für Familie, Senioren, Frauen und Jugend (1995): Fünfter Familienbericht – Familien und Familienpolitik im geeinten Deutschland – Zukunft des
Humanvermögens. Bonn.

Glossar

ambulante Pflege: Oberbegriff für Pflege, die bei Menschen in der eigenen Häuslichkeit ausgeführt wird. Diese Bezeichnung ersetzt die bis vor einigen Jahren übliche Bezeichnung Gemeindepflege und hat sich auch im deutschen Sozialversicherungsrecht durchgesetzt.

American Nurses' Association: Berufsverband der US-amerikanischen Pflegenden

Baccalaureate Nurse (US): Pflegefachkraft, die eine Erstausbildung als Studium (vier Jahre) absolviert hat

Carer: Familien- und andere Angehörige, die die Pflege übernehmen

Community Care (UK): Oberbegriff für Fürsorgedienste, die auf Gemeindeebene für Bedürftige organisiert werden. Die Dienste umfassen sowohl Gesundheitsdienste (z. B. ambulante Pflege) als auch soziale Dienste (z. B. Essen auf Rädern, Schuldnerberatung, Haushaltshilfen).

Community Children's Nursing (UK): ambulante Kinderkrankenpflege

Community Nurse (UK): Community Nurses sind ambulant Pflegende, die auf Gemeindeebene Menschen mit Gesundheitsproblemen zu Hause versorgen. Zu ihnen gehören unter anderem *district nurses* (vergleichbar mit der deutschen Fachweiterbildung Gemeindekrankenpflege), *community psychiatric nurses* (Pflegende mit psychiatrischer Fachweiterbildung), aber auch *Macmillan nurses* (Pflegende, die im Bereich onkologischer Pflege arbeiten).

Consultant: Mediziner/-in mit höchster Position in ihrem/seinem Fachbereich im Krankenhaus, führt als Spezialist/-in qualifizierte medizinische Beratung durch, ist vergleichbar mit der Position eines Chefarztes/einer Chefärztin in Deutschland.

Family as unit: Familieneinheit

Family as unit of care: Familieneinheit als Bezugspunkt der Pflege

Family primary care (US, UK): primäre Gesundheitsversorgung, bezogen auf die Familie

Gemeindekrankenpflege: ältere, aber auch heute noch gebräuchliche Bezeichnung für ambulante Pflege, die im Haus des Patienten erbracht wird. Die Fachweiterbildungen für ambulante Pflege in Deutschland vergeben teilweise noch Abschlüsse mit der Bezeichnung Gemeindekrankenpflege.

Gemeindepflege: ähnliche Bezeichnung wie Gemeindekrankenpflege, kann allerdings in einem etwas umfassenderen Sinne benutzt werden. So zählen z. B. zu den Aufgaben kirchlicher Gemeindepflege durch Ordenspflegende oder Diakonissen auch seelsorgerische Aufgaben und andere Dienste in der Gemeinde.

generalistische Pflegepraxis: bezeichnet die Pflegepraxis, die nach einer Erstausbildung in der Pflege ohne eine formale Weiterbildung in einem Fachbereich ausgeübt wird.

Gesundheitsförderung: «Gesundheitsförderung zielt auf einen Prozess, allen Menschen ein höheres Maß an Selbstbestimmung über ihre Gesundheit zu ermöglichen und sie dadurch zur Stärkung ihrer Gesundheit zu befähigen.» (WHO 1998, S. 1)

Health Visitor (UK): Pflegende, die nach einer pflegerischen Erstausbildung zusätzlich eine Weiterbildung durchlaufen hat. Ihre Aufgabe besteht in der ambulanten Betreuung von Kindern bis zu fünf Jahren. Zu den Aufgaben zählen regelmäßige Besuche, Vorsorgeuntersuchungen sowie die Durchführung von Impfungen. Die meisten Health Visitors im Vereinigten Königreich arbeiten im Rahmen von Primary Health Care Teams.

Learning Disability Nursing (UK): Learning Disability Nurses sind Pflegende mit einer pflegerischen Erstausbildung im Bereich der Pflege geistig Behinderter. Diese Ausbildung ist ein Zweig des zur Zeit durchgeführten Ausbildungsprogramms *Project 2000*. Die Aufgabenbereiche des Learning Disability Nursing entsprechen etwa der deutschen Heilerziehungspflege.

Lecturer: Lehrende/r an einer Hochschule

postgraduale Studiengänge: Studiengänge, die bereits einen akademischen Abschluss voraussetzen

Primary Health Care (UK): Basisgesundheitsversorgung «[Primary Health Care] ist grundlegende Gesundheitsversorgung, die zu Kosten zugänglich gemacht wird, die ein Land oder eine Gemeinschaft aufbringen kann, unter Anwendung von Methoden, die praktikabel, wissenschaftlich fundiert und sozial akzeptabel sind.» (WHO, 1998, S. 4)

Public Health Nursing (US): vergleichbare Aufgaben wie die Health Visitors in UK

Sozialstation: Organisationsform ambulanter Pflege, mit der in den siebziger Jahren von den Bundesländern ambulante sozialpflegerische Dienste regional gebündelt wurden, um eine bessere Zusammenarbeit zu erreichen und die ambulante Versorgung Pflegebedürftiger zu sichern

spezialisierte Pflegepraxis: eine Pflegepraxis, die durch ausgebildete Pflegende ausgeführt wird, die spezielle Kenntnisse in dem Fachgebiet haben; in Deutschland werden diese Kenntnisse in der Regel aufgrund einer Fachweiterbildung erworben.

Literatur

Weltgesundheitsorganisation Genf (1998): Glossar Gesundheitsförderung. Verlag für Gesundheitsförderung G. Conrad, Hamburg.

Autorinnen und Herausgeber/-innen

Sarah Baggaley, BSc., RGN, SCM, HV
Ausbildung zur Krankenschwester im St. Thomas's Hospital in London, zum Health Visitor (HV) in Southampton, und zur Hebamme (SCM) in Bristol. Ihre derzeitige Tätigkeit besteht in einer gemeinsamen Aufgabe an der University of Edinburgh und beim Lothian Primary Care NHS Trust. Sarah Baggaley unterrichtet im Department of Nursing Studies im Bereich der familienbezogenen Pflege im Masters Programm und arbeitet auf Teilzeitbasis als Health Visitor. Mitglied des Family Nursing Networks der University of Edinburgh.
Veröffentlichungen zur familienbezogenen Pflege: The Family: Images, Definitions and Development. In: Whyte, Dorothy A. (ed.) (1997): Explorations in Family Nursing. London.
Zusammen mit Susanne Kean: Health Visitors as Family Nurses: A Discussion of Research, Policy and Practice in the United Kingdom, Journal of Family Nursing, 1999, 5(4): 388-403

Andreas Büscher, Jg. 1967, Krankenpfleger, Diplom-Pflegewirt (FH), Doktorand und wissenschaftlicher Mitarbeiter am Institut für Pflegewissenschaft der Privaten Universität Witten/Herdecke. Hier: Lehre, Projektakquisition und -betreuung, Curriculumsgestaltung sowie Begleitung von Bachelor- und Masterarbeiten. Tätigkeit als Krankenpfleger auf einer interdisziplinären Intensivstation. Während des Studiums Auslandsaufenthalte in Finnland sowie im WHO-Regionalbüro für Europa in Kopenhagen und im WHO-Hauptquartier in Genf. Nach dem Studium freiberufliche Tätigkeiten in der Qualitätsentwicklung ambulanter Pflegedienste, als Gutachter sowie Übersetzung und Bearbeitung pflegewissenschaftlicher Publikationen. Arbeitsschwerpunkte: Häusliche Pflegesituationen, Pflegeversicherung, Verhältnis von formeller und informeller Pflege.

Michaela Gehring, Jg. 1966, Krankenschwester, Lehrerin für Pflegeberufe, M. A. (Anglistik, Kommunikationswissenschaft, Politikwissenschaft), MSc (Nursing and Health Studies). Nach der Ausbildung zur Krankenschwester Tätigkeit in der stationären Pflege in verschiedenen Krankenhäusern, Dozentin (ObiG) in der Fort- und Weiterbildung von Pflegenden, Magisterstudium an der Universität

Essen, Studium zum Master of Science (Nursing and Health) an der Universität Edinburgh. Arbeitsschwerpunkte und Interessensgebiete: Entwicklung von Fort- und Weiterbildungskonzepten in der Pflege, Innerbetriebliche Fortbildung.

Mathilde Hackmann, Jg. 1960, Krankenschwester, Diplom-Pflegepädagogin (FH), MSc (Nursing & Education). Nach der Ausbildung zur Krankenschwester Tätigkeit in der stationären Pflege in verschiedenen Krankenhäusern, ab 1983 Tätigkeit an Krankenpflegeschulen, Dozentin in der Fort- und Weiterbildung von Pflegenden, Fachberaterin für ambulante Pflege bei einem Wohlfahrtsverband. Berufsbegleitendes Studium zur Diplom-Pflegepädagogin an der Katholischen Fachhochschule Norddeutschland in Osnabrück, Studium zum Master of Science (Nursing & Education) an der University of Edinburgh. Arbeitsschwerpunkte und Interessensgebiete: historische Pflegeforschung, praktische Ausbildung in der Pflege, ambulante Pflege.

Susanne Kean, Jg. 1962, MSc in Nursing & Health Studies, RGN, Pflegedienstleitung & Unterrichtsfachkraft. Krankenpflegeexamen seit 1983. Praktische Berufserfahrung auf unterschiedlichen chirurgischen Stationen mit einem Schwerpunkt in der Intensivpflege (septische Chirurgie, Intensiv: allgemeine Chirurgie und Herz-Thoraxchirurgie). Auf beiden Intensivstationen wurden Kinder und Erwachsene betreut. 1990 bis 1991 Weiterbildung zur Pflegedienstleitung und Unterrichtsfachkraft in Göttingen an der Werner-Schule (DRK) mit anschließenden Positionen in der Pflegedienstsleitung und später in der innerbetrieblichen Fortbildung unterschiedlicher Krankenhäuser in Norddeutschland. Nach dem Master of Science Studium (Abschluss 1998) an der University of Edinburgh Arbeit als Research Associate in zwei Forschungsprojekten. Mitglied des Family Nursing Networks der University of Edinburgh. Seit Herbst 2000 als Doktorandin an der University of Edinburgh mit dem Thema: Die Familieneinheit auf der Intensivstation.
Veröffentlichungen im Bereich Family Nursing: zusammen mit Sarah Baggaley: Health Visitors as Family Nurses: A Discussion of Research, Policy and Practice in the United Kingdom, Journal of Family Nursing, 1999, 5 (4): 388–403

Dr. Maureen Leahey, R.N., PhD., ist Abteilungsleiterin des Psychiatrischen ambulanten Gesundheitsprogramms und Leiterin des Familientherapie Ausbildungsprogramms für Calgarys regionale Gesundheitsbehörde in Alberta. Sie ist zusätzlich außerordentliche Professorin in der Fakultät für Pflege und der Abteilung für Psychiatrie der Fakultät für Medizin an der Universität Calgary. Sie ist eine anerkannte Psychologin. Dr. Leahey ist ein fachliches Mitglied und anerkannte Tutorin der American Association for Marriage and Family Therapy und ein Mitglied der American Family Therapy Academy. Ihre fachlichen Interessen sind Familien und größere Systeme, Supervision und Beratung. Neuere Veröffentlichungen beinhalten (mit S. Harper-Jaques) Family-Nurse Relationships: Core Assumptions and Clinical Implications, Journal of Family Nursing, 1996 und (mit A. M. Levac & L. M. Wright) Children and Families: Models for Assessment and Intervention. In: Fox, J. (ed.) (1997): Primary Health Care of Children, Mosby, 1997).

Paula McCormack, MSc in Nursing and Health Studies, BA (Hons.), Diplom in Nursing, Nurse Teacher Cert., RGN,SCM,DN Cert., derzeit Doktorandin *(Das Calgary-Verfahren der familienbezogenen Pflege in Bezug zu Familien mit einem an Krebs erkrankten Familienmitglied).* Tätigkeit als Dozentin und Praktikerin im Department of Palliative Medicine Aberdeen Universities Trust in Verbindung mit einer Tätigkeit beim Marie Curie Cancer Care. Entwicklung einer Ausbildungsabteilung sowie Tätigkeit in der Forschung, als Gutachterin und in der Praxisentwicklung der Abteilung.
Veröffentlichungen zur familienbezogenen Pflege: Families in Transition: A community perspective. In: Whyte, Dorothy (ed.) (1997): Explorations in Family Nursing. Routledge, London

Dr. Wilfried Schnepp, Krankenpfleger, Fachkrankenpfleger für Anästhesie und Intensivpflege, Diplom-Pflegepädagoge (FH), MSc (Nursing). Langjährige Erfahrung in verschiedenen pflegerischen Bereichen, in der innerbetrieblichen Fortbildung und der Pflegedienstleitung. Tätigkeit als Dozent an der Katholischen Fachhochschule Norddeutschland sowie als Lehrkraft für besondere Aufgaben an der Fachhochschule Osnabrück. Lehrbeauftragter und Berater am Institut für Pflegewissenschaft der Universität Witten/Herdecke. Inhaltliche Leitung familien- und gemeinwesenorientierter Pflegeprojekte in West-Sibirien. Professor am Lehrstuhl für Sozialarbeit an der Altai State University, Altajski Kraj, Russische Föderation. Seine Dissertation am Lehrstuhl für Family Nursing und am Lehrstuhl für Nursing Science der Universität Utrecht/Niederlande befasste sich mit Funktion und Gestaltung familialer Sorge russlanddeutscher Spätaussiedler.

Carol Walford, RSCN., MSc. (Child Health), 1963 Ausbildung zur Kinderkrankenschwester am Royal Hospital for Sick Children in Edinburgh. Dezember 1999 Masters-Degree am Department of Nursing Studies der University of Edinburgh. Sie ist Mitglied des Children's Community Teams am Royal Hospital for Sick Children in Edinburgh. Als Pflegeexpertin im Bereich Kontinenzmanagement und Stomaversorgung hat Carol Walford mehr als 23 Jahre partnerschaftlich mit Familien zusammengearbeitet und sie durch Krisen begleitet. Mitglied des Family Nursing Networks der University of Edinburgh.

Dr. Dorothy Whyte, BA, PhD, RSCN, RGN, HV, RNT
Langjährige Erfahrung im Bereich der pädiatrischen Pflege und Edukation in Schottland, die ebenso zwei Kurzaufenthalte in Indien beinhalten. Seit 1982 als Lehrende in unterschiedlichen Positionen an der University of Edinburgh, Department of Nursing Studies und seit 1999 im Ruhestand. Seit dieser Zeit hat Dr. Whyte eine *Honorary Fellowship* Position an der o. g. Universität. Mitglied und Mitbegründerin des Family Nursing Networks der University of Edinburgh. Ihr Interesse gilt insbesondere den folgenden Bereichen: Child Health Nursing, Family Nursing, Nursing Theory und Nursing Education.

Forschungsarbeiten: Die Bedürfnisse von Familien, die für ein Kind mit einer chronischen Erkrankung oder besonderen Bedürfnissen sorgen, bilden einen klaren Forschungsschwerpunkt. Des Weiteren ermöglicht ein Honorary Appointment mit dem Edinburgh Sick Children's NHS Trust Forschung und Entwicklung der Praxis aus der Praxis heraus. Forschungsgelder des National Board for Nursing, Midwifery and Health Visiting in Scotland (NBS) haben eine Evaluationsstudie von ehemaligen Master Studentinnen des Departments of Nursing Studies ermöglicht und eine Studie, die unter dem Titel: *Continuing education and training needs of nurses working with children and young people in Scotland* (2000) veröffentlicht wurde.

Veröffentlichungen im Bereich Family Nursing:
Doktorarbeit: *Family Nursing:TheCase of Cystic Fibrosis* (1994)
Herausgeberin von: *Explorations in Family Nursing* (1997)

Dr. Lorraine M. Wright, R. N., PhD., ist die Leiterin der Abteilung für familienbezogene Pflege und Professorin an der Fakultät für Pflege der Universität Calgary. Dr. Wrights fachliche und Forschungsinteressen sind unter anderem Familieninterventionen, Krankheitsverständnis, Leiden und Spiritualität und Krankheitsgeschichten. Sie ist Mitglied der American Family Therapy Academy sowie fachliches Mitglied und anerkannte Tutorin der American Association for Marriage and Family Therapy. Neuere Veröffentlichungen beinhalten (mit A. M. C. Levac, S. McLean, J. M. Bell, «Ann» & «Fred»): A Reader's Theatre Intervention to Managing Grief: Post-Therapy Reflections by a Family and a Clinical Team, Journal of Martial and Family Therapy, 1998; (mit M. Leahey): Nurses and Families: A Guide to Family Assessment and Intervention. 3rd ed., F. A. Davis, im Druck; und (mit W. L. Watson & J. M. Bell): Beliefs: The Heart of Healing in Families and Illness. Basic Books, 1996.

Sachwortverzeichnis

Dagmar Domenig (Hrsg.)

Professionelle Transkulturelle Pflege

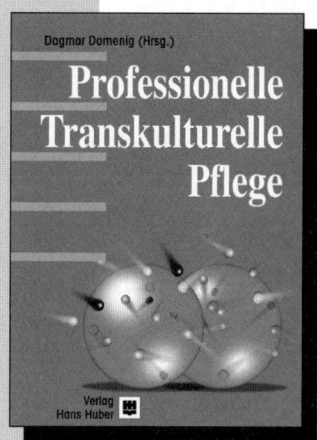

Handbuch für Lehre und Praxis in Pflege und Geburtshilfe

2001. 406 Seiten, 9 Abb., 10 Tab., Kt
€ 39.95 / Fr. 68.–
(ISBN 3-456-83525-6)

Wie können Pflegende und Hebammen auf die gesundheitsbezogenen Bedürfnisse und Lebenswelten von Migrantinnen und Migranten situations- und kontextgerecht eingehen? Wie können sie ihre transkulturelle Kompetenz erhöhen? Welche Themen und Probleme stehen in der Arbeit mit MigrantInnen im Mittelpunkt?

Antworten auf diese Fragen gibt dieses Buch, indem es theoretische Grundlagen und Grundbegriffe der Transkulturellen Pflege vermittelt, Anamnesebögen u.a. Hilfsmittel zum Umgang mit MigrantInnen vorstellt und mit zahlreichen Fallbeispielen sowie Übungen, Bezüge zur Pflegepraxis herstellt und zur Selbstreflexion anregt. Wichtige Themen sind u.a.: Gesundheitsversorgung von MigrantInnen, Bedeutung und Konzepte der Transkulturellen Pflege, Kommunikation und Übersetzung, Religiöse Hintergründe, Schmerz, Traumatisierung, Frauenbeschneidung, Schwangerschaftsabbruch, Verhütung und Sexualität, Schwangerschaft und Geburt, Alter.

Verlag Hans Huber
Bern Göttingen Toronto Seattle

http://Verlag.HansHuber.com

Dagmar Domenig;

Migration, Drogen, trans-kulturelle Kompetenz

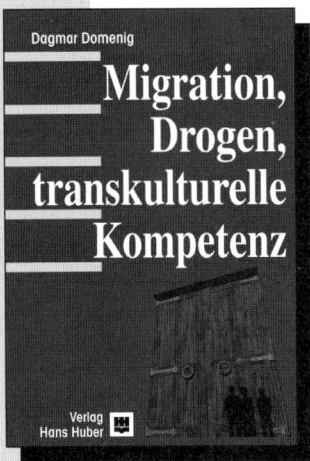

Unterstützt durch das Bundesamt für Gesundheit.
Mit einem Vorwort von Martin Büechi.
2001. 236 Seiten, 8 Abb., 5 Tab., Kt
€ 26.95 / Fr. 44.80
(ISBN 3-456-83644-9)

MigrantInnen machen von der Drogen-beratung und allgemein von Angeboten im psychosozialen Bereich kaum Gebrauch. Warum ist das so? Gibt es Zugangsbarrieren? Wie kann eine bedürfnisgerechte Gesund-heitsversorgung von MigrantInnen ermög-licht werden? Welche Maßnahmen müssen ergriffen werden, damit Einrichtungen im Gesundheitsbereich ihre transkulturelle Kompetenz erhöhen können? Diesen und anderen Fragen geht dieses Buch nach. Theoretische Ansätze aus den Sozialwissenschaften werden dabei mit praxisbezogenen Überlegungen verknüpft, um konkrete Möglichkeiten eines migrationsspezifisch angepassten, transkultu-rell kompetenten Handelns im Gesundheitsbereich aufzuzeigen.

Verlag Hans Huber
Bern Göttingen Toronto Seattle

http://Verlag.HansHuber.com

Ilene Morof Lubkin / Pamala D. Larsen

Chronisch Kranksein

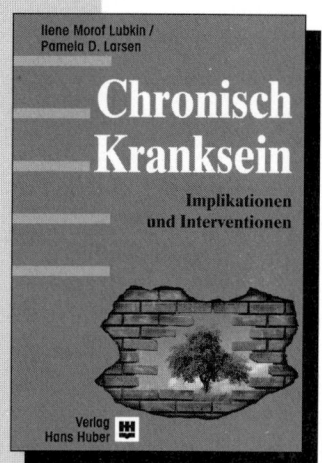

Implikationen und Interventionen

Aus dem Amerikanischen von Silvia Mecke.
Deutsche Ausgabe herausgegeben von Prof.
Dr. Regina Lorenz-Krause.
2001. Etwa 592 Seiten, Abb., Tab., Gb
etwa € 46.95 / Fr. 82.–
(ISBN 3-456-83349-0)

Das Krankheitsspektrum hat sich in den westlichen Ländern im letzten Jahrhundert drastisch verändert. Chronische Erkrankungen liegen in den Mortalitäts- und Morbiditätsstatistiken deutlich vor den akuten Erkrankungen. Chronisches Kranksein geht für die Betroffenen und ihre Angehörigen mit langwierigem Leiden einher und beeinflusst deren Leben in vielfältiger Hinsicht auf sozialer, psychologischer, ethischer, organisatorischer und finanzieller Ebene. Aufgrund dieser Vielschichtigkeit und Komplexität sind Medizin, Pflege und andere Gesundheitsberufe in der Versorgung chronisch Kranker vor große Aufgaben und Herausforderungen gestellt. Das Standardlehrbuch der amerikanischen Pflegewissenschaftlerinnen Morof Lubkin und Larsen stellt das Thema «Chronisch Kranksein» umfassend dar. Es zeigt Bedeutung, Probleme und mögliche Interventionen für Pflegende und andere Gesundheitsberufe auf, um Betroffene und Angehörige bei der Bewältigung von Leid und Leben besser unterstützen zu können.

Verlag Hans Huber
Bern Göttingen Toronto Seattle

http://Verlag.HansHuber.com